OBSERVATIONS

SUR LA NATURE

ET SUR LE TRAITEMENT

DE

LA PHTHISIE PULMONAIRE.

OBSERVATIONS

SUR LA NATURE

ET SUR LE TRAITEMENT

DE

LA PHTHISIE PULMONAIRE,

Par Antoine PORTAL,

Professeur de Médecine au collége de France, d'anatomie et de chirurgie au jardin national des plantes, des académies des sciences de Paris, de Bologne, de Turin, de Padoue, de Harlem, de Montpellier, d'Edimbourg.

A PARIS,

Chez les citoyens DU PONT, Imprimeurs-Libraires, rue de Richelieu, Nº 14.

1792.

L'an premier de la République française.

INTRODUCTION.

IL n'y a pas de maladie plus commune, ni plus dangereuse que la phthisie pulmonaire. Elle enlève beaucoup d'individus qui y sont destinés en naissant par la constitution vicieuse de leurs organes ; et elle en fait périr encore un plus grand nombre après qu'ils ont essuyés des maladies graves. La première est ordinairement connue sous le nom de phthisie d'origine ou de constitution, les autres sont accidentelles. Suivant Sydenham, la cinquième partie de l'espèce humaine périt de cette affreuse maladie. Ce résultat est peut-être un peu exagéré ; mais si l'on considère les ravages immenses qu'elle fait en divers pays , et ceux qu'elle produit dans les lieux où il y a le moins de phthisiques, on ne pourra pas se dissimuler qu'elle ne détruise une très-grande partie de l'espèce humaine.

Les médecins, dans tous les tems, ont fait une étude particulière de cette maladie ; mais ils ne l'ont pas traitée avec un égal succès. Les anciens, sans avoir égard aux diverses causes qui en rendent les commencemens si différens, et qui exigent alors des traitemens si variés, n'en ont parlé que d'une manière générale. Leur méthode a été suivie pendant plusieurs siècles, ce qui a fait, qu'au lieu de répandre de nouvelles lumières, les écrivains n'ont fait successivement qu'augmenter la confusion et l'incertitude soit relativement à la connoissance, soit relativement au traitement de la maladie.

Les célèbres Hoffman, Van-Swiéten, Lieutaud etc., qui ont parlé de la phthisie pulmonaire dans leurs traités généraux de médecine, ne sont point exempts de ce reproche; les articles consacrés à cette maladie ne faisant qu'une petite partie du cadre immense de leurs écrits, ne présentent sur la phthisie pulmonaire que des idées sommaires et des principes généraux, dont l'application devient nécessairement indéterminée.

C'est à Morton, et aux Nosologistes modernes, c'est à Sauvages, à Cullen qu'on doit des observations importantes sur les différences de cette maladie. Morton a, sur-tout, bien vu qu'on ne pouvoit s'en former une idée précise ; ainsi que du traitement qui lui convient , qu'en la divisant en ses diverses espèces; mais comme à cette époque on étoit bien loin d'avoir fait des recherches exactes et suivies sur les phénomènes que présente l'ouverture des corps ; et comme la chimie n'avoit pas encore dessillé les yeux des médecins sur le fatras des remèdes dont ils fatiguoient inutilement leurs malades , il en est résulté que Morton n'a eu que des idées vagues, souvent erronées, sur les causes et le siége de la maladie, ainsi que sur l'action des remèdes qu'il a prescrit en si grand nombre. Les formules dont son ouvrage est plein, n'offrent souvent qu'une collection monstrueuse de drogues dont les effets doivent, ou se détruire mutuellement, ou donner lieu à des résultats bien différens de ceux qu'il faudroit obtenir. Elles se ressentent de la polypharmacie des arabes, que nos médecins praticiens ont si souvent adoptée, ce qui n'a pas peu concouru à retarder nos connoissances sur le véritable effet des remèdes.

Morton a, d'ailleurs, suivi dans sa marche un ordre qui fut trop long-tems adopté, mais qui nous paroît bien différent de celui que prescrit la nature. Au lieu d'établir d'abord les faits observés, et de se livrer ensuite aux réflexions que ces faits peuvent fournir, il commence par des généralités, et donne les méthodes de traitement avant d'avoir divisé la maladie en ses espèces ; mais qui ne voit pas que cette manière de procéder est d'autant plus vicieuse qu'elle ne fixe jamais l'esprit sur le choix qu'il doit faire du véritable remède, et que flottant dans l'incertitude des opinions, il s'attache à ce qui lui paroît se rapprocher le plus de sa théorie, presque toujours erronée. Si la physique a fait de nos jours tant de progrès, n'est-ce pas parce qu'on l'a soumise à la méthode analytique et expérimentale ?

Quelques éloges qu'on doive donner à l'ouvrage immortel de Morgagni, sur les causes et le siége des maladies, il me paroît que ce qu'il dit de la phthisie pulmonaire pourroit être bien plus méthodique et plus instructif. Suivant, sur cet objet, la

marche générale qu'il s'est prescrite , il joint
à la suite de chaque observation , les remarques auxquelles elles donnent lieu , de sorte
que dans un ouvrage fort volumineux , se
trouvent exposés, en une multitude d'endroits
différens et très-éloignés l'un de l'autre , des
faits particuliers sur la même matière , sur la
phthisie, par exemple, tandis qu'ils devroient
être réunis pour être entendus de ceux , sur-
tout , qui pratiquent la médecine.

C'est par une suite de ce plan que Morgagni
a , sur-tout, été obligé de revenir plusieurs fois
sur les mêmes idées, et que de tems en tems,
entraîné par des discussions intéressantes,
mais étrangères à son objet primitif, il a
omis celles qui eussent pu nous éclairer sur
des points de doctrine relatifs à l'art de guérir.
Il n'a, d'ailleurs, rassemblé qu'un très-petit
nombre d'observations sur la phthisie pulmonaire. La raison que cet homme illustre
nous donne du vuide de son grand ouvrage
à cet égard, c'est que, persuadé que la phthisie pulmonaire étoit une maladie contagieuse,
il a craint de la contracter en ouvrant les
corps des personnes qui en étoient mortes.

C'est peut-être à ce préjugé qu'on doit rapporter le peu de progrès qu'on a fait jusqu'ici dans la connoissance de cette maladie ; on peut encore assigner une autre cause non moins puissante, qui semble avoir inspiré du découragement aux médecins ; c'est qu'ils ont été persuadés que la phthisie pulmonaire étoit incurable, et qu'il n'y avoit, pour ainsi dire, qu'à livrer le malade à sa malheureuse destinée : mais combien de maladies réputées autrefois mortelles ne guérit-on pas aujourd'hui ?

Apprenez, disoit Capivaccius aux médecins de son tems, d'autres méthodes de traiter la phthisie, et vous ne direz pas qu'elle est incurable. On pourroit ajouter, profitez du moment qu'il faut prendre pour la guérir, et n'attendez pas qu'elle soit parvenue à son dernier terme ; n'attendez pas, pour la combattre, que la phthisie ait produit une destruction totale du poumon. Eh ! quelle est la maladie qu'on guérit, quand le viscère dans lequel elle réside a souffert une désorganisation complette ?

Les espèces diverses de phthisie pulmonaire n'étant pas accompagnées du même danger, ne peut-on pas souvent parvenir à arrêter leur marche, avant qu'elles soient arrivées à leur dernier période? Telles sont les réflexions qu'il auroit fallu faire avant de déclarer vaguement cette maladie incurable. La circonspection qu'on doit se prescrire en général, relativement au pronostic et au traitement des maladies, devient sur-tout nécessaire à l'égard de cette maladie qui offre les différences les plus frappantes suivant ses périodes, ses diverses espèces et plusieurs autres circonstances.

C'est dans le premier période de la maladie qu'on peut parvenir à la traiter avec d'autant plus de succès, qu'alors les caractères spécifiques étant plus prononcés, on peut mieux se diriger sur le choix des remèdes. Cependant toutes les espèces de phthisie ne sont pas également curables à leur commencement. Celle qui vient d'origine l'est d'autant moins, que ce n'est pas seulement de la lésion du poumon qu'elle provient, mais de celle de plusieurs autres parties, d'où résulte la disposition à la phthisie qu'il faut changer, ce qui est toujours très-difficile et souvent impossible, d'autant plus que lorsqu'elle se manifeste par les symptômes qui la caractérisent, il y a déja une grande altération dans les voies lymphatiques du poumon et dans celles de plusieurs autres parties.

Ces considérations ne doivent pas cependant décourager ni le médecin, ni le malade, puisque, avec des lumières et de la constance, on obtient quelquefois les succès les plus inattendus; j'ai entendu citer des guérisons de phthisies très-avancées par des médecins habiles, qui ne craignoient pas d'avouer qu'elles avoient eu lieu à leur grand étonnement; bien différens des charlatans qui séduisent le public par des promesses spécieuses, presque toujours démenties par l'évènement. C'est dans le traitement des maladies chroniques et dangereuses, dans celui de la phthisie principalement qu'ils sont le plus funestes, non-seulement par rapport aux mauvais remèdes qu'ils conseillent, mais encore parce qu'ils détournent les malades de faire ceux que d'habiles médecins leur prescriroient, d'où résulte qu'ils ne guérissent pas les maux de poitrine les plus légers, et que la phthisie qui leur succède, est bientôt incurable.

La médecine n'étant qu'une branche de l'histoire naturelle, j'ai cru ne pouvoir mieux faire que de me conformer strictement à la méthode qu'on a suivie dans l'étude des diverses parties de cette science. Elle consiste à faire précéder l'histoire des faits observés, à les disposer avec ordre, et à tirer de leur rapprochement le vrai caractère de l'objet que l'on traite. On n'a que trop abusé, en médecine, des raisonnemens vagues et de vaines fictions de l'imagination. Il est tems désormais d'y renoncer entièrement ; nous ne devons jamais espérer de deviner ni de maîtriser la nature ; il ne nous reste qu'à l'écouter en silence, à méditer attentivement les phénomènes que l'observation nous présente, à les discuter avec soin et à faire ressortir de leur ensemble des vérités utiles. Toute autre méthode empêche de s'élever à des connoissances positives, sur-tout en médecine, où il est si facile et si dangereux de s'égarer.

Comme on ne peut bien connoître les maladies organiques, qu'après s'être instruit par l'ouverture des corps de leur siége et souvent des causes qui les ont produites, j'ai cru ne devoir rien négliger pour completter cette partie essentielle de cet ouvrage ; j'ai fait l'ouverture du corps de plusieurs phthisiques ; j'ai assisté à l'ouverture d'un plus grand nombre encore dont j'avois suivi la maladie , lesquelles ont été faites par des chirurgiens habiles ou par des anatomistes de profession.

Mais la difficulté étoit de présenter ces observations sous un ordre utile ; j'ai cru devoir les réunir en divers tableaux relatifs aux différentes espèces de phthisie. On y trouvera des lumières tant pour le pronostic que pour le traitement de la maladie.

A ces tableaux anatomiques j'ai fait succéder un exposé fidèle des heureux résultats que j'ai obtenus dans le traitement de telle ou telle espèce de phthisie : je les ai détaillés dans mon journal clinique , où j'ai eu soin de les recueillir à proportion qu'ils se sont présentés pendant une longue suite d'années.

Mais il faut avouer que dans le traitement d'une maladie aussi grave, quelques succès ont été suivis d'une infinité de malheurs.

Je les ai rapportés avec franchise, persuadé que pour pouvoir surmonter les obstacles, il faut toujours commencer par les bien connoître. On sait depuis long-tems que la connoissance des erreurs a conduit plus d'une fois à la découverte de la vérité. Peut-on, en effet, donner des conseils à un malade pour lui conserver la vie, si on ignore comment il peut la perdre.

Autant que je l'ai pu, j'ai varié le traitement, selon le période et selon l'espèce de phthisie qu'il falloit combattre, et je me suis convaincu qu'avec des remèdes quelquefois bien foibles en apparence, on produisoit les plus salutaires effets.

Les remèdes simples qu'on peut facilement se procurer par-tout, et dont l'effet est le mieux constaté, m'ont toujours paru préférables aux autres, sur-tout à ces compositions surannées qu'on trouve dans les anciennes pharmacies, ou qu'on apporte de

l'Amérique et qu'on conserve dans les familles, comme autant d'antidotes précieux,
tels que divers sirops et plusieurs baumes
rancis de vétusté.

J'ai fait dans le traitement des maladies
de poitrine un grand usage des vésicatoires,
des cautères, du moxa, et j'en ai retiré
un avantage d'autant plus grand que j'ai
eu soin d'y recourir promptement, mais
toujours lorsque les indications de ces secours extérieurs étoient bien prononcées,
et le grand et l'unique objet du médecin
est de les bien saisir.

Il est vrai que ces succès sont moins apparens, moins répandus ; mais si le Médecin
qui prévient les maux est plus utile que celui
qui les guérit, c'est sur-tout à l'égard de
la phthisie, qui peut faire en peu de tems
de tels progrès, qu'elle devienne absolument
incurable.

OBSERVATIONS

SUR LA NATURE ET SUR LE TRAITEMENT

DE

LA PHTHISIE PULMONAIRE.

PREMIÈRE PARTIE.

Diverses espèces de phthisie pulmonaire.

ARTICLE PREMIER.

De la phthisie de naissance et de la phthisie scrophuleuse.

OUVERTURES DES CORPS.

OBSERVATION PREMIÈRE.

J'AI ouvert le corps de trois enfans de M. Bellenger, conseiller d'Etat, morts de la phthisie, dont l'un n'avoit point craché de sang; j'ai trouvé leurs poumons pleins de concrétions; quelques-unes étoient rouges et

fongueuses ; d'autres paroissoient avoir la qualité des loupes ; certaines avoient la dureté
des squirres ; il y en avoit qui étoient en pleine
suppuration ; le pus qui s'en écouloit étoit
blanchâtre et grumeleux ; il y en avoit beaucoup de stagnant dans le tissu du poumon :
quant aux glandes bronchiques , elles paroissoient pour la plupart en bon état , et celles
qui étoient altérées étoient voisines des glandes , ou des vaisseaux lymphatiques du poumon , ce qui ne me laissa aucun doute que les
voies lymphatiques ne fussent le vrai siège de
la maladie ; les glandes du mésentére et celles
qui sont placées le long du cou , vers les parties latérales et supérieures des veines jugulaires , et les glandes œsophagiènes étoient gonflées et pleines d'une matière steatomatense ;
les gencives , ni les membranes , ni le voile du
palais n'étoient point engorgés , les dents étoient
blanches et luisantes comme de la cire ; l'épine
du dos d'un de ces enfans étoit gonflée , et même ramollie dans quelques vertèbres ; un autre
avoit les os du genou gonflés. M. Bellenger , qui
a encore perdu postérieurement , à l'époque ci-
dessus , deux autres enfans de la même maladie , est mort à quatre-vingts ans d'une attaque
d'apoplexie ; sa femme est morte d'hydropisie.

OBSERVATION II.

M. Roquebrune, âgé d'environ trente ans, hollandais d'origine, et dont le père étoit mort phthisique, étoit depuis long-tems atteint d'un engorgement des glandes maxillaires, il n'y avoit aucun gonflement dans les extrémités des os ; les genoux n'étoient nullement gonflés, et il avoit les plus belles dents ; il lui survint deux tumeurs de la grosseur d'une olive vers les parties latérales du cou, il éprouva un léger mouvement de fièvre après les repas, avec de la chaleur à la paume des mains et à la plante des pieds, à peine pût-il dormir quelques heures de la matinée ; après trois mois la maladie augmenta, la fièvre devint brûlante et continue ; elle ne diminua que par les sueurs de la nuit ; les pieds et les mains s'enflèrent, le dévoiement survint et le malade périt après avoir éprouvé tous les symptômes de la phthisie pulmonaire.

Je fis l'ouverture de son corps le 17 janvier 1713 *à l'hôtel d'Angleterre, rue du Colombier;* je trouvai les glandes lymphatiques du cou et celles du mésentère extraordinairement gonflées, dures, inégales ; celles du poumon droit étoient pour la plupart affectées ; il y en avoit qui étoient en pleine suppuration ; le pus qui s'en étoit écoulé avoit détruit une partie de la substance parenchimateuse du poumon, ce qui formoit plusieurs abcès dont le foyer étoit dans les glandes lymphatiques. Malgré cela ce poumon pesoit encore plus de trois livres, il étoit en quelques endroits comme carnifié ; le poumon gauche étoit aussi engorgé, mais sans aucune trace de suppuration.

J'ai trouvé les mêmes altérations dans les glandes lymphatiques du poumon d'une dame morte phthisique à l'âge de vingt - deux ans ; sa mère étoit morte de la même maladie deux ans auparavant.

OBSERVATION III.

Madame de Gisors, belle - fille du Maréchal de Belle-isle, aussi recommandable par les qualités de son esprit que par ses vertus, n'avoit eu qu'une santé foible et délicate dès l'âge le plus tendre ; elle fut mariée fort jeune et perdit bientôt un époux tendrement aimé ; ses règles étoient très-peu abondantes, souvent retardées et quelquefois interrompues pendant une ou deux époques successives : elle maigrit, et sa sensibilité devint extrême, ainsi que l'irritabilité

du

du système musculaire ; elle éprouvoit des spasmes continuels : son sommeil étoit si léger et si souvent interrompu, qu'elle dormoit à peine ; elle étoit aussi souvent tourmentée par des coliques qui étoient suivies d'une légère jaunisse ; à cela se joignoit un dégoût extrême pour les alimens : on imaginoit à peine comment Madame de Gisors pouvoit exister, tant elle prenoit peu de nourriture.

Son état fut bientôt aggravé par une toux légère, sèche et fréquente, qu'on parvint cependant à suspendre par des boissons humectantes ; cette toux revint à plusieurs reprises et fut même accompagnée de légers crachemens de sang, avec des chaleurs à la gorge, le gonflement des amigdales, la rougeur et un état de phlogose du voile du palais ; la langue étoit d'un rouge sanguinolent et la déglutition difficile et douloureuse ; mais l'usage des bouillons de grenouille, de poulet, de l'eau d'orge, du petit lait etc. dissipèrent encore ces symptômes ; il se passa un assez long espace de tems ; la malade parut mieux, quoique par intervalles elle éprouvât des quintes d'une toux sèche, avec une expectoration gluante, souvent globuleuse et noirâtre. Elle alla prendre les eaux du Mont-d'or, mais sans succès : la

B

difficulté de respirer, qu'elle éprouvoit depuis long-temps, augmenta au point qu'on craignit quelquefois qu'elle ne fût suffoquée.

A son retour à Paris, je lui donnai mes soins et je lui prescrivis le suc des plantes chico-racées avec un gros d'oximel scillitique, sur trois onces de ce suc, qu'on lui donnoit par cuillerées deux ou trois fois la journée; elle fit usage d'une boisson rafraîchissante et légè-rement diurétique : la respiration devint plus facile, l'oppression diminua : elle prit, avec un succès momentané, à la vérité, des bouillons de tortue et le lait d'ânesse que je lui con-seillai avec M. de Brionde, habile médecin de Paris ; mais dans peu il survint de nouvelles quintes de toux, avec de légers crachemens de sang ; la fièvre devint continue et hectique, avec des exacerbations tous les soirs, des moi-teurs et bientôt des sueurs nocturnes : les autres symptômes de mauvais augure se déclarèrent, comme l'enflure des jambes, la bouffissure du visage et des mains, une difficulté ex-trême de respirer, la phlogose constante de l'intérieur de la bouche, la rougeur des urines : on distinguoit en même-tems à la partie antérieure et latérale du cou une suite de corps ronds, durs et glanduleux qui de jour en jour prenoient plus de volume.

Tandis que tous les symptômes annon-
çoient le plus grand dépérissement, et que
les forces déclinoient de la manière la plus
alarmante, il sembloit que les facultés morales de la malade se développoient encore
avec un nouveau degré d'énergie ; jamais on
n'a vu plus de résignation et de courage :
elle parloit avec tranquillité de son état,
sur lequel elle étoit loin de se faire illusion, et elle trouvoit la consolation la
plus douce dans les sentimens profonds de
piété dont elle étoit animée. Cependant,
tout annonçoit sa fin prochaine ; les crachats devinrent véritablement purulens ; la
diarrhée fut colliquative ; les jambes s'enflèrent, etc.

Une circonstance bien attendrissante que
je ne dois point omettre, précéda sa mort :
elle avoit lu plusieurs fois l'un des mémoires sur la phthisie que j'ai consignés dans
le recueil de l'académie des sciences : elle
ne manquoit point de me faire voir, en con-
firmation de mes principes, l'engorgement des
glandes du cou, qui, ajoutoit-elle, indiquoit
assez l'état de ses poumons : « Vous avez
» cependant oublié un point dans votre mé-

» moire , me dit-elle un jour ; vous n'avez
» point parlé de la manière dont on meurt
» dans cette maladie , et je veux que vous en
» soyez le témoin à mon dernier moment :
» j'aurai soin de vous faire avertir s'il m'est
» possible. » Elle m'envoya en effet chercher,
son dernier jour , à quatre heures du matin ;
à six heures, (le 15 novembre 1780) elle me
pria d'approcher de son lit après une quinte
de toux. « Voici le moment , me dit-elle , »
et aussitôt elle rendit son dernier soupir (1).

L'ouverture de son corps fut faite par M.
Dufouarre, habile chirurgien de Paris. L'estomac et le canal intestinal étoient dans l'état
naturel ; les glandes du mésentère engorgées
et dures ; le foie un peu volumineux et endurci en divers endroits comme par des grains
plâtreux ; le pancréas gonflé et très-dur vers
la portion qui est contigue au duodenum ;
la matrice et toutes les autres parties du bas-
ventre étoient d'ailleurs dans l'état naturel.
C'étoit dans la poitrine que se trouvoit le siége

---

(1) Madame sa mère est morte deux ou trois ans
après, de la phthisie pulmonaire la plus lente ; elle
en a ressenti des symptômes long-tems avant sa fille,
et l'on avoit cru qu'elle en périroit auparavant.

principal de la maladie ; il y avoit dans chaque cavité un peu d'eau rougeâtre épanchée ; on évalua à un demi-verre la quantité de ce fluide qui étoit dans la cavité droite du thorax , et à un grand verre celle qu'on trouvoit dans la cavité gauche. Le poumon étoit très-adhérent à la plèvre , sur-tout le lobe gauche qu'on ne pût jamais détacher de cette membrane. Il y avoit au côté droit, entre le poumon et la plèvre , une concrétion membraneuse aussi épaisse qu'un écu de six livres , dont on détacha une partie plus large que la main ; en d'autres endroits elle étoit si épaisse et si adhérente aux deux membranes de la plèvre et du poumon qu'on ne pût jamais l'en séparer. On trouva supérieurement , près de la première côte , un amas de substance lymphatique moins épaisse , qui étoit épanchée dans une espèce de tissu cellulaire , comme seroit du miel dans sa ruche. Cette substance n'avoit aucune odeur.

Le lobe droit du poumon étoit très-raccorni et endurci en quelques endroits comme du cuir brûlé. Il contenoit une multitude de corps graniformes dont les uns étoient durs et plâtreux ; d'autres plus ramollis et atteints d'une suppuration plus ou moins copieuse : et d'autres

étoient plongés dans un foyer de pus grisâtre ;
il y avoit dans le même lobe, vers la partie
supérieure, une excavation qui auroit contenu
un œuf de poule, dont les parois étoient très-
durcies, calleuses, et dont on voyoit exsuder,
par l'expression, une liqueur purulente. Le
lobe gauche du poumon étoit presqu'entièrement détruit par la suppuration ; sa partie
supérieure ressembloit à une vessie pleine
d'une bouillie grisâtre : on voyoit dans le
reste de ce lobe, une multitude de corps
graniformes pleins d'une substance stéatomateuse : on trouva la même substance dans les
glandes engorgées, situées à la partie antérieure du cou. Le ventricule droit du cœur
et l'oreillette qui lui correspond, contenoient
du sang concret et paroissoient plus remplis
que de coutume : le cerveau étoit sain.

OBSERVATION IV.

Mademoiselle de Beaumont, âgée d'environ
huit ans, étoit maigre, d'une constitution
délicate et pleine de vivacité ; sa taille étoit
bien proportionnée, quoiqu'elle eût les
extrémités sternales des côtes, et les genoux
un peu gonflés ; elle avoit éprouvé à diverses

époques des toux légéres , qu'on avoit attribué
à des catarrhes ; plusieurs fois aussi on avoit
remarqué en elle des engorgemens des glandes
du cou ; son corps prenoit du développement ,
et elle remplissoit toutes ses fonctions sans
aucune incommodité remarquable , lorsqu'elle
fut attaquée d'une toux séche avec difficulté
de respirer : il se déclara une fièvre légére
qui ne se manifestoit que le soir , et qui dis-
paroissoit le reste de la journée : le cinquième
jour l'oppression fut extrême ; la fièvre fut
continue et très-forte , la déglutition difficile ,
la respiration très-gênée et la voix devint très-
aiguë ; la fièvre diminuoit dans le cours de la
nuit , et durant ces rémissions , la jeune malade
éprouvoit une sueur copieuse. Tous les symptômes ayant ainsi pris de l'intensité , la malade
témoignoit par ses cris et par ses gestes , que le
siége de son mal étoit dans le nœud de la gorge :
la fièvre se soutenoit avec violence , et les
sueurs continuoient d'être abondantes pendant
la nuit ; elles cessèrent le onzième jour de la
maladie , mais la fièvre se soutint sans inter-
mission après cette époque : il survenoit par
intervalles des quintes de toux les plus ef-
frayantes ; la matière des crachats étoit puriforme avec des stries de sang ; on distinguoit

aussi dans la matière expectorée quelques concrétions membraneuses. La mort termina, vers le vingt-cinquième jour, cette cruelle maladie.

Je désirai de m'assurer par l'ouverture du corps du vrai siége de la maladie et je l'obtins des parens ; le cerveau, le cervelet et la moële allongée furent trouvés dans le meilleur état, les viscères du bas-ventre étoient sains, à cela près que les glandes du mésentère étoient un peu engorgées ; le poumon étoit plein de concrétions stéatomateuses dont plusieurs commençoient à suppurer ; on en voyoit aussi quelques-unes dans la trachée artère, mais sur-tout dans le larynx, qui étoient ulcérées et fournissoient beaucoup de pus, la membrane interne du larynx étoit couverte de vaisseaux variqueux.

OBSERVATION V.

Un enfant de treize ans, d'un esprit pénétrant et dont la sœur et le frère étoient morts de la phthisie pulmonaire, avoit éprouvé l'année précédente une inflammation au poumon gauche et ne s'étoit plaint, depuis cette époque, d'aucune autre indisposition : il se déclara d'abord une douleur de tête que le malade

rapportoit aux yeux , et on voyoit suinter de
ces organes une matière visqueuse ; le délire
survint le lendemain , avec un vomissement
de quelques matières gluantes et de tems en
tems avec des convulsions , qui finirent par
dégénérer en une affection somnolente , durant
laquelle la respiration étoit stertoreuse et les
accès convulsifs fréquens ; on pense bien
qu'avec des symptômes aussi graves la mort
fut prompte : voici le résultat de l'ouverture
du corps.

Tous les viscères du bas-ventre furent trouvés sains ; l'estomac contenoit une certaine
quantité de fluide de couleur de vert-de-gris ,
la vessie étoit remplie d'urine et la vésicule
du fiel de bile , le lobe droit du poumon n'é-
toit point adhérent à la plèvre ; mais on remarquoit à sa partie supérieure , vers la clavicule , un tubercule qui étoit presque de la grosseur d'un gland de chêne ; on trouva dans ce
tubercule plusieurs petites cavités pleines
d'une matiere semblable , par sa couleur et sa
consistance , à la substance médullaire du
cerveau ; c'étoit-là probablement le germe de
la phthisie pulmonaire , qui étoit héréditaire
dans la famille , et à laquelle avoient précédemment succombé le frère et la sœur ; il
paroît qu'il en seroit mort lui-même , s'il

avoit plus long-tems vécu. Dans la cavité
gauche de la poitrine, on ne trouva point une
cause manifeste de mort ; le lobe du poumon de ce côté qui avoit éprouvé l'année
précédente l'inflammation, dont j'ai déja parlé,
étoit adhérent à la partie postérieure de la
plèvre. Le péricarde contenoit plus de six
onces de liquide, et on remarquoit dans le
ventricule droit du cœur une petite concrétion polypeuse ; mais le sang des autres parties du corps n'avoit pris aucune consistance,
quoiqu'il y eût déja dix-sept heures que le
sujet fût mort. Le crâne étant ouvert, on vit
que la dure-mère étoit d'une couleur cendrée
à côté des sinus ; il s'écoula un peu de sérosité sanieuse, lorsqu'on la détacha du crista-
galli, et il sortit environ une once de sérosité lympide de dessous les nerfs optiques, qui
en étoient soulevés : tout le cerveau étoit
d'ailleurs sain, la glande pinéale avoit un très-
grand volume relativement à son état naturel.
(*Morgagni de sedibus et causis, morborum.*
Lib. 1, epist. 1, art. 2.)

OBSERVATION VI.

En 1779, je fus appelé par un de mes disciples pour assister à l'ouverture du corps d'un

enfant de trois ans , que venoit de perdre le sieur Rossignol , marchand quincaillier , de la rue Saint-Honoré ; il avoit eu tous les symptômes de la phthisie pulmonaire , et sa mère étoit morte de la même maladie , environ un an auparavant. Je remarquai dans le poumon de cet enfant , des tubercules dont les uns commençoient à suppurer et les autres étoient en pleine suppuration : il y en avoit qui étoient blancs et pleins d'une matière plâtreuse. Il y avoit de l'eau épanchée dans la poitrine : le mésentère étoit plein de concrétions stéatomateuses. Les dents de cet enfant étoient blanches et luisantes comme de la cire : les extrémités sternales des clavicules étoient gonflées et l'épine étoit un peu déviée ; les apophyses épineuses , surtout celles des vertèbres dorsales , étoient très-grosses.

OBSERVATION VII.

Une femme étant morte d'une phthisie héréditaire , on trouva tout l'intérieur des poumons purulent et putride , de manière que le pus sortoit en abondance par toutes les incisions qu'on y pratiquoit. Cette femme étoit reduite à un tel état de marasme , qu'elle ressembloit entière-

ment à un squelette (Lieutaud, *hist. anat. med.
lib. I. obs.* 353 , pag. 525). M. Lieutaud
dit encore (observation 753) qu'il avoit trouvé
à l'ouverture du corps d'un jeune homme mort
de la phthisie , que les glandes du mésentère
étoient excessivement tuméfiées et le pancréas
endurci. Les poumons étoient atteints de suppuration , et le médiastin étoit rempli par une
masse graisseuse du poids de trois ou quatre livres qui comprimoit l'aorte, et l'avoit déplacée.

Il seroit inutile de rapporter un plus grand
nombre d'observations prises de différens ouvrages , comme des mélanges des curieux de la
nature , des écrits de *Plater* , d'*Hoffman* , de
Forestus , ect. Elles ont une grande confor-
mité avec celles que j'ai faites sur des phthisiques d'origine ; c'est-à-dire , qu'à l'ouverture
des corps on a trouvé des tubercules de différentes grandeurs dans les poumons. Ces tubercules sont, en général , dans un état plus ou
moins avancé vers les périodes de l'inflammation et de la suppuration ; ils viennent enfin à
former des abscès et des foyers purulens ;
quelquefois ces petites tumeurs participent de
la nature du squirre , et leur existence se manifeste seulement par une toux sèche : ils finissent par dégénérer en ulcères qui corrodent

et détruisent les parties voisines. Forestus rapporte des exemples de cette nature (1) (observ , lib. XVI, XIV et LV ,) et il ajoute qu'un de ses malades avoit rendu avant sa mort des lambeaux de la trachée artère : mais il paroît que ce n'étoient que des fausses membranes qui résultoient de la concrétion de la lymphe ; c'est du moins ce que j'ai reconnu dans plusieurs phthisiques. J'ajouterai que j'ai fréquemment trouvé dans mon amphithéâtre les glandes lymphatiques du poumon obstruées et quelquefois en suppuration dans des sujets qui avoient aussi des obstructions dans le mésentère, ou dans d'autres parties pourvues de glandes lymphatiques ; mais il seroit inutile de joindre ici de semblables observations à celles qui ont déjà été rapportées.

----

(1) Les ouvertures des corps avoient déja appris à des médecins praticiens que j'ai connu , et qui n'ont pas écrit, que la phthisie de naissance provient des tubercules stéatomateux dans le poumon. Je ne citerai ici que M. Sonyer du Lac , médecin de Saint-Etienne-en-Forez, mon ami , qui m'a communiqué il y a long-tems diverses observations bien faites , lesquelles constatoient parfaitement ce point de doctrine intéressant. N'est-il pas bien étonnant que M. Neid en ait depuis peu nié la réalité ?

OBSERVATION VIII.

Indépendamment de ces altérations propres aux glandes lymphatiques du poumon, dans les phthisiques de naissance et dans les phthisiques scrophuleux, on trouve souvent des indurations considérables dans ce viscère ; sa substance devient dure et coriace comme du cuir brûlé. Je l'ai trouvée si dure trois ou quatre fois, qu'on avoit de la peine à la couper avec le scalpel. Les vaisseaux aëriens, et les vaisseaux sanguins sur-tout, étoient tellement retrécis qu'on n'en pouvoit découvrir la cavité. Je n'en citerai qu'un exemple.

Un homme de soixante-dix ans, qui crachoit du sang très-souvent depuis douze ou quinze ans, périt d'une hémorragie, après avoir éprouvé tous les symptômes de la phthisie, à l'exception du crachement du pus qui n'eût pas lieu ; j'en fis l'ouverture, et je trouvai les poumons endurcis et retrécis comme le seroit un parchemin à demi-brûlé ; il n'y avoit que le lobe inférieur du poumon droit qui étoit sain, encore y avoit-il vers ses bords quelques portions endurcies ; le mésentére étoit plein de concrétions stéatomateuses, et l'épiploon étoit dur et singuliérement racorni ; les artéres et les

veines du côté droit du poumon étoient tellement oblitérées, qu'il ne fut jamais possible
d'introduire dans aucune de leurs branches principales le plus petit tuyau pour les injecter ; et
quant à ceux du poumon gauche, ils étoient
tellement retrécis dans les deux lobes supérieurs, que leurs parois sembloient collées ensemble ; mais les artéres qui aboutissoient au
lobe inférieur du même côté, et dont la structure étoit saine, étoient singulièrement dila-
tées, le sang s'y portoit, sans doute, avec
d'autant plus d'abondance, qu'il ne pouvoit plus
pénétrer les artères des autres lobes. N'est - ce
pas à cette cause qu'il faut attribuer les crachemens de sang, auxquels étoit sujette depuis
long - temps la personne qui fait l'objet de cette
observation ?

OBSERVATION IX.

Une femme agée de 22 ans, qui étoit à son
huitième mois de grossesse, éprouvoit depuis
trois semaines une fièvre légère avec une toux
sèche, et un point au côté gauche : elle accoucha
la semaine suivante, à compter de la première
visite de M. Home, médecin à Édimbourg ; le
second jour après ses couches, elle éprouva
une éruption miliaire avec un dévoiement ;
après avoir pris vainement divers remèdes,

elle fut attaquée vers le douzième jour de violens accès histériques , avec des contractions
spamosdiques des membres, elle tenoit des propos incohérens. Le dix-huitième jour , elle prit
du quinquina , sans que ce remède produisit
une diminution sensible de la fièvre ni de la
toux , mais seulement celle des accès histériques; la malade périt. A l'ouverture de son
corps , on trouva plusieurs petits ulcéres et
des tubercules dans le poumon. Cette phthisie
étoit l'effet d'une disposition originaire , dit
ce célébre médecin , et il paroît que la négligence qu'on eut de saigner la personne
durant sa grossesse , accéléra le cours de la
maladie , *(médical fatts and experim.....*
London 1769).

OBSERVATION X.

Le poumon peut être rempli de tubercules ,
comme le remarque Van-Swieten , et ces tubercules peuvent contenir une matière épaisse
et calcaire , qui ne détermine que tard à la
suppuration ; l'homme périt alors par l'abo-
lition des fonctions propres au poumon , et
il tombe dans le marasme avant que l'expectoration soit purulente; celle-ci ne manqueroit
pourtant pas de se déclarer dans la suite , si le
sujet

sujet pouvoit vivre plus long-temps. M. Barère,
dans ses observations anatomiques, en cite des
exemples; je me bornerai à un seul.

Un soldat âgé de 28 ans, très-maigre et très-
foible, avoit éprouvé pendant huit mois une
toux incommode; au moment où il fut porté à
l'hôpital, il étoit consumé par une fièvre lente;
sa toux étoit très-violente, et la matière de ses
crachats étoit tenace, blanche et jamais purulente; il ne pouvoit absolument se coucher sur
le côté gauche; on tenta en vain divers remèdes;
il survint des sueurs légères, un amaigrissement
soudain, la difficulté de la déglutition, l'extinction de la voix et la mort. On n'avoit point
observé en lui de dévoiement colliquatif. A
l'ouverture du corps, on trouva les poumons
adhérens de tous côtés à la plèvre, et leur tissu
étoit rempli de très - petits tubercules, semblables à des grains de millet. Lorsqu'on touchoit le poumon, on sentoit d'autres tubercules
très-durs et fort gros. Ayant disséqué quelques-
uns de ces tubercules, ils parurent remplis
d'une matière blanche, semblable à du gypse
mou; on n'en trouva qu'un qui étoit rempli de
pus. La partie supérieure du lobe droit étoit
dure comme une pierre, et égaloit la grosseur
d'un œuf de poule.

C

M. Barere remarque que , lorsque cette espèce de phthisie est très avancée , et que le tissu du poumon est entièrement rempli de tubercules nombreux de cette nature , la maladie est incurable ; mais lorsqu'il fut assez heureux pour être appellé dans les premiers tems , il guérit , dit - il , plusieurs soldats , en les envoyant séjourner quelque temps sur les montagnes.

Quelques remarques sur la phthisie de naissance.

Ceux qui portent une disposition originaire à la phthisie , sont ordinairement conformés de manière qu'on peut presque toujours prédire le sort malheureux qui les attend ; leur taille s'éloigne pour les proportions de ce qu'exige l'état de santé ; elle est fluette , et souvent ces personnes sont d'une haute stature : leur poitrine est retrécie dans toutes ses dimensions , chez les enfans , à mesure qu'ils approchent davantage du terme de l'adolescence , le développement disproportionné de la poitrine est plus sensible, leurs épaules restent par-là plus rapprochées et plus élévées ; ce qui donne lieu à un resserrement du poumon, et occa-

sionne , par conséquent , la gêne de la circulation du sang dans cet organe. On imagine
facilement les altérations que doivent éprouver
les viscères de la poitrine, lorsque les parois de
cette cavité ne croissent pas en proportion des
parties contenues.

Ces sujets ont aussi fréquemment dans leur
charpente osseuse une disposition évidemment
rachitique : les extrémités osseuses des os longs
sont gonflées , et leur solidité est moindre que
dans l'état de santé ; on remarque encore que
leurs clavicules sont plus saillantes , et que le
contour de la poitrine est irrégulier. Bien plus ,
on a vû de semblables phthisiques devenir con-
trefaits , par un renversement de la taille , avant
de périr , et j'ai trouvé , dans plusieurs , les os
spongieux , ramollis en certains endroits , comme le sont ceux des rachitiques. Ces altérations dans les os rendent leur accroissement irrégulier ; il n'y a plus de proportion dans leur développement et celui des parties molles : la poitrine est retrécie relativement au poumon , qui
souffre d'autant plus de ce retrécissement, que
les humeurs y affluent davantage , et que la circulation y est plus gênée : les glandes lymphatiques en général , celles du poumon en particulier, s'engorgent : ces vices de conformation peu-

vent avoir des suites si promptes et si funestes, que les malheureux sujets, en qui elles ont lieu, périssent avant que le corps ait pris son entier accroissement, tandis que la phthisie secondaire survient indifféremment dans tous les âges. La phthisie pulmonaire qui tient à une conformation naturelle, peut exister même avant l'époque de la puberté, lorsque le système des glandes lymphatiques est affecté, comme on vient de le voir dans des observations qui ont été déjà rapportées, (n^{os} I, II, III,) mais il n'en est pas moins vrai que c'est sur-tout après l'adolescence, c'est-à-dire, depuis 20 ou 25 ans jusqu'à 35, que cette maladie a coutume de se développer (n°s VIII et IX ;) Stahl n'a point omis de faire cette remarque dans sa dissertation, *de morbis œtatum*, et cette observation remonte même jusqu'à Hippocrate. Quant aux signes extérieurs qui doivent augmenter les soupçons de la phthisie originaire, ou la faire craindre avant qu'elle se déclare, ce sont les engorgemens lymphatiques des glandes du col et celles des environs de la mâchoire inférieure.

En recueillant maintenant dans les faits que j'ai déjà exposés, les symptômes caractérisques de la phthisie originaire, considérée dans son premier période, ne peut-on pas croire que ceux qui sont les plus constans et qui dérivent naturellement de l'état du poumon, sont une toux sèche, accompagnée d'une fièvre lente et de plus ou moins d'oppression de la poitrine (n°s I, VIII, IX). Cette toux des phthisiques d'origine diffère de celle que produisent des affections catarrhales dégénérées en phthisie ; dans ce dernier cas, les glandes bronchiques sont affectées, comme je le démontrerai dans la suite (5), la toux est accompagnée souvent d'une expectoration muqueuse, dans la phthisie d'origine, les glandes lymphatiques du poumon sont engorgées, (n°. III.) la fièvre lente ou hectique en est une suite, le poumon contenant des tubercules, soit non ulcérées, soit parvenues au terme de la suppuration, la fièvre lente se déclare. Le sentiment d'oppression et la difficulté de respirer sont l'effet de cette concrétion pulmonaire.

---

(5) On peut consulter sur la différence des glandes lymphatiques et des glandes bronchiques, un mémoire que j'ai lu à l'académie des sciences, et qui a été inséré parmi les mémoires de l'année 1780.

La phthisie originaire est-elle contagieuse ?

On ne peut disconvenir qu'indépendamment des causes qui peuvent donner lieu à la phthisie pulmonaire, pendant le cours de la vie, il n'y en ait une que nous apportons en naissant, et qui est en quelque manière la suite de notre organisation. Hippocrate, en parlant de certains phthisiques, dit : *Qui secundùm naturam ad tabem dispositi sunt.*

Les médecins grecs ont porté de nouvelles lumières sur cette doctrine, ils ont compté parmi les causes de cette maladie l'origine des parens phthisiques. Fernel, ce célèbre médecin de la faculté de Paris, est de ce dernier avis ; il dit avoir vu des familles entières ravagées par la phthisie : *Qui tabidâ stirpe sati sunt,* dit-il, *quasi hereditario jure omnes, necessario, tabe marcescunt, hocque malum sæpè vidimus, in omnes ejusdem familiæ grassari.* Les médecins les plus célèbres ont rempli leurs ouvrages de pareils exemples, et ils ont admis une phthisie de naissance héréditaire, parce qu'ils ont cru que les pères pouvoient la transmettre à leurs enfans en leur donnant le jour. Ils ont fondé leur opinion sur une suite de faits qui prouvent que les enfans nés de parens phthisiques sont les victimes de cette cruelle maladie. D'autres médecins, qui ne veulent admettre aucune espèce de maladie héréditaire, ont cru trouver dans la seule contagion la cause de la succession de la phthisie dans les familles ; persuadés que cette maladie peut se communiquer par le contact du malade, médiatement ou immédiatement ; ils ont dit qu'une fois introduite dans une famille, elle pouvoit se transmettre aux divers individus qui habitoient ensemble, comme elle pouvoit se transmettre à ceux qui donnoient leurs soins, ou même à ceux qui avoient manié, même après leur mort, leurs habits, leur linge ou autres objets à leur usage ; mais ils ont nié que la phthisie peut venir de naissance, comme d'autres médecins l'entendoient. Enfin, il y a des médecins, et c'est le plus grand nombre, qui admettent la phthisie de naissance, et qui croient qu'elle peut aussi se communiquer par le contact.

Cette diversité d'opinions a fixé mon attention depuis long-tems. J'ai vu, dans ma patrie, brûler soigneusement les hardes de ceux qui étoient morts de la phthisie pulmonaire ; c'est un usage constant dans le Languedoc ; en Es-

pagne et en Portugal, c'est la loi du prince qui y
force. Les médecins qui traitent des phthisiques , sont obligés de faire leur déclaration
devant le magistrat , dès que leur malade est
parvenu au troisième degré de la phthisie ; ils
seroient répréhensibles s'ils y manquoient. En
Italie on brûle aussi les lits et les hardes qui
ont servi à l'usage des phthisiques , mais sans
qu'il y ait de loi qui l'ordonne ; et les médecins
du premier ordre de ce pays ont regardé la
phthisie comme contagieuse. Valsalva et Morgagni, son illustre disciple , ont craint par cette
raison d'ouvrir les corps des phthisiques (4),
ce qui nous a vraisemblablement privés d'une
suite d'observations précieuses dont ils n'auroient pas manqué d'enrichir la médecine - pratique.

Imbu dès mon enfance de cette opinion ,
j'ai hésité long-tems d'ouvrir de semblables
cadavres : excité cependant par l'exemple de
quelques médecins moins craintifs , et bien
convaincu d'ailleurs qu'un pareil travail étoit

---

(4) *Illa fugi de industriâ adolescens , et fugio vel
senex, tunc ut mihi , nunc ut studiosæ, quæ mihi cir-
cumstat , juventuti, perspiciam, cantius fortasse quàm
opus sit ; at tutius.* Ep. Anat. med. XXII. n°. 5.

utile , j'ai surmonté ma répugnance naturelle,
j'ai ouvert divers sujets morts phthisiques ;
les étudians qui ont suivi mes cours d'anatomie
ont fait aussi tous les ans de pareilles ouvertures et en grand nombre ; elles ont été faites
quelquefois pendant les plus fortes chaleurs de
l'été, soit à Paris, soit à Montpellier , et il ne
m'est survenu aucun accident, ni à ceux qui
m'ont aidé dans ce genre d'opérations.

Mais si l'on ne contracte point la phthisie
en ouvrant le corps de ceux qui en sont
morts, ne peut-on pas la contracter en tou-
chant les personnes qui en sont attaquées,
en maniant les hardes et les linges qui ont
servi à leur usage, et sur-tout en habitant avec
elles ? Cette opinion est généralement reçue,
et l'on ne manque pas, pour la faire valoir, de
rapporter diverses observations. Des familles
entières ont été détruites par la phthisie ; des
personnes qui ont porté ou touché des hardes
des phthisiques sont mortes quelque tems
après de cette maladie. Ces faits sont sans doute
incontestables , mais la conséquence que l'on
en tire n'est-elle point hazardée ? N'est-ce pas
plutôt par une certaine disposition organique
que la phthisie se propage dans certaines familles ? Quelquefois cette maladie semble at-

tendre pour se développer dans une famille, que tous les sujets soient parvenus à un âge déterminé. J'ai vu, à Gaillac en Albigeois, une famille composée de cinq enfans, deux garçons et trois filles, qui fut détruite par la phthisie : ils parvinrent tous jusqu'à l'âge de vingt-huit à trente ans, avec la meilleure santé, et ils périrent tous phthisiques avant d'avoir atteint celui de trente-deux ans. Les trois premiers moururent dans l'espace de deux ans, et les deux autres environ dix années après, à six mois de distance l'un de l'autre.

Si c'eût été par la contagion que la phthisie se fût transmise dans cette famille, on peut dire qu'elle a bien tardé à se développer dans les derniers enfans ; c'est par une disposition vicieuse dans l'organisation qu'ils ont été détruits, et non par la contagion : d'ailleurs ne voit-on pas encore tous les jours des personnes qui périssent de la phthisie dans un âge très-avancé, et qui ont perdu leurs parens de la même maladie dans leur plus tendre jeunesse ? Ce n'est donc pas par la contagion qu'on peut raisonnablement expliquer de pareils faits. Si la phthisie étoit contagieuse, comme on le croit, les médecins et les gardes-malades ne la contracteroient-ils pas fréquemment ? Mais n'observe-t-on pas le contraire tous les jours, ou pour mieux dire, a-t-on quelque exemple que la phthisie ait été communiquée de cette manière. J'ai vu, au contraire, des gardes-malades exprimer avec leurs mains des chemises que des phthisiques avoient mouillées de leur sueur, sans qu'aucune d'elles ait eu cette maladie ; cependant si quelques-unes eussent eu la phthisie de naissance ou par tout autre accident, l'on n'auroit pas manqué de citer cet exemple pour preuve de la contagion, sans rechercher davantage d'où elle pouvoit provenir.

On a rapporté dans le Journal de Paris, année 1780, qu'un jeune homme de vingt ans avoit contracté la phthisie en se servant des hardes et sur-tout d'un witchoura de son père qui étoit mort phthisique. N'est-il pas, au contraire, plus naturel de penser que cet enfant avoit hérité de la maladie dont son père est mort, maladie qui avoit aussi enlevé quatre de ses oncles, et qu'il est mort de la phthisie héréditaire ? Cependant cette observation qui prouve si peu que la phthisie est contagieuse, a été citée en faveur de cette opinion, et notamment dans un ouvrage sur la pulmonie, qui a paru en 1781. On réduiroit sans doute plusieurs observations de cette nature à leur juste valeur, si on les soumettoit à un examen réfléchi et impartial.

On a dit aussi que si l'une des deux personnes mariées est attaquée de la phthisie, l'autre peut la contracter, et l'on rapporte, en preuve de cette opinion, que de deux époux l'un étant mort de la phthisie, on a vu quelquefois l'autre périr de la même maladie ; mais combien d'exceptions n'a-t-on point du contraire ? Elles sont si nombreuses qu'on ne pourroit les compter ? J'ai vu un mari qui a perdu deux femmes phthisiques, et qui est mort quinze ans après d'une hydropisie du bas-ventre : on pourroit citer beaucoup d'autres exemples de cette nature, si on se donnoit la peine de les recueillir : on verroit qu'on a conclu, pour le général, d'après quelques cas particuliers, lesquels bien examinés ne prouveroient pas encore la contagion, parce qu'il resteroit à prouver que celui des deux époux qui meurt le dernier de la phthisie, n'avoit point la phthisie de sa propre constitution, ou par tout autre accident que par celui auquel on l'impute. En effet, la phthisie étant une maladie très-commune, puisqu'au rapport de Sydenham elle fait les deux tiers des maladies

chroniques, les deux époux n'en peuvent-ils
pas périr, sans l'avoir contractée l'un de l'autre? Tout prouve qu'il est des hommes qui
portent en eux cette disposition à la phthisie,
que cette maladie peut se développer, sans
qu'ils approchent d'autres phthisiques, et que
s'ils ne l'ont pas, ils ne la contracteront pas en
habitant avec les personnes qui en sont atteintes.

Je ne dois point dissimuler que Riviere
(cent. 1, obs. 90) rapporte l'exemple d'une
fille de service qui contracta la phthisie, pour
avoir donné des soins assidus à une personne
atteinte de cette maladie au dernier degré.
Schenkius va même plus loin, il prétend
que les crachats des phthisiques sont si conta-
gieux, que le médecin en peut contracter la
phthisie par le seul odorat. Mais que peuvent
contre l'universalité des exemples contraires,
quelques faits isolés et peu concluans, d'autant
plus qu'on laisse ignorer des particularités de
famille propres aux personnes qu'on prétend
avoir gagné la phthisie par contagion. On voit
en effet tous les jours la phthisie se propager
dans les mêmes familles, et en détruire les
divers individus (5); et comme ces accidens

---

(5) Suivant M. Reid, *page 5, Traité de la phthisie,*

sont très-communs, j'en ai vu un très-grand nombre. J'ai questionné la plupart des phthisiques, pour savoir s'ils n'avoient pas eu de pareils malades dans leur famille, et je puis assurer que plus des deux tiers avoient eu leur père ou leur mère phthisiques ; et parmi ceux que j'avois crus atteints de phthisie p r accident, et qui lors de leur mort avoient leur père et leur mère en bonne santé ; j'en ai vu, dis-je, dont le père ou la mère sont morts long-tems après de la même maladie, ce qui augmente de plus en

---

cette maladie peut être héréditaire, mais elle ne l'est pas d'une manière aussi rigoureuse que la goutte, la lèpre ; nous ne sommes pas de cet avis, elle est très-fréquente dans les familles, étant de sa nature scrophuleuse, elle s'y propage facilement ; et y a-t-il de virus qui se transmette davantage dans les familles, que le virus scrophuleux. Nous ne croyons pas que le mariage d'un phthisique avec une personne qui ne l'est pas, suffise pour détruire cette malheureuse contagion. Nous ne nions cependant pas non plus qu'après plusieurs générations, et par les mariages avec des personnes bien saines, cette malheureuse phthisie ne puisse enfin être détruite. Mais ne vaudroit-il pas mieux la prévenir, en s'opposant aux mariages des personnes qui sont de leur nature évidemment disposées à devenir phthisiques, que de la prolonger plusieurs générations?

plus le nombre des phthisiques de naissance.

Ce qu'il y a de remarquable dans cette maladie, c'est qu'elle se développe dans certains individus des mêmes familles plutôt que dans d'autres ; j'ai vu des cadets périr avant leurs aînés, quelques-uns au berceau, d'autres vers l'âge de quinze, vingt, trente, quarante ans. D'autres fois cette maladie reste, sans se développer, jusqu'à un âge presque déterminé de la vie ; j'en ai déjà cité un exemple bien frappant, et j'en rapporterois d'autres, si on n'étoit pas dans le cas d'en voir tous les jours de semblables.

TRAITEMENS HEUREUX.

OBSERVATION (A).

En 1776, je fus consulté par madame Dubois, âgée d'environ vingt-quatre ans, mère de deux enfans et d'une constitution sanguine, mais maigre et délicate : elle avoit considérablement maigri depuis sa dernière couche, qui avoit d'ailleurs été exempte de tout accident notable. Il étoit survenu une toux sèche et fréquente ; les règles étoient peu abondantes et difficiles : on remarquoit encore un gonflement considérable dans le cou, à la ré-

gion de la glande thyroïde : ce gonflement avoit
été attribué aux efforts de sa deuxième couche ;
mais comme la malade avoit eu dans sa jeunesse les glandes du cou et des aisselles engorgées, et que sa mère étoit morte ensuite
de la phthisie pulmonaire, on ne peut douter
qu'il n'y eût en elle une disposition à l'engorgement des glandes lymphatiques.

Ce fut dans ces circonstances que je fus
appellé en consultation avec M. Guindant,
docteur-régent de la faculté de médecine de
Paris. L'état de la malade méritoit la plus
grande considération, puisqu'on ne pouvoit
point se dissimuler que sa maigreur et sa toux
étoient des symptômes avant-coureurs d'une
phthisie pulmonaire : cette opinion étoit d'autant plus fondée, que la malade avoit une
poitrine resserrée, que sa taille étoit élancée
et fluette, qu'elle avoit des couleurs vives aux
joues, qu'elle avoit éprouvé dans sa jeunesse
des gonflemens glanduleux, et que de plus
il n'étoit pas démontré qu'il n'y eût en elle un
reste de lait de sa dernière couche ; l'engorgement du cou pouvant être un indice de celui
des glandes du poumon, pouvoit encore donner lieu à des inductions nouvelles.

Je crus donc qu'il falloit d'abord s'occuper soigneusement

gneusement de l'état des règles ; je conseillai à la malade de faire un grand usage
des bains de pieds, et même des demi-bains.
Il fut ajouté encore que, s'il survenoit de la
diminution dans la quantité du sang menstruel
ou un retard, il falloit mettre des sang-sues
à l'anus, au périnée, et même à la vulve,
pour extraire, par ce moyen, environ deux palettes de sang : cette espèce de saignée étoit
plus locale que celle qu'on auroit pratiquée
au pied, et n'affoiblit pas autant les malades,
toutes choses égales d'ailleurs. Nous recom-
mandâmes aussi à la malade de faire ouvrir un cautère au bras, et d'entretenir, par
ce moyen, une légère suppuration, afin de la
délivrer, par un égoût, de l'humeur étrangère
qui vicioit la lymphe. Les autres remèdes que
nous lui prescrivîmes furent les fondans apéritifs et dépuratifs, tantôt sous forme de pillules, tantôt sous celle des sucs de plantes :
notre avis fut aussi qu'elle se rendît plusieurs
années de suite aux eaux minérales de Caute-
rez ou à celles de Bonnes.

Voici la recette des pillules dont la malade
a fait usage, au nombre de quatre, tous les
matins et pendant long-tems.

D

Extrait de pissenlit, de saponaire, un gros de chacun ; borax bien choisi, assa fœtida, demi-gros de chacun ; éthiops minéral, mercure doux, vingt grains de chacun. Suffisante quantité de syrop de lierre terrestre pour incorporer le tout, et en former des pillules de trois grains, qu'il faut argenter.

Par-dessus ces quatre pillules, prises en deux fois, la malade buvoit une tasse d'une infusion légère de feuilles de scolopendre.

Le 15 ou 20 de mars de chaque année, elle commençoit l'usage des sucs d'herbes suivans, et elle les continuoit un mois et demi ou deux mois :

Feuilles de pissenlit, de cerfeuil, de cresson de fontaine, de bourrache, parties égales et suffisante quantité pour en extraire trois onces de suc par expression et sans feu : on aura soin de bien dépurer ce suc et d'y ajouter une once de sirop de fumeterre.

Si la purgation devenoit nécessaire pendant l'usage de ces remèdes, la malade devroit y avoir recours, mais avec les purgatifs les plus doux et le plus rarement possible.

Après l'usage des remèdes ci-dessus, je fus

d'avis que la malade se rendît à Bagnères de Bigorre, pour y prendre les bains et pour y boire
les eaux de Bonnes qu'on y porte tous les jours ;
les alimens incrassans et même les laitages devoient être évités. Elle fit ensuite deux ou
trois voyages aux isles d'Hyeres et à Nice pendant l'hiver ; d'où elle revint à Paris passer les
étés.

Tel est le plan du traitement qui a été suivi
avec exactitude et avec un heureux succès,
puisque Madame Dubois a joui ensuite d'une
bonne santé.

OBSERVATION (B).

Madame de Villeneuve a eu dans sa famille
plusieurs personnes qui ont été affectées de
la poitrine. Elle est d'un tempérament très-
irritable, et d'une sensibilité extrême ; elle a
éprouvé plusieurs fois des crachemens de sang,
et elle est très-sujette à des toux séches et à
un changement dans la voix qui en rend le
son plus ou moins dur ou rauque ; son pouls
est naturellement serré, vif, fréquent, et il
lui survient, par intervalles, à la paume des
mains et à la plante des pieds, des chaleurs
qui sont très-vives, principalement à l'ap-

proche des règles. Ces symptômes diminuent par l'évacuation périodique.

On voit, par cet exposé, combien il importoit à madame de Villeneuve d'empêcher que son état n'empirât; et je fus d'autant plus porté à croire qu'elle y parviendroit, qu'elle avoit éprouvé le plus heureux succès d'un traitement que je lui avois prescrit auparavant. En effet, elle avoit déja eu tous les symptômes qui caractérisent le second degré de la phthisie pulmonaire : la fièvre hectique s'étoit déja déclarée, et la malade avoit une toux constante, des crachemens de sang abondans, des maux de gorge inflammatoires, un resserrement extrême de poitrine, par une excessive contraction du diaphragme, des crachemens puriformes et des chaleurs brûlantes continuelles, qui augmentoient encore après le repas et pendant la nuit, lesquelles se terminoient le matin par une transpiration abondante. J'avois opposé à cet état, 1°. les boissons humectantes et légèrement rafraîchissantes, telles que l'eau de poulet, l'eau de veau, les émulsions. 2°. Les saignées qui ont diminué promptement la chaleur et l'engorgement des vaisseaux pulmonaires. 3°. Les bains, dont la

malade avoit fait un fréquent usage. On avoit
soigneusement évité, tant pour les remèdes
que pour les alimens, tous les échauffans et
incrassans.

C'est par ce traitement, soutenu pendant
l'espace de plus d'un mois, que les symptômes inflammatoires avoient été dissipés, que la
toux est devenue infiniment plus rare, et que
les crachemens de sang ont disparu ; enfin ,
que la malade a été rétablie dans son état naturel. Le calme ainsi obtenu , elle a fait usage
des sucs des plantes les plus doux ; des chicoracées , qu'on a coupé , tantôt avec le petit
lait , tantôt avec le lait d'ânesse. L'objet du traitement étoit de fondre , d'atténuer
l'humeur lymphatique épaissie dans les glandes du poumon ; car j'étois persuadé que c'étoit
dans ces parties que la phthisie pulmonaire
avoit son siége , et qu'il importoit d'avoir recours à des moyens propres à les dégorger et
à prévenir leur inflammation , et enfin la suppuration, qui en eût été la suite. Mais la difficulté fut de mettre la malade en état de faire
usage de fondans ; car comme ils sont plus
ou moins irritans , on ne peut les faire prendre que lorsque le malade est dans le plus

grand calme, état dans lequel je n'avois pas encore vu cette dame (c'étoit en 1782). Il seroit
donc à souhaiter, disois-je alors, dans une
consultation, qu'après l'usage des remèdes
déjà indiqués, la malade pût passer à l'usage
des antimoniaux, comme seroient les tablettes de Kunkel : mais il faut observer que dans
ces sortes de cas, on pourroit facilement augmenter l'irritation et l'engorgement du poumon.

C'est d'après la persuasion où j'étois, que les
glandes de ce viscère étoient obstruées, que
je ne conseillai point à la malade les laitages
et autres alimens, ou remèdes incrassans, et
que lorsqu'elle prenoit le lait d'ânesse, on le
coupoit avec le suc des plantes, plus ou moins
anti-scorbutiques, ou avec l'eau de Barèges.
On a rempli une autre indication dans le traitement, par le moyen d'un cautère pratiqué
au bras ; celle de détourner une partie de
l'humeur délétere vers l'extérieur ; et en effet,
ce moyen curatif, qui a été très-utile en divers
cas, a fort bien réussi dans celui-ci : j'eus
aussi l'attention de faire entretenir ce cautère
de manière qu'il ne fut pas trop irritant, ni
trop propre à exciter de la douleur, mais qu'il

le fut assez pour fournir une suppuration abondante.

Tel est le précis du traitement que la malade suivit à Paris. Voici ce que je lui conseillai de faire, dès qu'elle seroit arrivée en Languedoc. Qu'elle prît des bains domestiques; mais qu'avant de les commencer, elle se fît saigner du bras, sur-tout si elle sentoit de l'oppression à la poitrine et si son pouls étoit plein et plus fréquent que de coutume ; de joindre à l'usage des bains celui du petit lait émulsioné, c'est-à-dire, qu'on pileroit demi-once de semences froides, dans un mortier de marbre, et qu'on y verseroit peu-à-peu une pinte de petit lait, qu'on passeroit le tout en y ajoutant une once de syrop de mauve ou de nymphéa.

Qu'elle profitât ensuite de la saison de l'automne pour prendre le lait d'ânesse : d'abord à la dose d'un petit verre, avec addition d'un tiers de suc de bourrache, de chicorée sauvage et de cresson de fontaine. Qu'après quinze jours d'un tel mélange, elle prît, pendant autant de tems au moins, le lait d'ânesse seul, le matin à jeun, et s'il lui réussissoit bien, qu'elle en prît autant le soir en se couchant, sans aucune addition.

D 4

On purge ordinairement avant et après l'usage du lait ; mais il me parut que cette méthode pourroit nuire à la malade à cause de sa constitution très-irritable : et je jugeai que, s'il se présentoit des circonstances qui rendissent la purgation nécessaire, il ne faudroit employer que les plus doux laxatifs, comme demi-once de crème de tartre soluble dans de l'eau de veau, pendant un ou deux jours, ou bien deux onces de manne et deux gros de cristal minéral dans une chopine de petit lait ; et en ce cas, je demandai que l'on continuât d'user de ces purgatifs pendant plusieurs jours, s'ils ne produisoient pas, en un seul, un effet suffisant. J'ai toujours préféré de purger doucement, à plusieurs reprises, que de purger fortement à la fois. J'ordonnai que, pendant l'hiver, la malade prît tous les matins un verre de lait coupé avec moitié d'eau de Baréges, en divisant cette boisson en deux prises à demi-heure de distance l'une de l'autre ; et qu'elle reprît, au printems, le suc d'herbes légèrement anti-scorbutiques, pour la disposer au voyage des eaux de Baréges ; ce qu'elle réitéreroit plusieurs années s'il étoit nécessaire, en continuant le régime dont elle avoit fait un usage heureux à Paris,

et se ressouvenant toujours que rien ne pouvoit lui être plus funeste que de s'échauffer par
des veilles, par des contentions d'esprit, par
de mauvaises nourritures. Tel fut le traitement
que je conseillai à Mme de Villeneuve, à son
départ pour le Languedoc, en septembre 1782.
Elle l'a suivi ; elle a pris, plusieurs années de
suite, les eaux de Barèges ; et elle s'est ainsi sous-
traite à une phthisie d'origine, dont elle avoit
ressenti les symptômes bien caractéristiques.

OBSERVATION. (C).

On a confié à mes soins, il y a environ huit
ans, une jeune demoiselle dont le père et la
mère étoient morts de la phthisie pulmonaire ;
le premier, d'une phthisie glanduleuse, et
l'autre, à la suite des couches. Cette demoiselle a été jusqu'à l'âge de dix ans extrêmement maigre, délicate, et souvent atteinte
de toux cruelles, quelquefois avec une expectoration sanguinolente : on remarquoit aussi
presque toujours en elle des engorgemens dans
les glandes du cou, avec des couleurs très vives
aux joues : elle avoit d'ailleurs d'autres défauts
de conformation, comme une taille très fluette,
la poitrine applatie, les extrémités des os, sur-
tout celles des clavicules et des côtes, très-

gonflées : les glandes du mésentère paroissoient au tact singuliérement engorgées. On
doit juger, d'après le tableau racourci de cette
disposition, combien il étoit à craindre que
cette demoiselle ne fût bientôt atteinte d'une
phthisie pulmonaire. Elle avoit été confiée,
dans sa jeunesse, aux soins de M. Lorry, et je
n'ai commencé à la voir qu'après la mort de ce
célébre médecin. Elle étoit alors âgée de quinze
ans. Je crus d'abord devoir lui faire mettre un
cautère au bras; je lui fis faire un fréquent usage
de demi-bains tiédes, et quelquefois de bains
entiers; elle usa aussi presque continuellement
de légers apéritifs et des anti-scorbutiques dont
on suspendoit l'usage lorsqu'il survenoit la
moindre disposition à la fiévre, pour les rem-
placer par des boissons humectantes et délayantes; lorsqu'elle fut plus éloignée de cette disposition fébrile, je lui fis prendre le syrop de
Belet, conjointement avec les anti-scorbutiques,
soit sous la forme de syrop, soit en me bornant
à prescrire les sucs simples des plantes de cette
nature; toute espèce de laitage et d'aliment
incrassant lui étoit interdit. C'est en suivant
avec constance cette méthode pendant plusieurs années, que cette jeune malade a acquis

une très-bonne santé ; ses règles étoient quelquefois très-difficiles et en petite quantité ;
sa poitrine s'échauffoit ; elle toussoit et crachoit
même alors un peu de sang ; mais, par le
moyen des sang-sues appliquées aux jambes, **ou**
à la vulve, on diminuoit la pléthore, et on par-
venoit à diminuer l'effervescence du sang par
l'usage des boissons adoucissantes et légèrement rafraîchissantes. Ce traitement a eu le
plus heureux effet ; les symptômes inquiétans
de la phthisie qui existoient, ont été dissipés,
et la jeune malade a acquis une bien meilleure
santé. Elle est aujourd'hui mariée, et une des
grandes dames de Paris, généralement aimée
et estimée.

OBSERVATION (D).

M. Dupeyron, fils d'un négociant de Mar-
seille, étudiant à Paris, au collége Mazarin,
fut conduit chez moi pour me consulter, dans
le commencement de l'hiver de 1775 : il étoit
âgé de quinze ans, il éprouvoit une telle oppression qu'il ne pouvoit monter un escalier
qu'avec une peine extrême ; malgré cela il
avoit l'habitude de chanter presque continuellement, s'occupant beaucoup de musique.

vocale. Il étoit tourmenté par une toux sèche et presque continuelle, tous les soirs et pendant la nuit ; mais cette toux diminuoit le matin. Sa mère étoit morte poitrinaire, il y avoit trois ans ; il avoit craché du sang, et il en crachoit encore quelquefois, lorsqu'il éprouvoit des quintes de toux un peu fortes.

Son pouls étoit serré et paroissoit redoubler dans quelques-unes de ses pulsations, sans cependant que ce fût aussi constant que dans le pouls pectoral admis par M. Bordeu. Le cœur battoit avec une telle violence, qu'en portant la main sur les fausses côtes gauches, on sentoit qu'elles en étoient soulevées. Je crus devoir examiner, au tact, les viscères du bas-ventre, je reconnus qu'ils étoient engorgés : la région du foie étoit un peu plus élevée qu'à l'ordinaire, et le mésentère paroissoit gonflé. Il y avoit au cou plusieurs nœuds glanduleux, la glande thyroïde avoit augmenté de volume ; le bas du visage et les paupières n'étoient pas plus exempts d'une certaine tuméfaction. Ce jeune homme qui avoit été, jusqu'à cette époque, parfaitement bien fait, commençoit à éprouver une déviation sensible de la taille : il avoit l'épaule gauche plus élevée que la droite, et les extrémités des

côtes étoient un peu gonflées. Les os du
carpe avoient aussi plus de grosseur qu'ils
n'en ont ordinairement ; les extrémités osseuses du fémur et du tibia, qui forment les
genoux , éprouvoient un gonflement très-
marqué.

Mon avis fut d'abord d'établir un cautère au
bras, de faire au jeune malade deux ou trois petites saignées , à une quinzaine de jours de distance l'une de l'autre ; de lui faire boire quelque
infusion d'une plante nitreuse , telle que la pariétaire, avec trois ou quatre cuillerées de suc de
chiendent , bien dépuré , dans chaque tasse de
boisson ; de lui faire cesser l'usage de la musique
vocale , et bien plus de lui recommander le
silence, le plus qu'il lui seroit possible ; de prendre dans la suite les sucs dépurés des plantes
chicoracées , avec le cresson de fontaine ; et
deux ou trois fois la semaine , des demi-bains
dont l'eau seroit presque froide.

Mon avis fut aussi de lui faire prendre
tous les jours trois ou quatre grains de pa-
nacée mercurielle dans deux ou trois pillules ,
dont l'excipient seroit un extrait amer ; je
conseillai sur-tout l'exercice au grand air de
la campagne , avec recommandation au père
de lui faire suspendre ses études , et quand

l'enfant seroit mieux, de lui faire faire sur mer un voyage de long cours, d'après les conseils de M. Gilleschrist, célèbre médecin d'Ecosse, ce qui étoit d'autant plus facile, que son père avoit plusieurs vaisseaux pour son commerce.

J'interdisis sur-tout l'usage des alimens incrassans, tels que le laitage, et je conseillai ceux qui ont des qualités apéritives, comme divers végétaux, des fruits rouges, du raisin. Ce traitement fut suivi très-exactement, et couronné d'un tel succès, que le malade recouvra la meilleure santé ; mais ce qui me parut le plus remarquable, c'est que, malgré tous mes conseils réitérés, il ne put jamais s'abstenir de chanter et de parler à haute voix ; et on n'observa pas qu'il en fut plus incommodé, ni que ses crachemens fussent plus fréquens. Cet enfant s'est parfaitement rétabli ; je l'ai vu encore dans un voyage qu'il fit à Paris en 1782 ; il jouissoit d'une santé ferme et fleurie.

DE LA PHTHISIE SCROPHULEUSE.

La phthisie d'origine, dont nous venons de traiter, a certainement le caractère scrophuleux ; mais elle peut exister, sans qu'il y ait aucune affection de ce genre dans d'autres parties que dans le poumon ; au lieu que dans celle dont nous allons parler, indépendamment de l'affection des poumons, communément il y a des engorgemens dans les glandes du cou, dans celles du mésentère, etc. De plus, on place dans cet article les phthisies de cette nature, qui sont survenues à des personnes qui n'avoient eu de leurs parens aucun symptôme de la phthisie, ou dont les parens n'avoient nullement été affectés de cette maladie.

Il n'y en a point dont le diagnostic soit plus certain et plus manifeste que celui de la phthisie scrophuleuse, lorsque les tumeurs glanduleuses paroissent dans différentes parties du corps ; mais ces engorgemens n'existant pas toujours au-dehors, on ne peut pas alors la connoître facilement. Aussi le célèbre Morton ajoute-t-il, avec raison, en parlant de la phthisie scrophuleuse : *Certissimum diagnosticum sumendum esse à tumoribus glandulosis, in externo habitu corporis eam comi-*

tantibus. L'analogie que j'ai fait remarquer ci-dessus entre la phthisie originaire et la phthisie scrophuleuse , indique assez que cette dernière ne doit être traitée ici que comme un supplément à ce qui a été dit de l'autre.

La phthisie scrophuleuse peut survenir dans un âge plus ou moins avancé, et sans aucune disposition apparente et primitive à la pulmonie ; au lieu que la phthisie originaire affecte plus particuliérement le période de l'âge qui succède à l'adolescence. On remarque aussi que la phthisie qui est une suite des écrouelles est une de celles dont les progrès sont les plus lents , et celle dans laquelle la fièvre est la plus modérée, sur-tout dans ses premiers tems.

Le malade tombe aussi plus tard dans le marasme : cette distinction admet cependant quelques exceptions qui confirment de plus en plus l'analogie que j'ai établie entre la phthisie d'origine et celle qui est la suite des écrouelles ; que les tubercules du poumon ou les engorgemens lymphatiques , soit dans les glandes, soit dans les vaisseaux , et encore même hors de ces vaisseaux, où la lymphe s'est extravasée , que les tumeurs scrophuleuses enfin peuvent être, comme l'observe *Morton*,

peu

pen disposées à l'inflammation et à la suppuration (*cruda et phlegmatica*) ; comme quand
ils contiennent une matière stéatomateuse , et
alors l'inflammation et l'ulcération de ces tubercules sont lentes , chroniques , et comme
insensibles ; il y en a , au contraire , qui sont ,
pour ainsi dire , d'une nature plus chaude
(*calidiora*) , et qui passent avec rapidité à
l'inflammation , à la maturation et à l'ulcération. Dans ce dernier cas , la phthisie scrophuleuse se rapproche plus , dans sa marche ,
de la phthisie originaire ; et peut-être qu'elles
n'ont guéres alors d'autres différences que celles
qui sont prises des apparences extérieures ,
c'est-à-dire , des vices de conformation , ou
des tumeurs glanduleuses qui se sont formées
dans d'autres parties du corps.

OUVERTURES DES CORPS.

OBSERVATION PREMIÈRE.

Parmi le grand nombre d'exemples que je
pourrois rapporter de la phthisie scrophuleuse , quelques-uns ont paru tenir également à la nature de la phthisie originaire , et
ont été exposés dans le chapitre précédent ;
je ne choisirai parmi les autres que ceux qui

sont le mieux caractérisés, et qui peuvent donner lieu à des remarques particulières.

Plusieurs malades qui avoient été affectés de tumeurs externes plus ou moins considérables à la gorge, avec des douleurs plus ou moins vives à la poitrine, tombèrent dans le marasme et périrent phthisiques. A l'ouverture de l'un d'eux, on trouva au-dessous de la tumeur un abcès assez considérable qui pénétroit dans la cavité de la poitrine, et qui contenoit une grande quantité de matiére très-fétide : les côtes et le sternum étoient cariés dans les parties contiguës de l'abcès. M. Munro qui rapporte ces observations, fait remarquer que plusieurs malades dont les glandes du cou avoient suppuré, furent délivrés de la phthisie. (*Munro*, *médecine d'armée*, *pag.* 45.) On pourroit rapporter d'autres exemples du même genre cités par les auteurs, entr'autres par *Haën : ratio medendi pars secunda.*

Quelquefois la phthisie pulmonaire qui attaque les écrouëlleux est la suite de l'application imprudente des topiques astringens sur les glandes du cou. Je puis en citer un cruel exemple.

Une demoiselle, âgée d'environ dix - huit

ans, et dont l'écoulement périodique n'avoit éprouvé aucun dérangement, avoit eu les glandes du cou engorgées à diverses reprises, et sur-tout pendant les hivers des quatre ou cinq années précédentes : ses parens eurent plus d'égard à la difformité que causoient ces tumeurs, qu'au danger qu'il y auroit pour la jeune personne de les faire disparoître ; ils lui firent appliquer divers topiques astringens, entr'autres de l'éponge brûlée et imbibée de vinaigre le plus fort, du sel marin sec, de l'alun calciné, etc., et on négligea l'usage des remèdes intérieurs. Le volume des glandes du cou diminua ; mais dans peu la jeune demoiselle commença à maigrir, la toux se déclara, la respiration devint laborieuse, la fièvre lente survint ; enfin la malade éprouva tous les symptômes de la phthisie qui se termine d'une manière funeste. Peu avant sa mort, les glandes du col s'enflèrent de nouveau, sans aucune diminution de la maladie. L'ouverture du corps ne fut point faite, mais la nature des symptômes indique assez les altérations que le poumon dût éprouver.

OBSERVATION II.

Madame d'Et. ***, ambassadrice de France

à Berlin, âgée d'environ trente-cinq ans, d'une constitution très-délicate, d'une extrême maigreur, et d'une très-grande sensibilité, étoit très-sujette à contracter des rhumes ; elle se plaignoit fréquemment de maux d'estomac qui troubloient sa digestion et lui occasionnoient des vents et des coliques : ses règles étoient peu abondantes, et à leur approche elle souffroit des douleurs et même souvent elle éprouvoit une fièvre de deux ou trois jours : sa maigreur habituelle augmenta ; elle eut de fréquentes insomnies qui devinrent enfin continuelles ; on remarqua au col et sous la mâchoire inférieure un gonflement des glandes maxillaires ; les glandes axillaires se gonflèrent aussi.

Souvent elle eut des aphtes dans la bouche qui parurent se prolonger vers l'œsophage et vers la trachée artère ; la toux étoit extrême, et plusieurs fois elle fut accompagnée de nausées et même de vomissemens ; la fièvre devint continue, la déglutition qui depuis long-tems étoit difficile, fut douloureuse, souvent impossible, la malade éprouvoit aussi de la douleur vers le larinx ; enfin la diarrhée colliquative succéda à tous ces symptômes.

Voici le résultat de ce qu'on trouva à l'ou-

verture du corps, qui fut faite par M. Leblanc
et un habile chirurgien, le 3 novembre 1783,
et à laquelle j'assistai avec MM. des Essarts et
Millin, docteurs-régens de la faculté de Paris.

1°. A l'ouverture du bas-ventre nous recon-
nûmes que les intestins grêles étoient plus
rouges qu'ils ne le sont dans l'état naturel,
qu'ils étoient même phlogosés, que les gros
intestins, le colon principalement, étoient
singulièrement rétrécis et contenoient des matières fécales très-dures : l'estomac étoit sain.

2°. Les glandes du mésentère étoient plus
grosses et plus dures qu'on ne les trouve ordinairement.

3°. Le foie étoit dans son état naturel pour
sa texture ; mais sa figure étoit changée par
la pression qu'il avoit éprouvée de la part des
fausses côtes. La vésicule du fiel étoit gorgée
de bile.

4°. Tous les autres viscères du bas-ventre
étoient en bon état.

5°. En considérant la charpente osseuse de
la poitrine, nous avons trouvé la courbure
des côtes irrégulière et la poitrine singulièrement déprimée et rétrécie.

6°. Les poumons étoient adhérens dans
toute leur étendue avec la plèvre, et l'on a

eu beaucoup de peine à les détacher, leur surface extérieure, d'un rouge très foncé, étoit couverte de tubercules plus ou moins durs ; quelques-uns étoient pleins d'une substance pareille à celle du suif épaissi, les autres laissoient suinter une liqueur ichoreuse.

En examinant l'intérieur de la substance de ce viscère, nous nous sommes convaincus qu'il étoit plein des mêmes corps tuberculeux que ceux que nous avons observés à sa surface externe.

Nous avons découvert à la partie supérieure du poumon gauche, deux érosions peu profondes d'où découloit de la sanie : le reste des poumons étoit beaucoup plus dense, plus compacte qu'on ne le trouve ordinairement, sans cependant avoir perdu de sa substance, excepté dans l'endroit des deux petites érosions.

7°. Le cœur étoit dans le meilleur état.

8°. La surface de la trachée-artère étoit parsemée de petits tubercules durs, et la membrane interne du larynx étoit phlogosée et en quelques endroits ulcérée : il y avoit entre le larinx et l'extrémité supérieure de l'œsophage, une collection de pus d'environ deux cuillerées.

OBSERVATION III.

Madame la comtesse de Neüperg , d'une complexion très-délicate , âgée d'environ trente ans, qui avoit eu deux enfans, et dont les grossesses et les couches avoient été très-pénibles , vint à Paris en 1782 ; elle y éprouva plusieurs maladies, et toutes du genre de celles qu'on appelle nerveuses , hocquets fréquens, éternuemens involontaires , des quintes de toux , des crampes , des mouvemens convulsifs dans les muscles du tronc et des extrémités , difficulté d'avaler par la contraction convulsive des muscles du pharinx ; elle passa dix ou douze jours sans aller à la garderobe, avec des coliques fréquentes ; elle étoit sujette à de longues insomnies , enfin elle éprouvoit souvent des accidens nerveux qui exigèrent un usage suivi et varié des délayans, des rafraîchissans et des relâchans, seul traitement qui pouvoit lui réussir, les calmans terminoient par augmenter son irritation , ce qui m'obligea de les éviter, même les plus légers. La santé de madame de Neüperg paroissoit se rétablir lorsqu'elle devint grosse ; alors nouveaux accidens , elle éprouvoit de fréquentes oppressions de poitrine ;

la difficulté de respirer augmentoit sur - tout
lorsqu'elle montoit un escalier ; tous les mois ,
vers le tems qu'elle approchoit du tems de ses
époques , il lui survenoit de la fièvre , son
pouls étoit fréquent , serré , petit , avec une
toux sèche , presque continue , sur - tout pendant la nuit.

Elle fit un grand usage des humectans et des
raffraîchissans , soit en boisson , soit sous la
forme de bains ; des saignées petites , mais
réitérées trois ou quatre fois dans sa grossesse ,
devinrent absolument nécessaires. Vers le
septième mois de cette grossesse , des malheurs
surviennent à son mari , elle les partage d'une
manière touchante ; son ame en est navrée ;
elle perd entièrement le sommeil , la toux
devint cruelle , il lui survint de la chaleur ,
de la douleur , enfin l'inflammation à la
gorge. Les glandes maxillaires se gonflent et
se durcissent , on distingue aussi plusieurs
gonflemens glanduleux à la partie antérieure
du col , à côté du larinx ; c'est dans cet état
qu'elle accouche d'un enfant vivant , très-petit,
mais assez bien disposé d'ailleurs , pour qu'on
ait pu espérer de le conserver : les suites
de la couche furent funestes , ses vuidanges
étoient à peine rouges et en petite quantité :

elle éprouva , quinze ou vingt jours après l'accouchement, une hémorragie utérine considérable , la toux étoit devenue très-opiniâtre , mais sans expectoration , la gorge étoit ulcérée, il y avoit une fièvre continue avec des redoublemens, des sueurs nocturnes copieuses, des coliques , le dévoiement , et enfin l'enflure des jambes : Madame de Neüperg eut sa tête libre jusqu'au dernier moment , comme cela arrive ordinairement dans cette sorte de maladie : voici ce qu'on trouva à l'ouverture du corps.

1°. Le cerveau parfaitement sain dans sa substance, sans engorgement des sinus et autres vaisseaux sanguins.

2°. La trachée artère dont nous avons attentivement examiné la surface interne, n'étoit nullement enflammée ; le larinx étoit également sain, le pharynx et l'œsophage libres , sans aucune obstruction des corps glanduleux de la membrane interne. Les poumons étoient infiltrés d'une humeur rougeâtre et comme sanguinolente ; on a trouvé dans son tissu diverses concrétions blanchâtres, dont les unes étoient plus solides que les autres , plusieurs étoient dans une vraie suppuration , et il y avoit en plusieurs endroits du poumon des abcès dont les uns étoient isolés et les autres communiquoient ensemble. Le plus considérable de ces abcès étoit placé à la sommité du poumon gauche, proche l'œsophage auquel il adhéroit par un tissu cellulaire très ferme. Du reste, la surface du poumon étoit très-adhérente à la plèvre et au diaphragme.

3°. Le cœur étoit dans son état naturel.

4°. Les viscères du bas-ventre n'étoient nullement altérés, à l'exception du pancréas dont les corps glanduleux étoient durs et plus gros qu'ils ne devoient être.

5°. Le cerveau, le cervelet et la moëlle allongée paroissoient dans l'état le plus naturel.

6°. Le voile du palais étoit très-rouge, ainsi que la partie supérieure du pharinx qui étoit couverte de vaisseaux pleins de sang.

Il y avoit, sur les parties latérales du cou, diverses glandes lymphatiques, dont deux étoient de la grosseur d'une petite noisette; les poumons étoient durs et pleins de concrétions stéatomateuses, ils contenoient plusieurs foyers purulens; il y avoit, dans la cavité droite de la poitrine, un épanchement assez abondant de sérosité sanieuse; la membrane interne du larinx et la trachée artère parurent très-rouges et gonflées.

Cette ouverture de corps a été faite à l'hôtel de Louis-le-Grand, rue de Richelieu, par M. Sabathier; j'y ai assisté avec MM. Seguy, Vermont et Baudelocque.

OBSERVATION IV.

Il n'est pas douteux qu'on ne doive rapporter à la phthisie scrophuleuse celle qui survient à la suite des dépôts qui se forment autour ou dans la cavité cotyloïde de quelques jeunes sujets. Ces dépôts ont leur siége dans les glandes synoviales et dans les glandes lymphatiques de l'articulation, qui s'engorgent, grossissent, s'enflamment et suppurent comme celles du poumon. Ce sont plusieurs abscès disséminés autour ou au dedans de l'articulation, dont les foyers sont quelquefois isolés, et d'autres fois communiquent ensemble, mais qui fournissent tous un pus mal digéré, blanchâtre et filamenteux. Ces dépôts sont ordinairement mortels, non-seulement parce qu'ils occasionnent de grandes suppurations des chairs et la carie des os de l'articulation, mais encore parce qu'il se forme souvent dans l'intérieur des mêmes individus, sur-tout dans les poumons, des congestions qui suppurent en même-tems.

OBSERVATION V.

Le neveu de M. Cousin, mon confrère à l'académie des sciences, éprouva ce qu'on appelle
une luxation spontanée du fémur, il devint
boiteux, sa cuisse s'allongea, et il lui survint
de vives douleurs dans l'articulation. Ce gonflement se termina par un dépôt qui fut ouvert
en ma présence par M. Moreau, chirurgien
célèbre de l'Hôtel Dieu ; le pus qui s'en écoula
étoit blanchâtre et granuleux ; de nouveaux
abscès se formèrent encore, et l'enfant, qui
jusques-là ne s'étoit nullement plaint de la
poitrine, commença à éprouver une toux incommode qui devint cruelle de plus en plus.
Les sueurs nocturnes se déclarèrent, les crachats devinrent entièrement purulens, il eut
un dévoiement colliquatif, et enfin le jeune
malade mourut dans le marasme.

J'ai ouvert le corps de deux enfans, morts
aussi avec tous les symptômes de la phthisie
la mieux caractérisée, provenue à la suite
d'une claudication occasionnée par un engorgement suivi d'un dépôt dans la cavité cotyloïde. J'ai trouvé leurs poumons pleins de concrétions, dont les unes étoient plus ou moins
compactes, blanches, et les autres étoient dans
une suppuration plus ou moins avancée.

OBSERVATION VI.

Une fille, à la suite d'une frayeur, tombe dans une fièvre lente, avec douleur à la poitrine ; les parotides et presque toutes les glandes du cou étoient engorgées. Elle mourut. Le ventre contenoit quelque peu d'une eau limpide, l'épiploon étoit lié au mésentère et au péritoine par de petits ligamens. Ces trois parties, ainsi que la surface des intestins, de l'utérus, de la vésicule du fiel et de la vessie, étoient recouvertes en divers endroits de plusieurs tubercules différens en figure et en grosseur : ces tubercules, fort rapprochés l'un de l'autre, étoient plus petits dans la partie supérieure de l'épiploon et beaucoup plus grands dans sa partie inférieure ; le poumon gauche contenoit un ulcère plein d'une matière ichoreuse et sanieuse ; sa surface faisoit voir également des tubercules, tels qu'on en avoit remarqués dans le mésentère et les autres parties du ventre ; quelques-uns d'eux contenoient du pus ; d'autres une matière semblable à de la bouillie ; d'autres plus solides ressembloient à des glandes conglobées.

Morgagni, t. I*us. epistola XXII, de sputo sanguinis et pur*, page 186.

OBSERVATION VII.

Un enfant de dix ans, qui avoit le cou et les aisselles remplis de tumeurs, tomba dans la cachexie, et périt avec divers symptômes de la phthisie pulmonaire. A l'ouverture du corps, on trouva le mésentère considérablement engorgé, et on y voyoit diverses tumeurs dont quelques-unes étoient fort grosses; elles contenoient une matière blanche ou grise, unie, égale, plus solide, plus molle que du lard, et semblable, vers le milieu de la tumeur, à de la bouillie. Dans les autres, la matière étoit fort blanche et plus dure dans le milieu; dans quelques-unes, elle étoit également dure par-tout : il y en avoit, qui, sans avoir aucune asperité extérieure, contenoient une matière semblable à de la chaux éteinte; on en remarquoit enfin deux qui étoient remplies d'une matière calcaire, dure, rude au toucher et de la consistance d'une pierre fongueuse. Quelques-unes de ces tumeurs avoient leur siège vers les vaisseaux iliaques, d'autres dans les aisselles, au-dessus de la trachée artère, et dans diverses parties de la poitrine : il y avoit beaucoup d'eau épanchée dans cette cavité et dans celle du bas-ventre.

De Haën, *ratio med. pars 2ª, cap. XI.*

ÉVÉNEMENS ET TRAITEMENS HEUREUX.

OBSERVATION (A).

Le S. Philippot, homme d'affaires de l'hôtel de Chaulnes, avoit un fils, âgé d'environ vingt ans, qui maigrissoit de jour en jour : la toux étoit continuelle et la matière des crachats puriforme : il se joignoit à cela des sueurs nocturnes ; les jambes s'enflèrent ; je fus consulté. Je le jugeai phthisique ; et l'ayant revu quelque tems après, il me fit part d'un accident qui lui étoit survenu et qu'il regardoit comme extraordinaire. Il avoit le bras droit dans un tel état de stupeur, qu'il pouvoit à peine le remuer, et qu'il ne sentoit pas les irritations qu'on eût voulu lui faire éprouver. La main, du même côté, étoit un peu gonflée. Je présumai que l'engorgement du poumon pouvoit donner lieu à ces symptômes, et la suite de la maladie prouva que ma conjecture étoit bien fondée. Il se déclara bientôt dans les glandes maxillaires, du même côté, un engorgement sur lequel furent appliqués divers cataplasmes maturatifs ; peu à peu la tumeur se ramollit, et il s'ouvrit à la peau divers petits trous comme fistuleux, par lesquels on vit suinter une humeur blan-

châtre et granuleuse ; ce qui me détermina à
f ire appliquer sur la tumeur de l'onguent de
la mère , mêlé avec le styrax , après avoir
agrandi avec la pierre à cautère les ouvertures
que le pus s'étoit pratiquées : la tumeur se dé-
gorgea bientôt, et l'on vit en peu de tems les
symptômes de la maladie diminuer ; la respiration devint plus ais e ; la main droite et les
jambes se désenflèrent , les digestions furent
plus régulières , et un vésica oire que je fis
mettre sur le bras malade , rappella le mouvement et la sensibilité. Le malade fit usage
des remèdes altérans et discussifs, dont il a
été parlé dans l'article précédent de la phthisie
originaire. On insista principalement sur les
préparations mercurielles et antimoniales ,
tantôt combinées ensemble et tantôt séparément ; les sucs anti scorbutiques furent aussi
long-tems prescrits. Le lait d'ânesse termina
la cure : je ne dois point omettre qu'un vésicatoire au bras, conservé plus d'un an, fut un
des mo ens qui contribuèrent le plus à le faire
jouir dans la suite de la meilleure santé.

C'est à l'abcès survenu à l'aisselle que le
sieur Philippot a sans doute dû l'heureuse
terminaison de sa maladie de poitrine. La
nature paroît s'être débarrassée par une métastase

tastase des humeurs qui surchargeoient le poumon, et les secours de l'art ont sans doute aidé ses efforts critiques.

On voit, par cet exemple, avec quel soin un médecin doit suivre les indications de la nature, et comment il peut la seconder lorsqu'elle cherche à chasser au-dehors la matière morbifique : c'est dans cette vue qu'il aura recours aux vésicatoires appliqués sur la partie où la congestion extérieure s'est formée (6), et qu'il fera administrer des remèdes internes, tels que les mercuriaux combinés avec les eaux de Baréges, qui produisent, dans cette espèce de phthisie, des effets merveilleux. On peut donner aussi, avec succès, les sucs des plantes anti-scorbutiques. J'ai fait l'usage le plus heureux d'un sirop mercuriel sur un enfant de douze ans, qui n'avoit éprouvé aucun effet des anti-scorbutiques, et qui paroissoit dans un état de phthisie confirmée. Ces phthisies scrophuleuses dépendent souvent d'un principe vénérien, et alors il n'est pas douteux que les mercuriaux ne conviennent parfaitement.

---

(6) Voyez notre mémoire à l'académie des sciences, année 1790, sur la correspondance du poumon avec les extrémités supérieures ; *imprimé à la suite de cet ouvrage.*

F

Dans l'administration de tous ces remèdes, il faut singulièrement observer l'état du pouls, celui de l'irritation fébrile du malade ; car on doit toujours craindre que la suppuration des glandes du poumon ne soit accélérée, si on ne procède avec la plus grande circonspection. Si le pouls s'élève et s'il paroît trop plein, il faut prescrire au malade quelques saignées peu copieuses, mais réitérées ; l'usage des bains ne peut que lui être avantageux : on lui fera prendre aussi en boisson des humectans et de légers rafraîchissans, et on parviendra, par degrés, à l'usage des remèdes apéritifs, fondans et résolutifs dont j'ai parlé ci-dessus.

La diète végétale, en pareil cas, est très-appropriée ; mais rien n'est plus pernicieux que les laitages dont on a si long tems abusé dans cette espèce de phthisie. Il est vrai que d'autres médecins sont tombés dans un excès opposé, et qu'ils en ont blâmé en général l'usage dans le traitement de toute phthisie ; ce qui est une proscription trop vague, puisqu'il y a des espèces de phthisie, comme, par exemple, celles qui surviennent à la suite de la rougeole, ou à d'autres affections éruptives, dans lesquelles le lait est l'unique remède, comme je le ferai voir dans la suite de cet ouvrage.

OBSERVATION (B).

Pour mieux particulariser les régles du traitement de la phthisie scrophuleuse, je vais donner ici l'extrait d'une consultation envoyée en
Irlande, que j'ai faite de concert avec M. *Cosnier*
et M. *Thiery de Bussy*, (1787) et qui a eu le
succès le plus heureux. La malade qui en fit
le sujet avoit été atteinte d'une affection scrophuleuse, caractérisée par l'engorgement des
glandes lymphatiques, et principalement de
celles du cou, qui étoient énormément gonflées. Les glandes bronchiques du poumon
étoient aussi sans doute affectées, puisque la
malade toussoit et crachoit des matières puriformes et sanguinolentes. Il n'étoit pas douteux
non plus que les glandes du mésentère ne fussent obstruées, la malade étoit réduite à une
maigreur extrême, et elle avoit le ventre gonflé
et rénitent.

1º. Parmi les remèdes internes, nous crûmes
devoir prescrire ceux qui paroissent les plus
propres à diviser et atténuer les concrétions
lymphatiques, sans exciter trop d'irritation et
de trouble. Tels sont les sucs des plantes suivantes :

Feuilles de pissenlit, de cerfeuil, de cresson de fontaine, de bourrache, de trefle d'eau : parties égales et suffisante quantité, pour en extraire, sans feu et par expression, quatre onces de suc, qu'on passera sur cent cloportes écrasées en vie. On dépurera et on divisera en deux doses, dont l'une sera prise le matin et l'autre dans la soirée.

2°. Il fut ajouté qu'on pourroit associer aux sucs ci-dessus l'usage de quelque sirop mercuriel : celui, par exemple, de M. Bélet, médecin françois, nous parut très-approprié ; à son défaut, on pourroit lui en substituer un autre, mais en observant de n'employer pour dissoudre le mercure que des acides végétaux et non les acides minéraux. Le syrop mercuriel se combine très-bien avec celui des plantes apéritives et avec du sirop anti-scorbutique.

3°. L'usage des demi-bains fut regardé comme étant très-utile à la malade, et comme propre à relâcher et à procurer le retour des règles : ils tempèrent d'ailleurs la chaleur fébrile, et ils disposent au sommeil. On conseilla aussi de recourir à l'application des sang-sues aux lèvres de la vulve, si les forces étoient un peu revenues, et s'il y avoit des signes de pléthore ; ce moyen étant quelquefois très-puissant pour rétablir le flux

menstruel, étoit d'autant mieux indiqué dans
ce cas, que la suppression de cette évacuation pouvoit étre regardée comme une des
principales causes du reflux qui s'étoit fait
vers les parties supérieures. On ajoutoit
qu'on ne manqueroit pas de faire prendre en
boisson les eaux de Baréges à la malade, aprés
lui avoir administré les remèdes dont on vient
de parler.

4°. Quant aux remèdes externes, on fut
d'avis qu'il falloit recouvrir le col d'un emplâtre de savon, dont on peut voir la formule
dans le codex de Paris. Cet emplâtre est propre à favoriser la résolution ou la fonte
des tumeurs scrophuleuses, sans exciter les
érésipèles qu'occasionnent ordinairement à la
peau les autres emplâtres ou les corps gras.
Il parut encore convenable de pratiquer une
dérivation et une issue aux humeurs par le
moyen d'un vésicatoire, appliqué à la nuque,
dont la suppuration pouvoit être entretenue
par un onguent exutoire.

Le régime fut d'ailleurs laissé à la prudence
et aux lumiéres des médecins ordinaires.

Ce traitement fut suivi; la malade fit un
voyage à Baréges, ou elle prit les eaux en
méme-tems qu'elle prenoit le sirop mercu-

riel de Bélet. Son engorgement scrophuleux diminua, les accidens qui faisoient craindre pour la poitrine cesssèrent, et un cautère qu'on mit au bras entretint la jenne malade dans le meilleur état.

Je crois ne point devoir terminer ce chapitre sans parler d'un remède qui a été très-vanté en Angleterre et en Allemagne contre les affections scrophuleuses, et dont on pourroit, par conséquent, faire un essai contre l'espèce de phthisie qui dépend de cette cause ; je parle de la digitale *(digitalis purpurea)*.

M. Murray rapporte, dans sa matière médicale, plusieurs exemples pris de divers auteurs qui constatent la guérison des écrouelles par l'usage de cette plante. On peut citer, entr'autres cas, celui d'un homme qui avoit plusieurs ulcères scrophuleux dans diverses parties du corps, et sur-tout à la jambe droite, dont on croyoit déjà l'amputation indispensable. Il prit pendant quatorze jours, deux fois par jour, une cuillerée de suc de digitale dans une demi-pinte de bierre chaude, et on lui appliquoit sur les ulcères le résidu de cette herbe après l'expression : ce remède seul suffit pour le guérir. M. *Quarin*, célébre

médecin de Vienne (7), a employé avec un
grand succès, contre les tumeurs scrophuleuses, le suc récent de digitale appliqué à
l'extérieur, et l'extrait de la même plante pris
à l'intérieur, en commençant par un grain et
en s'élevant jusqu'à vingt ou vingt-deux. Les
mêmes essais viennent d'être répétés dans l'hôpital de Gottingue, comme je l'apprends dans
une dissertation sur la digitale, dont M. *Pinel*,
bien connu par ses jugemens sur les écrits des
médecins, a fait une mention honorable dans
la gazette de santé.

Il est dangereux d'appliquer des topiques
répercussifs sur les glandes du cou engorgées par un vice scrophuleux ; il est, au
contraire, utile qu'elles se gonflent et qu'elles
viennent à suppurer, lorsque la poitrine des
écrouelleux est prise, et qu'ils éprouvent
des symptômes de phthisie. l'aën en rapporte un exemple bien remarquable. Un
homme éprouvoit une toux cruelle et dépérissoit visiblement; il lui survint un engorgement au cou par le gonflement des glandes,
qui finirent par suppurer; quelques-unes s'ou-
vrirent d'elles-mêmes, d'autres furent ouvertes

---

(7) *Animadvers. pract. in divresos morbos*, 1786.

par l'incision : il s'écoula une grande quantité de pus à plusieurs reprises et pendant plusieurs mois. Dès que cet écoulement eut été établi, la toux diminua par degrés, et le malade finit par être entièrement guéri. De Haën dit avoir vu plusieurs exemples de ce genre. (*Ut pluribus exemplis horum similibus didici*). Des malades, que j'ai traités, m'ont offert les mêmes résultats ; mais un de ceux qui m'a paru le plus frappant, est celui d'un jeune chirurgien atteint des symptômes de la phthisie la mieux décidée, qui fut guéri par un abcès survenu aux glandes axillaires : il avoit éprouvé une toux opiniâtre, des sueurs nocturnes, et il étoit réduit à une maigreur extrême, lorsque le cou, venant à s'enfler, il se sentit singulièrement soulagé ; enfin, ces glandes suppurèrent, et la guérison s'opéra par la cessation des sueurs, et par le rétablissement des forces et de l'embonpoint. Le pus qui s'écouloit de ces glandes étoit blanchâtre et granuleux comme du lait coagulé ; il avoit, en un mot, tous les caractères du pus scrophuleux.

OBSERVATION (C).

M. Dremond, âgé de quarante-deux ans, né en Amérique, étoit d'un tempérament pituiteux. Il étoit sujet à des douleurs passagères de rhumatisme, depuis l'âge de dix-neuf ans, et depuis environ trois ans, ses glandes du col, du côté gauche, s'étoient engorgées et ont fini par abscéder, au lieu que l'engorgement de quelques-unes des glandes axillaires s'est dissipé au mois de mai de l'année 1781, ses glandes du col étant encore en suppuration. Le malade éprouva un mal de gorge subit avec un accès de fièvre. La toux se déclara, et quelques jours après elle fut suivie d'une expectoration très abondante, qui dura pendant deux mois sans fièvre, sans le moindre dérangement dans les fonctions de l'estomac.

Vers le 15 de juillet de la même année, la toux ayant diminué, mais l'expectoration étant encore assez abondante, il y eut du sang mêlé dans les crachats, qui ont été ensuite comme purulens et ont annoncé qu'il y avoit un extrême engorgement des poumons. Le malade avoit une passion outrée pour la musique vocale, et malgré tout ce que je lui disois, il continuoit de chanter ou de parler

à très-haute voix ; il ne pouvoit croire que
cet exercice de la voix lui fut funeste , n'en
avant jamais éprouvé d'incommodité ; le malade fit avec exactitude les autres remèdes que
je lui prescrivis. Il usa successivement des
bouillons incisifs , des pillules de Morton ,
d'une infusion de guimauve , avec du sirop
d'althéa , du petit lait , coupé avec les eaux de
Bonnes ; mais tous ces remèdes n'ont aucu-
nement changé la mauvaise qualité de la matière expectorée. Il éprouva sur-tout vers la
mi-août de la même année une douleur au
côté droit qui se faisoit ressentir plus vivement
de tems en tems , et qui se portoit quelquefois
jusques dans le dos ; il faut aussi remarquer
qu'on avoit employé les fondans , quelque tems
avant cette dernière époque , pour dissiper
l'engorgement qui étoit survenu aux glandes
du col du côté droit.

Vers la fin de septembre de la même année 1787 , le malade ressentoit quelquefois
de la chaleur à la paume des mains ; dans la
soirée , il étoit absolument privé de sommeil ; mais il étoit assez régulièrement sans
chaleur et sans fièvre le reste du tems ; il
éprouvoit depuis huit ou dix jours une petite
sueur tous les matins ; son appétit étoit très-

dérangé ; d'ailleurs, il étoit très-exact à observer le régime qui lui avoit été prescrit ; il
mangeoit très - peu de viande ; sa nourriture consistoit principalement en légumes,
plantes potagères, ris et poissons ; il faisoit
autant d'exercice à pied que le tems et ses
forces pouvoient le permettre. On lui prescrivit l'usage du lait d'ânesse, et comme
il passoit fort bien, il s'étoit déterminé à
en prendre deux fois par jour ; les glandes
qui avoient abscédé au col s'étoient cicatri-
sées, et celles qui n'avoient éprouvé qu'un
simple engorgement, avoient diminué de volume ; le lait d'ânesse parut réussir, la rougeur circonscrite des joues étoit moins vive.
Le malade faisoit usage du baume de la Mecque par gouttes sur du sucre, une fois par
jour, et il continuoit de boire une infusion
de guimauve avec du syrop d'Althéa. Le médecin ordinaire étoit d'avis de lui appliquer
le sain - bois après l'usage du lait d'ânesse ;
à cette époque, vers la fin de septembre 1787,
que je fus consulté, je fus d'avis qu'on mît
un vésicatoire entre les épaules, et qu'on
pratiquât un cautère au bras ; le vésicatoire
suppura bien pendant six semaines, et on
n'a plus pansé le malade, à cette époque,

pour le faire tarir ; mais le cautère a été entretenu soigneusement. Le malade a fait, d'après mon conseil, un voyage à Nice, où il a passé les hivers de 1781 et de 1782 : il y a pris très-longtems, tous les matins, une once de sirop anti-scorbutique, et demi-once de sirop mercuriel de Cuisinier, dans six onces d'eau. Au printems il a fait usage des sucs des plantes chicoracées altérantes. Il est revenu dans le meilleur état ; il continua depuis ce tems-là de prendre le suc des plantes deux fois par an, et il a fait un usage fréquent de l'équitation. J'ai appris depuis peu qu'il jouissoit de la meilleure santé.

On doit remarquer que c'est dans cette espéce de phthisie scrophuleuse que les voyages réussissent le mieux, sur-tout quand la maladie n'a point fait de trop grands progrès ; car dans les derniers tems, les voyages sont plus propres à en accélérer les progrès qu'à les retarder.

OBSERVATION (C.)

Mademoiselle R ** , fille du trésorier de la ville de Paris, née de parens parfaitement sains, étoit âgée de dix ans, lorsque je lui donnaí mes soins pour la première fois ; elle étoit d'une maigreur extrême avec un léger mouvement de fièvre , presque continuel , qui augmentoit de tems en tems de la manière la plus irrégulière : il lui étoit survenu sous les angles de la mâchoire inférieure des engorgemens glanduleux , qui augmentoient par degrés insensibles : on en découvroit d'autres au tact le long du col , aux aisselles , et même au mésentère. Son visage étoit gonflé , ses yeux par fois rouges et ses paupières étoient tuméfiées. Cette disposition aux engorgemens glanduleux augmenta successivement pendant plus de quatre ans : la fièvre cessoit et revenoit en certains tems sans aucun ordre , malgré l'usage continuel des humectans , soit en boisson , soit en bains ; malgré celui des bouillons altérans , des doux purgatifs et d'un bon régime. Vers l'âge de quatorze ans , il y eut des crachemens de sang , la toux devint fréquente , sèche , et souvent continue ; les amigdales , les glandes du voile du palais éprouvoient un engorgement marqué ; la membrane de l'arrière-bouche étoit rouge et gonflée : on ne pouvoit aussi s'empêcher de reconnoitre la tuméfaction du tissu des gencives et l'épaississement considérable de celui des joues. Les os de l'épine

étoient inégalement gonflés , les extrémités
des clavicules , sur-tout les antérieures , avoient
acquis un volume contre nature : comme la
toux augmentoit à mesure que les autres
symptômes prenoient de l'intensité , que l'étouf-
fement tourmentoit la jeune malade , qu'elle
maigrissoit de plus en plus , et qu'il y avoit
de la bouffissure au visage , aux mains et aux
pieds , on avoit tout à craindre , et Mlle R ✶ ✶
paroissoit atteinte d'une phthisie incurable.
Je crus indispensable l'application d'un cautère au bras ; je lui conseillai de faire usage
des sucs anti-scorbutiques , deux fois l'année
pendant un ou deux mois , avec celui du sirop
anti-scorbutique ; elle prenoit en même-tems
des pillules composées des extraits amers ;
le reste de l'année , de l'æthiops minéral.
Au lieu de ces pillules , elle a souvent pris
les tablettes antimoniales de Kunkel , et je
lui ai fait faire un long usage du sirop mercuriel de Bélet. Ce traitement a été secondé
par les eaux de Barèges , où la jeune malade a
été conduite trois années de suite par madame
sa mère , dont les soins tendres et assidus
pour sa fille méritent d'être cités pour exemple.
Mlle R ✶ ✶ est parvenue maintenant à sa dix-septième année , et elle jouit de la meilleure santé :

je dois ajouter qu'elle est très-bien faite, et qu'il lui reste à peine quelque trace de son engorgement glanduleux primitif. Elle a été vue aussi pendant sa maladie par M. Geoffroy, docteur-régent de la faculté de Paris, et par M. Dufouarre, chirurgien des gardes-françoises, qui m'ont éclairé de leurs conseils.

OBSERVATION (D).

En 1772, je fus consulté à l'hôtel de Nivernois, pour voir un enfant de M. Baron ; il étoit âgé d'environ sept ans, et réduit au dernier dégré de marasme ; il avoit une fièvre continue, qui redoubloit tous les soirs ; ce redoublement se terminoit par des sueurs considérables : la respiration étoit courte et embarrassée ; il avoit des quintes de toux très-fréquentes : son visage étoit un peu bouffi, surtout le matin, et il y avoit le soir un peu d'enflure au cou-du-pied : les urines étoient peu copieuses et briquetées, et le bas-ventre étoit très-gonflé, sur-tout la région du foie : mais ce qui démontroit encore le vice scrophuleux, dont ce jeune malade étoit affecté, c'étoient les glandes du cou et celles des aisselles qui étoient très-tuméfiées. Tel étoit l'état de cet enfant, lorsque je le vis pour la première fois ; il avoit déjà été

entre les mains de M. Bordeu : je le crus
perdu sans ressource , et j'en tirai le plus fâcheux pronostic; cependant je me déterminai
à tenter le traitement suivant : je lui prescrivis
trois onces de suc de cerfeuil avec demi-once
de sirop anti-scorbutique , et deux gros d'oximel scillitique ; sa boisson ordinaire étoit de
l'eau un peu nitrée ; les urines devinrent plus
abondantes , l'enflure du visage et du pied diminua et disparut ; il y eut moins d'oppression
et de toux , et on fut encouragé à augmenter
les sucs d'herbes d'une nouvelle dose qui fut
donnée le soir.

Ce traitement fut continué environ un mois ;
l'enfant fut ensuite purgé avec deux onces de
manne ; il commença le lendemain l'usage
des tablettes antimoniales de Kunkel, à la dose
d'un gros par jour, incorporées dans un gros
d'extrait de fumeterre , et autant d'extrait de
pissenlit dont on avoit formé une trentaine de
pillules qui étoient distribuées et administrées
pendant le cours de la journée.

Après un mois de ce traitement, les glandes
du cou se désenflèrent ; le bas - ventre parut
aussi moins enflé et moins dur ; le jeune malade n'éprouvoit presque plus de toux ni d'oppression : l'enfant prit un léger minoratif à
diverses

diverses fois et à de longs intervalles ; peu-à-peu les obstructions se dissipèrent, et ce traitement, continué avec constance et soutenu d'un régime presque tout végétal, sans aucun usage des incrassans, fut suivi du plus heureux succès : l'enfant se rétablit entièrement, et continua de jouir de la meilleure santé.

J'ai employé le même traitement pour d'autres enfans atteints d'engorgemens glanduleux, avec une respiration difficile, une toux incommode, et il m'a toujours parfaitement réussi : je pourrois en citer plus de vingt très-connus qui ont été dans l'état du petit Baron, dont je viens de donner l'histoire. Leur exemple prouveroit de plus en plus combien il est avantageux, pour détruire les engorgemens glanduleux et les maladies qui en sont la suite, même la phthisie pulmonaire, de recourir aux anti-scorbutiques combinés avec les antimoniaux. J'ai quelquefois pourtant recouru aux mercuriaux, comme par exemple, au sirop de Bélet, dont j'ai retiré un avantage manifeste, en le donnant à très-petites doses, mais pendant long-temps : il m'a sur-tout parfaitement réussi à l'égard des enfans qui commençoient à éprouver une légère déviation de l'épine, même avec des gonflemens dans les extrémités osseuses.

G

J'ai eu soin de joindre, dans ces derniers cas, à ce traitement interne, l'usage des bains presque froids pendant l'hiver, et froids pendant l'été.

Il n'est pas nécessaire de multiplier davantage les exemples de phthisie pulmonaire scrophuleuse : on voit assez par ce qui a été dit, que soit qu'on considère les résultats que donnent les ouvertures du corps de ceux qui en ont été les victimes et qu'on les compare avec ceux qui ont été exposés au traitement de la phthisie pulmonaire de naissance, soit qu'on réfléchisse sur les méthodes du traitement qui ont eu le plus de succès; dans l'un et dans l'autre cas, on ne peut nier l'analogie singulière qu'il y a entre la phthisie pulmonaire de naissance et la phthisie scrophuleuse; aussi ne peut-on s'empêcher de croire que c'est au vice scrophuleux qu'il faut rapporter la propagation de la phthisie pulmonaire, qui a lieu dans diverses familles.

ARTICLE II.

PHTHISIE PLÉTHORIQUE.

Quelques ouvertures de personnes mortes d'une phthisie qu'on croit avoir commencé par la pléthore.

OBSERVATION PREMIÈRE.

M. PHILIBERT, âgé d'environ trente-six ans, enseignoit à jouer de la flûte, et se livroit à divers excès de table, buvant surtout beaucoup de liqueurs spiritueuses. Il alloit, immédiatement après ses copieux repas, jouer de la flûte dans des concerts, ou pour donner des leçons à ses écoliers. Il cracha du sang en petite quantité, ne fit point de remèdes, et n'apporta aucun changement dans son régime, continuant toujours l'exercice de sa profession. La toux survint, d'abord sèche, et le soir seulement ; bientôt

elle fut continue : la respiration devint difficile.

Il étoit dans cet état, lorsqu'il vint me consulter. Je lui trouvai le pouls très-plein et embarrassé. Je le fis saigner deux fois du bras,
et je lui conseillai un régime adoucissant et
légèrement rafraîchissant : je lui prescrivis sur-
tout de ne plus jouer de la flûte ; ce qu'il fit,
mais sans succès. La toux et la fièvre conti-
nuèrent ; la respiration devint très-difficile, laborieuse ; il y eut de fréquens crachemens de
sang, qui furent bientôt mêlés avec du pus. Le
malade tomba dans le marasme, le dévoiement
survint, le visage se bouffit, les extrémités
inférieures s'enflèrent et le malade périt.

A l'ouverture du corps, on trouva le poumon
droit très-endurci, mais sans suppuration. Le
poumon gauche, sur-tout le lobe supérieur,
étoit très-dur dans toute son étendue, excepté
vers le milieu où il y avoit une ulcération bien
marquée ; les bronches étoient rongées, et il
y avoit du vrai pus dans les voies aériènes ; le
lobe inférieur, ou le demi-lobe du même côté,
étoit dur comme un cartilage. L'artère pulmonaire étoit très-dilatée ; le ventricule droit
du cœur étoit considérablement grand, ses
parois amincies et sa substance très-ramollie ;

enfin, l'oreillette droite étoit aussi très-dilatée, ses cavités étoient pleines d'un sang noir et concret. L'ouverture du corps a été faite en ma présence par M. le Duc, alors mon prevôt.

OBSERVATION II.

J'ai assisté en 1767 avec M. Brinchman, médecin, à l'ouverture d'un homme mort, rue de la Harpe, à l'âge d'environ trente-cinq ans, d'une phthisie pulmonaire. Cet homme étoit fort habitué à donner du cor-de-chasse. Un jour qu'il s'étoit livré à cet exercice plus long-tems qu'à l'ordinaire, et après un repas copieux, il cracha du sang en petite quantité et n'y fit aucune attention. Il continua même l'exercice violent de son instrument à vent. Peu de jours après, le crachement de sang fut plus abondant. On le saigna plusieurs fois. Le crachement de sang cessa ; le malade paroissoit rétabli, lorsqu'il crut pouvoir reprendre l'usage de son instrument favori : mais de nouveaux crachemens de sang étant survenus, il en éprouva toutes les suites ordinaires ; de la difficulté de respirer, de la bouffissure aux pieds et au visage, une toux très-fréquente, le marasme, le dévoiement colliquatif et la mort.

A l'ouverture du corps, on trouva les pou-

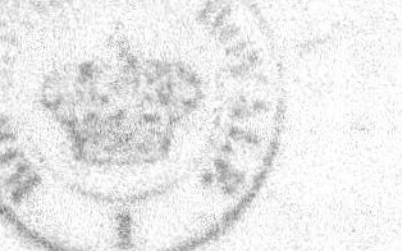

mons ulcérés en divers endroits, et très-en-
durcis en d'autres. Le lobe supérieur gauche
étoit plein de foyers de suppuration. Il y en
avoit aussi quelques uns, mais plus remarquables, dans le lobe moyen droit : les bords
du lobe inférieur du même côté étoient durcis
comme du cuir et singulièrement dentelés,
les vaisseaux sanguins du reste du poumon
étoient très-dilatés ; nous n'avons pu distinguer
si la dilatation avoit seulement lieu dans les artères, ou dans les veines, ou dans ces deux
vaisseaux à la fois. Le tronc de l'artère pulmonaire étoit extraordinairement dilaté, comme
anevrismal ; les cavités droite, l'oreillette et le
ventricule du cœur étoient aussi très amples,
et leur substance étoit très ramollie. Il y avoit
dans le péricarde beaucoup d'eau : la poitrine,
sur tout du côté droit, en contenoit aussi à peu-
près la quantité d'une chopine ; les autres viscères du corps étoient sains.

OBSERVATION III.

M. d'Ossun, Ministre d'Etat, de la constitution la plus vigoureuse, musculeux et ayant la
poitrine très-ample, étoit parvenu jusqu'à l'âge
d'environ soixante-seize ans, sans éprouver

aucun dérangement notable dans sa santé. Il
étoit sujet à des hémorrhoïdes, qui fluoient de
tems en tems copieusement, sur-tout pendant
son séjour en Espagne en qualité d'Ambassadeur
de France, qui fut d'environ vingt ans. De retour
à Paris, il n'éprouva plus le flux hémorrhoïdal,
et il n'y fit d'abord aucune attention. Cependant,
environ un an après la cessation de cette évacuation salutaire, il eut de la difficulté de respirer, de l'oppression à la poitrine, sur-tout en
montant les escaliers. Il avoit de la peine à
parler lors qu'il lui survint un crachement de
sang énorme, après avoir assisté au conseil
du roi. On vint me chercher à Paris. Je le fis
saigner du bras deux fois, et ensuite je lui fis
mettre des sang-sues à l'anus. L'accident cessa.
M. d'Ossun suppléoit à l'ancien flux hémorrhoïdal moyennant les sang-sues appliquées à
l'anus tous les deux ou trois mois. Il vécut ainsi
environ deux ans; mais, par des conseils étrangers, il ne voulut plus recourir à ces saignées
préservatives. On lui disoit qu'il étoit trop vieux
et qu'il n'avoit pas assez de sang. De nouveaux
crachats survinrent, avec une toux continuelle
et une expectoration puriforme. La fièvre s'alluma, devint continue, avec des symptômes de
putridité. M. Barthès fut appelé; et malgré

l'usage du quinquina et des boissons acidulées
que nous lui prescrivîmes, M. d'Ossun mourut,
vers le trentième jour, de cette espèce de fièvre
continue. A l'ouverture du corps, qui fut faite
par M. Rouland, habile chirurgien de Paris,
on trouva les poumons en suppuration, et
l'artère pulmonaire et le cœur extrêmement
dilatés ; le foie étoit fort gonflé.

OBSERVATION IV.

M. l'abbé de Puységur étoit d'une bonne
constitution, plutôt gras que maigre ; il avoit
joui de la meilleure santé dans sa jeunesse,
et il étoit parvenu jusqu'à l'âge de vingt-
huit ans, sans qu'on eût pu soupçonner en
lui aucun vice dans le poumon. On avoit
seulement remarqué un peu plus de rougeur
à la face, sur les os de la pomette, qu'il n'y
en a ordinairement. M. l'abbé de Puységur
avoit aussi, depuis quelque tems, des saignemens de nez fréquens et abondans. Un
jour qu'il faisoit une chaleur extrême, il
alla à la chasse, il s'y fatigua beaucoup. Le
soir, il éprouva une chaleur excessive dans
tout le corps. On vit sur la peau diverses
taches rougeâtres ; c'étoient autant d'échymoses. Au lieu de lui prescrire la saignée et les

rafraîchissans, on lui ordonna divers remèdes échauffans. On termina par l'envoyer aux eaux de Forges qui sont, comme on le sait, très-ferrugineuses. À peine M. l'abbé de Puységur en eut-il fait usage pendant quelques jours, qu'il éprouva une lassitude extrême. Il se plaignit d'une chaleur qui le consumoit. La fièvre devint continue avec des redoublemens, elle ne se relâchoit que pendant la nuit, et le malade éprouvoit après de copieuses sueurs. Il étoit dans cet état lorsqu'il fut transporté à Paris. Cependant, il ne toussoit pas ou presque pas ; ses crachats étoient peu abondans, et on ne put y découvrir aucune marque de pus ni de sang ; mais son pouls étoit si fréquent, qu'on ne pouvoit point distinguer l'intervalle des pulsations. Il étoit tel que l'artère paroissoit se dilater de nouveau avant qu'elle se fût entièrement vuidée, caractère funeste et qui m'a toujours paru indiquer la lésion du poumon. Je portai aussi le prognostic le plus fâcheux de cette maladie, et il fut malheureusement justifié par l'évènement. Le régime et les remèdes humectans et raffraîchissans, les sangsues appliquées à l'anus, le vésicatoire du bras, ect. n'empêchèrent pas la maladie de faire des progrès ultérieurs. Le dévoiement survint, avec des douleurs très-vives, vers la région de l'estomac, et dans celles des lombes ; l'insomnie fut continuelle. Il y eut un peu d'enrouement, mais point de douleur à la poitrine ; ce ne fut que vers les trois ou quatre derniers jours de la maladie que les crachats furent puruleux ; son cours a été très-rapide : à peine y a-t-il eu deux mois d'intervalle entre les premiers accidens et la mort.

Voici le résultat de l'ouverture du corps.

Nous soussignés, docteurs en medécine et chirurgiens de Paris, avons assisté et procédé à l'ouverture du corps de M. l'abbé de Puységur, et avons trouvé ce qui suit :

1°. Le corps réduit au dernier degré d'éminciation, la poitrine nous a paru rétrécie, tant par la dépression des côtes, que par l'applatissement du sternum.

2°. Le cerveau, le cervelet et la moëlle allongée étoient dans le meilleur état.

3°. Nous avons attentivement considéré les viscéres contenus dans la poitrine, dans laquelle il n'y avoit aucun épanchement.

Les poumons étoient altérés, de manière que les lobes du poumon droit étoient remplis d'une substance pareille à celle qu'on trouve dans les loupes, tantôt blanchâtre et dure comme du blanc d'œuf, tantôt jaunâtre et molle comme du miel. Il y avoit aussi divers foyers de suppuration, dont les uns communiquoient avec les autres, quelques foyers étoient isolés; le pus qu'ils contenoient, étoit épais, grumeleux comme une espèce de bouillie; ils n'avoient pas de communication apparente avec les bronches. Le poumon gauche n'avoit pas la moitié de son volume ordinaire, son demi-lobe inférieur étoit entièrement détruit. Le moyen lobe étoit plein d'une suppuration ichoreuse dans toute sa substance, en divers endroits épaisse et grumeleuse par les concrétions steatomateuses. Le lobe supérieur du même poumon gauche étoit plein de concrétions plus dures, et qui n'avoient pas encore suppuré.

4°. Nous avons examiné les viscères du basventre, et nous les avons trouvé dans l'état suivant. Le foie étoit plus gros qu'il ne l'est ordinairement, mais il étoit sain dans toute sa substance. La rate, les reins et la vessie étoient dans l'état naturel.

Le mésentére étoit rempli de concrétions formées par une substance blanchâtre, analogue à celle dont les poumons étoient obstrués.

L'estomac étoit sain et les intestins grêles, et gros à peu près dans le même état.

A Paris, rue de Bourbon, près celle de Belle-chasse, le 8 octobre 1784.

Signés, Thiéry, Portal, Martin, Anquetil.

OBSERVATION V.

J'ai ouvert, en 1773, 19 juin, à l'hôtel de Flandres, rue Dauphine, une jeune dame morte phthisique, à laquelle M. Borden avoit donné des soins. Cette dame, fort sujette à des maux de nerfs, prenoit habituellement des bains presque froids. Elle voulut un jour en prendre un avec de la glace, ayant encore sur la tête une vessie pleine de glace. Environ un quart-d'heure après qu'elle y fut plongée, elle éprouva un mal de tête très-violent; elle rendit du sang par les narines et par la bouche. Sortie de l'eau, elle continua de cracher du sang et d'étouffer. Dans peu de jours la fièvre s'alluma; devint continue et redoubla tous les jours. La respiration étoit courte. Les jambes s'enflèrent, le dévoiement survint, et la malade périt sans avoir craché du pus.

A l'ouverture du corps, on trouva tous les viscères sains, à l'exception des poumons qui étoient durs comme du cuir brûlé. Le lobe moyen droit contenoit plusieurs foyers pleins de pus.

L'artère pulmonaire et les cavités droites du cœur étoient très-dilatées, et pleines d'un sang concret.

OBSERVATION VI.

M. l'abbé de la Motte, licencié en théologie, avoit joui jusqu'à l'âge de 25 ans d'une excellente santé. Il étoit musculeux, d'une charpente forte, ayant une ample poitrine, bien conformée, issu de parens forts, robustes, et nullement de race phthisique.

Il suivoit sa licence de théologie avec zéle et avec distinction. Il soutint sur-tout avec beaucoup de feu cet exercice qui commençoit vers les six heures du matin, et qui ne finissoit que vers les six heures du soir, au milieu duquel intervalle, il y avoit cependant un bon repas dont le candidat faisoit les honneurs.

M. l'abbé de la Motte s'acquitta de tous ces devoirs à merveille, parla beaucoup, et il mangea et but autant. Le soir il eut un peu de fièvre, et ne dormit pas de la nuit. Il eut, le lendemain matin, un léger saignement de nez, sa tête étoit pesante, son visage étoit rouge, ses yeux gonflés. Des quintes de toux lui survinrent, et furent suivies d'un crachement de sang très-abondant. Appellé auprès de lui avec M. Belletête, je le fis saigner une fois du pied, et deux autres fois du bras. Je lui prescrivis une diète bien sévère, et l'usage des boissons adoucissantes et légèrement raffraîchissantes. M. l'abbé de la Motte paroissoit rétabli , et dans son premier état : mais des nouvelles quintes de toux survinrent avec quelques légers crachemens de sang. Le malade maigrit. Sa respiration étoit courte. Il avoit un peu d'enflure aux jambes ; des douleurs assez vives à la poitrine revinrent, la tête se prit. Le malade eut un dévoiement, qui dura peu de jours, avec des sueurs très-abondantes , et mourut.

Le corps fut ouvert , et voici ce que l'on trouva.

1°. Les ventricules du cerveau pleins d'une eau sanguinolente. Il y avoit aussi beaucoup d'eau rougeâtre épanchée dans la cavité du crâne.

2°. Les poumons étoient adhérens à la plèvre sous les côtes supérieures , et principalement du côté gauche où les adhérences étoient fort lâches , et formoient un tissu spongieux , plein d'une substance gélatineuse rougeâtre. Les poumons étoient aussi pleins de duretés , comme squirreuses , et dont plusieurs étoient ouvertes extérieurement et suintoient une humeur rougeâtre , ichoreuse. Elles étoient nombreuses du côté droit. La cavité de la poitrine de ce côté contenoit une grande quantité de cette humeur épanchée, laquelle refouloit le diaphragme et le foie subjacent ; le poumon gauche, le lobe supérieur sur-tout, étoit creusé de clapiers pleins de pus.

3°. Il y avoit beaucoup d'eau dans le péricarde. Le tissu du cœur étoit relâché ; ses cavités du côté droit, ainsi que l'artère pulmonaire, paroissoient plus amples.

4°. les autres viscères du bas ventre étoient sains.

TRAITEMENS HEUREUX.

OBSERVATION. (A).

Milady Musgrave éprouva à la fin de l'hiver de 1787, une hémopthisie des plus considérables qui fut bientôt suivie de la fièvre : pendant long-tems cette fièvre fut continue avec des redoublemens quelquefois irréguliers, mais qui avoient cependant coutume de révenir le soir. Les quintes de toux avoient lieu en tout tems ; mais elles étoient sur-tout opiniâtres et violentes pendant les redoublemens qui amenoient souvent des crachemens de sang. Milady Musgrave qui étoit alors âgée de 20 ans, éprouvait depuis quelque tems un dérangement du flux périodique ; il faut remarquer aussi qu'elle avoit mené une vie

très-agitée , qu'elle avoit été passionnée pour
la danse , et qu'elle avoit souvent passé dans
ce divertissement les journées entières , et
même quelquefois les nuits. Ses urines étoient
très - rouges et rares ; elle avoit le visage
bouffi , ses mains et ses pieds étoient enflés. Elle éprouvoit une oppression de poitrine avec des battemens de cœur extrêmes,
sa langue étoit très-rouge , son pouls serré
inégal et par fois intermittent : tel étoit l'état
de cette malade, lorsque je fus appelé pour
la première fois. Elle étoit alors à l'abbaye
aux Bois.

L'épuisement qui avoit succédé à des évacuations énormes de sang , m'empêcha de la
faire saigner à mon arrivée ; d'ailleurs le crachement de sang étoit alors bien diminué. Je crus
devoir lui prescrire des boissons raffraîchissantes, relâchantes et légèrement diurétiques,
comme du petit lait émulsioné et légèrement
nitré , de l'eau légère d'orge mêlée avec un peu
d'eau de groseilles ; et comme elle éprouvoit des
contractions spasmodiques de membres , et que
les urines étoient rares , je lui conseillai demi-
gros d'éther nitreux dans trois onces de look
blanc à prendre par petites cuillerées de tems
en tems. Je crus devoir ainsi remédier à l'état

de

de constipation, et prescrivis dans cette vue
des lavemens avec de l'eau de veau émul-
sionnée. Ce traitement produisit de jour en
jour d'heureux effets ; les urines devinrent
plus abondantes et moins rouges, l'enflure
du visage et des extrémités diminua, et on
observa un amendement marqué dans tous les
autres symptômes ; mais comme la malade
ne dormoit pas, on lui fit prendre le soir un
julep fait avec demi-once de syrop de diacode
dans six onces d'eau distilée de lys, de pour-
prier et de laitue.

La malade ne prenoit, depuis plusieurs jours,
aucune nourriture que les boissons susdites
et son état s'amélioroit de jour en jour. Mais
il survint inopinément une nouvelle hémopthisie ; Milady rendit au moins une grande palette de sang, plutôt par le vomissement ou par
irruption, que par l'expectoration. Je la fis saigner du pied par le moyen des sang-sues, n'ayant
pas voulu qu'elle lui fussent mises à la vulve ;
l'application aux malléoles en fut même répétée une seconde fois. Le crachement de sang diminua, on continua l'usage des boissons émo-
lientes, adoucissantes et légèrement diurétiques ; et comme la malade éprouvoit une agitation singulière avec des insomnies opiniâtres,

Je lui fis faire usage des calmans dans les vé-
hicules les plus adoucissans et légèrement raffraîchissans, en les variant. Elle prit une
ou deux pillules de cynoglosse, d'un grain
chacune, toutes les six à huit heures, et par-
dessus cinq à six onces d'eau de laitue : le
plus grand silence fût ordonné. La malade vécut long tems de bouillons de grenouilles, d'é-
mulsions, d'eau de ris ; cependant, lorsqu'elle
paroissoit dans un état plus avantageux, il lui
survint une éruption sur le visage qui me détermina à lui faire mettre un exutoire au bras, lequel fut entretenu pendant long tems, le plus
doucement possible. La toux et les crachemens
de sang diminuérent. Il n'y avoit plus de suffocation. Je crus devoir conseiller l'usage des demi-bains tièdes qui réussit parfaitement. Milady
dormit mieux. Elle éprouva moins de chaleur
et moins de rougeur au visage. Sa peau fut
moins brûlante, la paume des mains fut
moins sèche ; enfin, elle éprouvoit des chaleurs
moins vives.

Cependant quelquefois, après avoir un peu
parlé, elle toussoit et son expectoration étoit
rouillée.

On joignit aux bouillons de grenouilles,
tant comme remède, que comme nourriture,

l'usage de la décoction blanche très légèrement aromatisée avec l'eau de fleur d'orange , ne pouvant lui passer autrement , elle prit en assez grande quantité de l'extrait de kinorhodon. On lui permit ensuite quelques cuillerées de gelée d'orange avec la corne de cerf. Enfin elle prit le lait d'ânesse d'abord une fois le jour , puis deux fois. Le reste de la journée elle prenoit deux ou trois bouillons de grenouille. On y joignit des pilules de trois grains de camphre avec deux grains de nitre, quelques crèmes de ris claires et autres farineux, usant toujours , dans la journée et dans la nuit, de légères émulsions. Par le traitement dont j'offre l'esquisse , Lady Musgrave revint de l'état presque désespéré que je viens de dépeindre. Cependant l'hiver suivant, s'étant encore livrée avec excès à la danse, elle eut quelques légers crachemens de sang; mais elle en fut bientôt guérie par un traitement analogue à celui qu'elle avoit déjà suivi avec tant de succès. Elle a fait encore un séjour de quelques années à Paris et en est partie en bonne santé.

OBSERVATION (B).

La petite-fille de madame la maréchale de N***, âgée de seize à dix - sept ans, mariée depuis peu, très-grande et fluette, éprouva durant l'hiver de 1787, un dérangement dans le flux périodique : il se déclara d'abord une toux légère qui augmenta peu-à-peu, au point qu'elle devint presque continue jour et nuit. L'oppression fut extrême, le visage se bouffit, les jambes s'enflèrent, les digestions furent entièrement dérangées, et il survint un dévoiement considérable. La fièvre fut continue, avec des redoublemens toutes les nuits. Il falloit soulever la tête de la jeune malade avec plusieurs oreillers pour faciliter sa respiration.

Après avoir examiné attentivement l'état de madame de Carvoisin, je crus devoir l'attribuer à une congestion de sang dans les vaisseaux pulmonaires, et je pensai que la saignée devoit être le premier remède. Je préférai celle du pied qui fut faite, par les sang-sues, avec succès. Le poulx devint plus souple, moins inégal, et la respiration moins gênée. Mais la toux étoit toujours très-opiniâtre ; il y avoit de la suffocation ; le visage étoit bouffi, les extrémités un peu enflées, les urines peu abondantes et rouges. L'usage des boissons délayantes, rafraîchissantes et légèrement diurétiques, parut donc indiqué, et il réussit en effet. La fièvre dimi-

nua , les urines augmentèrent et devinrent
moins rouges , le sommeil fut un peu rétabli
au moyen des émulsions et de l'administration
d'un ou de deux grains de pillules de cynoglosse tous les soirs.

Cependant la poitrine continuoit de rester
engorgée. Je fis appliquer un vésicatoire au
bras droit et un autre à la jambe gauche , et
je fis soutenir long-tems la suppuration avec
un onguent exutoire qui contenoit peu de
cantharides. On appliqua aussi, à quelques re-
reprises , des ventouses en divers endroits de
la poitrine, sur ceux auxquels la malade rapportoit ses douleurs variables. Ce traitement,
continué pendant long-tems , eut tout le succès que je pouvois desirer, sans être obligé de
recourir aux emménagogues, dont je pouvois
craindre les effets. La toux diminua ; la respiration devint plus libre ; le flux périodique
se rétablit , et la malade recouvra la santé.
L'usage des bouillons de grenouilles et ensuite
celui du lait d'ânesse qu'elle prit long-tems ,
l'ont parfaitement rétablie.

Je ne multiplierai pas davantage les exemples des traitemens de la phthysie pléthorique
et je m'abstiendrai de rappeller ceux qu'on
trouve dans les auteurs. Il est bon cependant

de dire un mot d'une observation que Hoffman a consacrée dans ses écrits, et qui offre
l'exemple le plus frappant de l'heureux
traitement d'une phthisie pléthorique. Le sujet de cette observation étoit un homme de
quarante ans, d'un tempérament sanguin,
qui avoit mené précédemment une vie très-
agitée et très désordonnée. A cette époque il
se réduisit à vivre dans l'inaction : il négligea
de se faire pratiquer une saignée dont il avoit
contracté l'habitude les années précédentes.

La nature parut diriger ses efforts vers les
vaisseaux hémorroïdaux, qui devinrent très-
gonflés et douloureux, et qui, par un traitement mal entendu, produisirent un ulcère
fistuleux dont on parvint, bientôt après,
à opérer la guérison ; mais un mois après il
se déclara une toux qui devint de plus en plus
violente, avec expectoration d'une manière
visqueuse et purulente. Le malade tomba
dans le dépérissement, il éprouva une espèce de diarrhée colliquative et d'autres symptômes du plus mauvais présage. Hoffmann
prescrivit l'usage des émulsions, fit mettre un
cautère à l'un et à l'autre bras et ne négligea
pas de pratiquer une saignée de pied. La
guérison suivit de près le traitement méthodique de ce médecin habile.

OBSERVATION (C).

Madame la comtesse d'Aranda, ambassadrice d'Espagne, vint en France en 1785, immédiatement après son mariage. A peine âgée de dix-huit ans, elle avoit été dans sa première jeunesse très-délicate quoique bien conformée, et n'avoit jamais eu de grandes maladies. Ce ne fut que vers l'âge de seize ou dix-sept ans qu'elle a éprouvé des éruptions fréquentes et érésipélateuses sur le visage. Ces éruptions ont été précédées d'une toux longue et incommode qui diminuoit lorsque l'éruption commençoit à paroître à la peau, et qui finissoit, peu de tems après, plus ou moins vite, suivant que l'éruption étoit complette.

Dans une pareille circonstance elle a été saignée en Espagne quatre fois en peu de tems ; il est vrai qu'elle eût un érésipèle si vif sur le visage, que s'étant prolongé sous les cheveux, elle en perdit une partie. Il n'y avoit pas long-tems que cet accident étoit survenu à madame l'ambassadrice, lorsqu'elle s'est mariée. Il n'y avoit pas long-tems aussi qu'elle étoit réglée ; arrivée en France au mois de mai, elle y a joui d'une bonne santé les trois ou quatre premiers mois ; ses règles venoient assez régulièrement quoiqu'elle ne fussent pas bien abondantes , et à l'exception d'une certaine délicatesse de constitution qui faisoit paroître la malade plus jeune , encore qu'elle n'étoit , elle remplissoit fort bien ses fonctions.

Ce fut vers la fin du mois d'août , qu'elle éprouva une légère toux , qui finit en peu de jours , par une éruption érésipélateuse au visage ; vers le commencement d'octobre , autre éruption du même genre ; mais celle-ci fut précédée d'une toux plus vive et plus opiniâtre qui dura une quinzaine de jours. Le pouls étoit plein et fébrile. Je fus obligé de faire saigner madame l'ambassadrice du pied. Je lui prescrivis d'abord des boissons humectantes , telles que l'eau d'orge , l'eau de veau , de poulet , les infusions théiformes de fleurs de tilleul , de violettes , de mauve , des bouillons de grenouille ; pour la nuit quelque potion légèrement calmante , et enfin lorsque l'érésipèle paroissoit et que le pouls étoit moins fréquent et plus détendu , je lui prescrivais des boissons légèrement diaphorétiques , de l'eau de tilleul , de bourrache , de sureau , de coquelicot. Ce fut aussi à cette époque , que je jugeai nécessaire de faire appliquer un vésicatoire à la malade. Il fut mis au bras gauche dont on entretint long tems la suppuration avec un onguent exutoire très-léger.

On essaya aussi de lui faire prendre le lait d'ânesse, qui ne parut pas réussir merveilleusement ; cependant la santé parut se rétablir ; la malade sortoit, et recevoit la société. Ses régles ne variérent presque point , soit par rapport à leur quantité , soit relativement à l'époque de leur apparition. Dans le mois de décembre 1786 , autre invasion de l'humeur érésipelateuse. Elle fut précédée d'une toux cruelle , avec chaleur à la peau, irritation dans le pouls , insomnie. La saignée parut encore nécessaire pour prévenir l'engorgement ultérieur des vaisseaux du poumon , et l'on suivit du reste le traitement exposé ci - dessus. On ajouta seulement trois ou quatre onces de chair de tortue aux bouillons de grenouille.

Cependant Madame étant sortie avant que l'érésipèle fut peut-être entièrement dissipé , il survint un autre orage. La toux fut plus forte , et l'irritation extrême ; même traitement , mais sans nouvelle saignée ; ce n'est qu'après un mois d'une opiniâtre continuité , que l'accident cessa par l'apparition de l'humeur érésipelateuse.

Sans doute que cette éruption ne fût pas encore
complette, ou qu'il devoit bientôt en survenir
une nouvelle, car la malade étant sortie pour
aller dans le monde, elle retomba dans tous les
accidens ordinaires. Cette fois, j'eusse voulu
éviter la saignée, la malade ayant déjà éprouvé
une grande diminution dans l'évacuation périodique ; mais son pouls étoit très-vif, sa toux
sèche et continuelle ; il y avoit beaucoup de
chaleur à la peau, la malade n'avoit pas dormi
malgré son calmant. Il falloit éviter quelque
irruption vers la poitrine, la rupture, même
l'engorgement des vaisseaux du poumon, je
prescrivis la saignée du pied, à laquelle la malade préféra l'application des sang-sues aux
jambes, ce qui lui fut accordé ; le reste du traitement fut continué, l'érésipèle parut, la toux
se dissipa, on employa cette fois ci des diaphorétiques plus puissans, on ajouta des fleurs
de bourrache et de sureau, un grain de kermes
minéral à l'infusion de coquelicot. La malade
en a pris un grain chaque matin pendant quelques jours. On en a discontinué l'usage, les
règles étant revenues, au temps précis de
leur époque ordinaire, en quantité et en qualité convenables, lorsque la toux et l'érésipèle ont cessé ; on a depuis appliqué un second

vésicatoire à la jambe droite, d'où est résulté une suppuration copieuse et de bonne qualité.

Madame l'ambassadrice d'Espagne a fait le voyage de Bagneres de Bigorre et de Bagneres de Luchon; où elle a pris les eaux sans succès. Elle revint à Paris, à-peu-près, dans le même état, d'où elle est partie l'année suivante pour l'Espagne, après avoir long-temps pris les sucs d'herbes chicoracées, les bouillons de tortue, le lait d'ânesse etc. Arrivée en Espagne, elle a été soignée par les plus habiles médecins, ses accidens ont long-temps continué et souvent avec les mêmes violences. Ses règles supprimées ont donné lieu à des fausses idées de grossesse. Madame la comtesse d'Aranda est ainsi parvenue vers l'âge de 24 ans, et dans une telle disposition, gagner quelques années, c'est souvent gagner de la santé. Il y a apparence qu'elle seroit déjà morte phthisique, sans le traitement méthodique que nous lui avons administré, et sans celui qu'on lui a fait depuis en Espagne. Cette observation nous a paru assez intéressante pour être rapportée, d'autant plus qu'elle me fournit l'occasion de dire, que j'ai vu plusieurs autres cas semblables; les jeunes femmes qui en étoient l'objet, n'ont été préservées de la phthisie que par des saignées réitérées de temps en temps, pour suppléer aux règles, et par quelques autres remèdes analogues à ceux qui ont été prescrits dans cette circonstance.

OBSERVATION (D).

J'ai vu, en 1782 dans le mois de février, la fille d'un menuisier, cour du commerce, qui avoit un crachement de sang considérable; elle étoit âgée de seize ans et trois mois. Elle n'avoit pas encore eu ses règles. Ses jambes étoient enflées; elle avoit une toux continuelle, et ne pouvoit rester dans son lit, qu'avec un ou deux oreillers. Son pouls étoit plein entre-coupé, cependant son visage pâle, ainsi que ses gencives. Je m'assurai par le tact, que la région hypogastique étoit un peu tuméfiée, ses urines étoient très-rouges et en petite quantité.

Elle n'avoit point eu de crachement de sang considérable jusqu'ici; elle en avoit seulement rendu quelques filets, et depuis long-temps sa voix étoit affoiblie, rauque; elle a eu de la peine à parler, à marcher, et sur-tout à monter le plus doux escalier. Un médecin lui avoit con-seillé l'usage des boissons incrassantes, telles que l'eau de ris avec la racine de grande con-soude, des bouillons avec des grenouilles, du mou de veau, des tisannes avec des jujubes, des dattes, etc., des laitages enfin : mais ce traitement, bien loin de lui être utile, paroissoit, au contraire, lui nuire davantage.

Je crus que le défaut des régles étoit le premier objet à considérer. Je prescrivis l'application des sang-sues au périnée et autour de l'anus ; ce qui fut fait avec un tel succès, que la malade ne toussa presque plus le lendemain ; sa respiration étoit plus facile et sa voix bien plus forte. L'application des sang-sues eut encore lieu quatre jours après. La jeune malade but long-tems des eaux de Passy non épurées à ses repas avec un peu de vin. Elle prit le matin à jeun deux ou trois tasses d'une infusion légère de mélisse de tilleul et des feuilles d'oranger édulcorée avec le sirop de cerfeuil.

Deux ou trois fois la semaine, elle mettoit les pieds dans l'eau, ou elle prenoit un demi-bain tiède. Elle s'abstint rigoureusement de laitage, et vécut d'alimens un peu choisis, faisant tous les jours un tour de promenade : enfin, en moins d'un mois, elle parut dans le meilleur état. Cependant, environ deux mois après, l'oppression et la difficulté de respirer revinrent avec de la toux, et avec un crachement de sang assez considérable ;

la malade paroissoit retomber dans le premier état, lorsqu'un chirurgien lui fit réitérer le traitement que je lui avois prescrit, et dont elle avoit retiré un si grand avantage. Les accidens cessèrent. On me conduisit ensuite la jeune malade ; je recommandai de ne plus attendre pour recourir au traitement, que les accidens revinssent, que le sang fût dévié et ramassé dans la poitrine. La malade étant pléthorique, je conseillai, 1.º de mettre tous les mois, pendant plus ou moins de temps, les sang-sues à l'anus et à la vulve ; 2.º que la malade continuât l'usage des bains de pied et des demi-baïns ; 3.º qu'elle prît un mois de suite, tous les matins, à jeun, quatre des pillules suivantes : *Prenez* savon médicinal, un gros ; gomme ammoniac, extrait de pissenlit, demi gros de chacun ; élixir de propriété, quantité suffisante pour incorporer et former des pillules de trois grains qu'il faut argenter ; 4.º qu'elle bût immédiatement, sur ces quatre pillules, un verre d'eau de Passy non épurée ; 5.º qu'elle prît le matin, de temps en temps, et vers ses époques, à la place des eaux de Passy, une légère infusion de safran oriental ; 6.º qu'elle suivit d'ailleurs un bon régime.

Ce traitement eut lieu pendant long-temps,

et à diverses reprises : on recourut à l'application des sang-sues plusieurs mois de suite ; la jeune personne alla de mieux en mieux. On s'abstint quelquefois de la saignée artificielle ; mais lorsqu'on retardoit trop de temps, les accidens revenoient : enfin, après plus de deux ans et demi d'un pareil traitement, les règles parurent ; la malade avoit alors dix-neuf ans et trois mois ; elles furent peu abondantes les premiers mois, mais peu-à-peu elles le devinrent davantage, les forces augmentèrent ; la poitrine ne fut plus malade. La jeune personne s'est mariée, a eu des enfans, et a continué de jouir de la meilleure santé.

Quelques remarques sur les observations précédentes.

Rien n'est plus commun, sans doute, que de voir la phthisie survenir à ceux qui ont craché du sang ; et c'est d'après cela qu'on a pensé que cette maladie étoit produite par un reste de sang corrompu, qui se changeoit en pus, lequel ensuite ulcéroit le poumon de plus en plus, et donnoit lieu à une phthisie incurable. On peut voir sur cet objet ce que les anciens ont écrit, et ce que Van-Swieten en a dit, d'après eux, dans ses commentaires sur Boer-

haave (8); mais comme on a si souvent observé, que cette sorte d'hémorragie n'étoit pas
accompagnée de suites fâcheuses, et que bien
plus elle pouvoit être critique ou avantageuse,
on a cru que cette différence de terminaison
pouvoit dépendre de la nature du sang ou de
la différence du lieu d'où il provenoit. Est-ce
du nez, du voile du palais, de la luette ou des
amigdales que l'hémorragie tire sa source?
N'est-ce pas du pharinx, de l'œsophage ou
même de l'estomac que le sang provient? On
n'a rien oublié pour distinguer cette sorte
d'hémorragie de celles du poumon ; celles ci
sont fréquemment suivies de phthisie, et on
les connoît, dit-on, par la toux qui précède,
qui accompagne ou qui suit la sortie du sang ;
on la connoît par le sang qui est écumeux (9),
et plus ou moins mêlé avec la salive. Or,

______

(8) Si jam contingeret, ruptis his vasculis, sanguinem
effundi in cellulosam hanc membranam, cruor extrava-
satus, corruptus morâ et acrior redditus, suppurationem
et ulcus pulmonare producere poterit. . . . . Illa vero,
qui in membranam cellulosam colligitur, per hanc viam
exire nequit, nisi erosis jam tracheis vicinis, ex tum
invenerit. Tom. IV. de phthisi pulmonari aphor. 9898.

(9) Qui sanguinem spumosum expuunt his ex pulmone
tali ejectio fit. Hipp. aphor. V. art. III.

comme

comme ce sang peut provenir, ou de la rupture, ou de l'érosion des vaisseaux sanguins,
artériels et veineux du poumon, séparément
ou à-la-fois ; qu'il peut s'écouler, des extrémités de ses vaisseaux, dans le tissu du poumon et dans les bronches ; qu'il peut enfin,
ajoute-t-on, sortir de ses vaisseaux par une
espèce de transudation. Les Grecs ont établi
quatre espèces d'hémorragie, qu'ils ont désigné
par des noms particuliers (10) ; ils n'ont pas
manqué de rechercher quelles pouvoient être
les causes de chacune d'elles, et à quels signes
on pouvoit les distinguer.

Ces observations peuvent, en effet, être
importantes ; mais qu'il nous suffise de faire
remarquer ici que ces hémorragies ne sont pas
toutes également suivies de la phthisie, et
que très-souvent elles en sont plutôt l'effet
que la cause.

C'est depuis l'âge de dix-huit, trente,
trente-cinq ans, que les personnes qui éprouvent des crachemens de sang sont les plus exposées à devenir phthisiques (11). Mais les

---

(10) Hemorragia per *rixin*, per *diabrosin*, per *anas-
tomosin*, et per *diapedesin*.

(11) Tabes maxima fit ætatibus ab anno octavo décimo
usque ad quintum trigesimum. Hip. aphor. sect. V. n°. 9.

I

hémorragies ne sont pas aussi communes, et les suites n'en sont pas aussi fâcheuses après cette époque de la vie. *Juvenes autem*, disoit Arétée, *usque ad consistentem ætatem, post sanguinis sputum phthisici fiunt* (12).

On a encore remarqué que ces hémorragies n'avoient pas de suites aussi fâcheuses, relativement à la phthisie, lorsqu'elles venoient tout d'un coup dans des sujets qui n'avoient eu ni toux, ni difficulté de respirer, que dans ceux qui avaient éprouvé ces accidens : bien plus, on a remarqué qu'elles étoient sur tout fâcheuses, suivies de suppuration, dans ceux qui avoient déja maigri, ce qui nous porte à croire qu'elles sont fréquemment, si elles ne le sont pas toujours, l'effet de l'altération du sang lui-même, comme Galien l'a autrefois observé (13).

En effet, s'il ne falloit, pour donner lieu à la phthisie, que le concours de quelque cause particulière, indépendante du crachement de sang, combien de personnes, qui en ont craché

______

(12) De causis et signis morborum diuturn. lib. I. cap. 8.

(13) *Non omne sanguinis sputum sequentem habet puris expuitionem, sed tantum illud quod mali moris est.* Galien, de method. medend. lib. V.

et qui partoit réellement du poumon , ne seroient point mortes phthisiques , lesquelles
cependant n'ont ressenti aucun des symptômes
de cette maladie ; combien de personnes ont
été dangereusement blessées ou frappées à la
poitrine , et ont craché du sang sans devenir
phthisiques ; cependant il s'est fait en eux des
extravasions de sang dans le tissu du poumon
qui ont heureusement terminé ; on peut même
dire que ces accidens ont été souvent moins
fâcheux , parce que l'hémorragie a eu lieu (14).

Nous pouvons croire , avec assez de vraisem-
blance, que ce qui se passe dans les autres parties du corps , doit avoir lieu dans le poumon.
Les échymoses les plus considérables ne se
dissipent elles pas ordinairement sans suppuration ; les épanchemens même de sang dans
les cavités intérieures du corps en sont rarement suivies ; et si elle a lieu après cet accident , c'est qu'elle dépend de quelqu'autre
cause particulière qui l'a produite ou disposée ;
mais enfin , quand bien même, ce sang épanché
dans la poitrine pourroit donner lieu à quelques abcès , est-ce qu'il seroit capable de dé-

____

(14) Voyez l'article dernier de la phthisie , par les contusions et par les plaies à la poitrine.

truire sa substance aussi complettement qu'on l'a observé ; on a injecté du pus des vieux ulcères dans les cavités de quelques animaux vivans, sans qu'il leur soit survenu aucun accident. Dans les vomiques, l'abcès, qui est le produit des parties détruites et séparées du parenchime du poumon, peut se frayer une route par les bronches ; la cicatrice du poumon, dont la substance est saine, se fait, et le malade guérit souvent parfaitement.

Mais dans les personnes qui sont disposées à la phthisie, par la mauvaise affection du poumon, une partie de ce viscère suppure longtems avant que la suppuration se forme dans une autre, et ce qui prouve que ce n'est pas par l'action des premiers foyers purulens que ces suppurations ultérieures ont lieu, c'est que les abcès se forment en des parties souvent très-éloignées les unes des autres. C'est donc par sa mauvaise disposition, et non par l'érosion, occasionnée par le pus, que ce viscère est détruit.

On voit par là combien on doit être réservé dans les conséquences que l'on tire ; car nonseulement il n'est pas prouvé que les crachemens de sang puissent donner lieu à un abcès du poumon, mais même il n'est pas prouvé,

que quand cet abcès auroit lieu , le reste de
la substance du poumon dût en être affectée et
détruite , comme cela arrive dans ceux qui
périssent de la phthisie. Les crachemens de
sang sont ordinairement l'effet des altérations
du poumon. Ce viscère vient il à s'endurcir ,
à s'obstruer , à se racornir , alors une partie
de ses vaisseaux s'oblitère , le sang qui les
pénétroit reflue dans les autres. Ils sont dilatés,
distendus , déchirés , ce qui donne lieu à des
hémorragies plus ou moins considérables et
plus ou moins rapprochées.

Elles peuvent encore être occasionnées par
la pression que le poumon éprouve des parties voisines , soit que la cavité de la poitrine soit rétrécie par la mauvaise disposition
de la charpente osseuse , comme cela arrive
dans les rachitiques , soit que cette pression
des poumons dépende du diaphragme , que
le foie trop volumineux , ou que quelqu'autre tumeur du bas-ventre refoule dans la poitrine.

Cette hémorragie est souvent le seul accident que le malade éprouve, avant que les autres symptômes de la phthisie se déclarent ; et
comme ceux-ci ne surviennent quelquefois que
long-tems après , on a cru qu'ils en étoient

l'effet. Mais il paroît que bien loin que les crachemens de sang soient la cause de la phthisie, ils en sont ordinairement les premiers symptômes (15). Il existe alors une péthore générale dans les vaisseaux sanguins, et particulièrement dans ceux du poumon (16), ce qui établit une disposition inflammatoire et un développement plus ou moins rapide des symptômes de la phthisie, de sorte que ce n'est pas seulement le sang épanché à la suite

---

(15) Un jeune homme d'environ vingt-cinq ans, sujet depuis environ trois ans à de grandes hémorragies, par le nez, par la bouche, provenant du poumon, par l'anus, ou par des hémorroïdes, et même par la verge, fut saisi d'une fièvre violente avec difficulté de respirer et de grandes anxiétés, il survint un délire à diverses reprises, des convulsions et enfin la mort.

A l'ouverture du corps, on trouva le mésentère squirreux, les intestins pleins d'air, le rein gauche étoit en putréfaction et gorgé de sang, la vessie étoit atteinte de sphacèle, le poumon droit contenoit divers tubercules qui paroissoient à sa surface, il y avoit dans son intérieur une vomique pleine de pus, le poumon gauche étoit aussi en putréfaction. Lieutaud, histor. anat. médic. Tome I. pag. 320.

(16) On peut consulter sur la force vitale des artères et sur celle du poumon en particulier, la dissertation de M. Krams, *de vi vitali arteriarum*, ect., argentor. 1769.

des hémorragies dans le tissu du poumon, qui donne lieu à tous les accidens, mais le sang qui est stagnant dans les vaisseaux.

On peut croire qu'alors cette échymose ne peut plus se résoudre, car le sang qui la forme, non-seulement ne peut être absorbé par les vaisseaux du poumon toujours pleins, mais elle est continuellement augmentée, par une ultérieure transudation de ce liquide hors de ses vaisseaux naturels.

La partie rouge du sang que quelques-uns ont cru être la matière du pus, n'est pas la seule qui s'extravase dans le tissu cellulaire du poumon. Les humeurs lymphatiques, gélatineuses et muqueuses s'y épanchent avec elles, s'y altèrent et souvent s'y épaississent, au point qu'il en résulte des indurations incroyables. C'est de cette manière que le cerveau, le foie et autres viscères parenchimateux s'endurcissent à la suite des inflammations. On a un exemple encore de ces indurations, dans les inflammations du sac herniaire, et dans celle des membranes, qu'on trouve quelquefois aussi dures que de la corne, et d'une épaisseur extrême.

Dans les péripneumonies, les effets de l'inflammation sont rapides et violens : ici ils sont

obscurs et plus ou moins lents ; mais il en résulte toujours un état inflammatoire , qu'il est
essentiel de détruire dès son origine ; ce qui est
cependant d'autant plus difficile qu'il n'y a , quelquefois alors , ni douleur à la poitrine , ni difficulté de respirer , ni crachement de sang , ni
fièvre ; symptômes qui ont lieu pour la plupart
dans la péripneumonie , et qui déterminent
à un traitement rigoureux , souvent par des
saignées répétées , qui emportent ju'qu'à la
cause du mal.

Il en résulte de là , que quoique les fluxions
de poitrine soient l'effet d'une cause qui a
plus d'intensité , elles sont souvent moins fâcheuses , parce qu'on les traite convenablement et tout de suite , au lieu qu'on traite
les phthisiques trop tard et souvent pas avec
assez de vigueur. Il est des phtisies pléthoriques qui ont une marche beaucoup plus rapide
que les autres , et que l'on pourroit appeller
aiguës. J'ai vu plusieurs malades qui ont péri
dans l'espace de moins de deux mois , sans
avoir eu précédemment aucun signe qui pût
annoncer en eux la disposition à la phthisie.
Voyez l'observation de M. l'Abbé de Puységur
que nous avons rapportée ci-dessus , n°. IV ;
voyez celle de madame de Piennes plus bas ,
article sur la durée de la phthisie.

C'est à la pléthore en général et à celle des
vaisseaux du poumon en particulier, qu'on
peut rapporter les phthisies qui surviennent
aux jeunes personnes qui ont éprouvé des
saignemens de nez considérables pendant long-
tems ; viennent-ils à se supprimer, les vaisseaux du poumon s'engorgent et reprennent
une disposition inflammatoire qui les détermine à l'ulcération ou à la phthisie.

Cette espèce de phthisie par pléthora est
très-commune (17), elle a lieu chez les filles
qui doivent être réglées et auxquelles la nature refuse cette salutaire excrétion. Il y a
en elles en ce moment un excès de sang qui
doit sortir par la menstruation. Leur pouls
est plein, gêné, rebondissant, leur respiration
est courte, embarrassée ; elles ont peine à
monter un escalier sans éprouver des étouffe-
mens considérables, les battemens du cœur sont
précipités, et souvent elles ont de vraies palpitations de cœur. Si on considère l'habitude extérieure de leurs corps, elles ont souvent alors
leur visage bouffi, leurs paupières noires, et
comme si elles étoient couvertes d'une échymose ; leurs mains et leurs pieds ont souvent

---

(17) Voyez les observ. I. III. IV. VI.

un commencement d'enflure ; accidens qui sont tous produits par la surabondance du sang, et dont elles seroient délivrées, si les régles leur survenoient ; mais si elles tardent à paroître, l'engorgement augmente ; et comme le poumon reçoit du cœur, lui seul, à-peu-près autant de sang que tout le reste du corps, par une grosse artère qui aboutit à une multitude d'autres, divisées à l'infini, qui serpentent dans ce viscére, d'une texture lâche et toujours en mouvement, il en résulte enfin une telle pléthore, que le sang s'extravase dans son tissu, de nouvelles échymoses succédent aux premières, le poumon est dans un état de phlogose, et la phthisie se déclare ordinairement par des crachemens de sang (18).

Sans doute que cette maladie survient plutôt aux personnes qui ont quelque mauvaise disposition au poumon, qu'aux autres : mais on conçoit que la pléthore seule peut la produire ; et combien d'observations n'a-t-on pas qui le prouvent.

La phthisie peut survenir aux femmes dans un âge plus avancé ; viennent-elles à

---

(18) Voyez plusieurs observations de ce genre dans le *sepulchretum* de Bonnet, et l'observation I. ci-dessus.

éprouver quelque diminution dans leurs règles, les poumons s'engorgent. Même résultat
après des couches fâcheuses, soit que les lochies n'ayent pas été assez abondantes (19),
soit qu'elles ayent été supprimées ; bien plus,
à la congestion du sang dans le poumon, se
joint alors celle de la matière laiteuse, et les
symptômes de la phthisie qui en provient
se développent avec une rapidité plus
prompte. Quel est le médecin qui n'a point
vu de ces malheureux accidens? Quelquefois
il arrive que la phthisie ne survient que long-
tems après une couche fâcheuse. La malade
paroît se relever en bon état, mais ses règles
ne reviennent point ; à l'époque convenable,
on croit qu'elles ne sont que différées. Plusieurs
mois s'écoulent sans que cette excrétion ait
lieu, la toux survient avec ou sans crachement
de sang, la malade éprouve de la difficulté de
respirer, des enflures en quelques endroits du
corps, ordinairement des pieds ; cependant elle
maigrit et elle tombe enfin dans une phthisie
désespérée. On voit bien que chez elles cette
maladie est l'effet de la pléthore du poumon,

---

(19) Voyez les observations sur la mort de madame
de Baschy, et de madame de Neüperg, rapportées
ci-dessus.

et que si on eût pu la prévenir, on auroit évité cette terminaison fâcheuse.

A l'ouverture du corps de telles personnes, on trouve les glandes lymphatiques du poumon gonflées, des foyers de suppuration plus ou moins nombreux, des engorgemens considérables, en divers endroits du parenchime de ce viscère.

Si on ne trouve point, à l'ouverture des corps, de sang dans les vaisseaux du poumon, et souvent dans le cœur même, comme cela arrive quelquefois, on ne doit pas conclure que la phthisie n'est point provenue de pléthore ; car il arrive que ce liquide, très-abondant au commencement de la maladie, termine par se consumer entièrement (20).

Les femmes qui approchent du tems où elles doivent cesser d'avoir leurs règles, celles qui y sont parvenues, ou qui même viennent de le passer, sont souvent phthisiques par pléthore.

C'est par les règles, qu'elles sont délivrées, tous les mois, d'un sang surabondant, pendant une trentaine d'années ; et la diminution et la privation de cette excrétion occasionne la plé-

---

(20) Voyez plus bas nos observations sur la nature et la qualité de sang des phthisiques.

thore qui peut donner lieu à une congestion de sang dans le poumon, d'où résultent souvent la toux, la douleur à la poitrine, avec de la difficulté de respirer, et enfin une véritable phthisie pulmonaire (21).

J'ai vu plusieurs femmes réduites au dernier degré de marasme, avec une toux affreuse, une fièvre continue, des redoublemens le soir, et des sueurs pendant la nuit, en un mot, dans un degré de phthisie si avancé qu'on les auroit crues incurables, en toute autre circonstance; mais les saignées et les remèdes rafraîchissans et adoucissans, secondés d'un régime convenable, ont suffi pour empêcher les derniers progrès du mal : le tems critique s'est écoulé, et elles sont ensuite revenues à une santé meilleure, que celle dont elles avoient jamais joui. C'est un point bien essentiel pour cette sorte de malades d'avoir passé le tems critique, sans qu'il soit survenu d'ulcération dans le poumon : car alors l'or-

---

(21) M. *Reid* a parlé d'une manière trop vague, quand il a dit que les personnes du sexe étoient plus souvent affligées de cette maladie que les hommes ; M. *Dumas*, qui a traduit et commenté son ouvrage, fait à ce sujet des observations intéressantes, pag. 571, note III.

gasme de la matrice fini, le calme revient dans l'économie animale, et par un méchanisme qui nous est inconnu, il se forme moins de sang dans cette femme qui n'a plus ses règles, que dans celle qui les a tous les mois ; ce qui occasionne un changement heureux dans son état, et rend les maladies dépendantes, de la pléthore bien plus rares qu'on ne croit lorsque le tems critique est passé. De là vient, sans doute, qu'on voit quelquefois des femmes atteintes de cette espéce de phthys'e, revenir d'un état qu'on croyoit désespéré ; les médecins en ont tant vu d'exemples, qu'il est inutile de les citer.

Les hommes sont aussi sujets à une surabondance de sang dont la nature les délivre par les hémorroïdes ; on peut même regarder cet état comme le plus naturel, et ceux qui ne l'éprouvent point dans l'âge de vigueur, sont fréquemment exposés à des maladies par pléthore (22). La phthisie est la plus commune, par la disposition, sans doute, du poumon dans lequel le sang est si surabondant, et où il se ramasse plus facilement que dans toute autre partie. Cette espéce de phthisie survient depuis

---

(22) Voyez ci-dessus l'observation 111.

l'âge de trente-deux à trente-trois ans, jusqu'à l'âge le plus avancé.

On voit par là combien la nature est prévoyante ; dans la jeunesse elle nous délivre de l'excès de sang par des saignemens de nez ; dans un âge plus avancé, l'homme prend-il de l'embonpoint, livré à des travaux pénibles, ses excrétions sont plus abondantes, il éprouve un écoulement de liqueur prolifique, ce qui diminue, pour ainsi dire, cette surabondance humorale : mais dès que l'accroissement est rallenti ou borné, et que de plus les excrétions sont diminuées, alors les hémorroïdes lui surviennent : nouvel égoût par lequel il se délivre de l'excès de sang qui pourroit lui nuire (25). Mais si la nature lui refuse cette heureuse évacuation, il peut éprouver toutes les maladies par pléthore, et la phthisie en particulier.

---

(25) Voyez dans les aménités académiques de Linnéus, une dissertation qui a pour titre, *Metamorphosis humana*. Voyez aussi une dissertation très-intéressante de Sthal, *de morbis ætatum*, où vous trouverez diverses observations précieuses sur des changemens que l'âge a produit dans le corps, et dont l'irrégularité peut occasionner des maladies, la phthisie sur-tout.

Il est aussi des phthisies qui proviennent de pléthore vraie ou fausse, sans aucune apparence d'excrétion retenue, parce que naturellement la personne a trop de sang ; car on ne peut pas se dissimuler qu'il y en a chez lesquelles la quantité de ce liquide est supérieure à la capacité des vaisseaux ; et il n'est pas plus aisé, je crois, d'expliquer cette surabondance, que son défaut.

D'autres fois cette pléthore, vraie ou fausse, provient d'un excès dans le régime, ou dans les exercices, sur-tout d'avoir trop long-tems chanté, parlé. La phthisie peut en être la suite : on en trouve un exemple dans l'observation dont M. l'abbé Lamotte fait le sujet. (Obs. VI). Nous pourrions en rapporter bien d'autres qui nous sont connus, et sur-tout celui d'un frère tendrement chéri, Vincent Portal, chanoine de la cathédrale de la Rochelle, et dont le souvenir nous fait verser des larmes. Il périt, ainsi que M. l'abbé Lamotte, de la phthisie pulmonaire, après avoir éprouvé, le lendemain d'une thèse soutenue en Sorbonne, une hémopthisie, qui termina par la phthisie en peu de mois.

Parler trop long-tems, et sur-tout manger et boire dans les intervalles, ce doit être bien

propre

propre à déterminer le sang à se porter dans le poumon. L'abus des instrumens à vent peut aussi, par la même raison, causer la phthisie pulmonaire. (*Voyez les obs.* I *et* II. *)* Sans doute qu'alors le sang se porte, en trop grande quantité, dans les vaisseaux du poumon, et qu'il les engorge, ce qui donne lieu à une pléthore funeste. Le reflux du sang de l'extérieur du corps dans les poumons, occasionné, par exemple, par un bain à la glace, pourroit déterminer un engorgement du poumon qui termineroit par la phthisie pulmonaire (24). Il est prouvé que les trop fortes compressions par les corps à baleines, par exemple, peuvent produire d'aussi malheureux effets.

Comme la toux précède ordinairement cet état fâcheux, ou, pour mieux dire, qu'elle est souvent le symptôme précurseur de tous les autres, on s'est imaginé, et je ne sais sur quel fondement, qu'il ne falloit pas saigner alors. Mais combien cette erreur est funeste? La toux n'étant produite que par l'engorgement des vaisseaux sanguins, le détruire par la saignée, c'est ôter la toux et prévenir ses suites funestes. S'il est des circonstances où il

---

(24) Voyez l'observ. V.

K

faut multiplier les saignées , c'est dans l'état de pléthore , et il doit nous servir de guide.

Il est superflu de citer des exemples heureux de cette méthode ; j'en pourrois rapporter dix ou douze bien frappans, que j'ai recueillis dans mes notes, si tous les médecins praticiens n'en avoient tant observé et rapporté dans leurs ouvrages. Il n'y a que ceux dont les yeux sont offusqués par les erreurs funestes du préjugé populaire , qui s'élèvent contre les saignées en pareil cas. Il nous paroît probable qu'on eût empêché de mourir phthisiques plusieurs des personnes qui ont fait l'objet des observations rapportées à la tête de cet article (25), si on les avoit d'abord copieusement saignées, et si on les avoit soumises à un traitement et à un régime adoucissant et légèrement rafraîchissant.

Il faut mettre quelque choix dans l'espèce de saignées. On doit, par exemple, préférer celle du pied à celle du bras, pour les jeunes personnes du sexe, qui sont parvenues à l'âge de la menstruation , et pour les femmes qui éprouvent des irrégularités ou une suppression de cette évacuation périodique ; car souvent

____

(25) Voyez observ. I. II. III. IV. etc. Voyez les observ. A. B. C. D.

il suffit de la rappeller pour les rétablir dans le meilleur état de santé ; l'application des sang-sues à l'anus est préférable, lorsqu'il s'agit d'un homme dont le flux hémorroïdal a été diminué ou supprimé, ou même encore si, sans jamais l'avoir éprouvé, il a la moindre disposition à l'engorgement des viscéres du bas-ventre, et en particulier à celui du foie. Ces saignées ont alors un succés d'autant plus décidé qu'on les pratique promptement, car si on attend pour y recourir que la phthisie ait fait quelque progrés, elles seront alors inutiles ; on doit même les regarder comme funestes dans les derniers tems (26). Il ne sera point inutile de prescrire au malade de garder le silence le plus qu'il pourra, ou du moins de s'abstenir des grands efforts de la voix, et d'autant plus qu'ils seront pléthoriques, car dans ceux dont les poumons sont chargés d'une humeur visqueuse, pituiteuse, il paroît que les exercices de la voix ne sont pas aussi funestes (27). Nous n'oserons cependant pas dire, avec Sanctorius, qu'ils leur sont alors favora-

---

(26) Voyez plus bas l'article sur le sang des phthisiques.

(27) Voyez article phthisie, n°. IV, article phthisie scrophuleuse, n°. II.

bles, ni avec Buckner, qu'il est des circonstances où on peut les conseiller comme reméde ;
on n'en peut jamais assez calculer les effets
sur le poumon. Mais dans les phthisies pléthoriques, dans la jeunesse sur-tout, il faut
défendre l'exercice du chant et de la déclama-
tion : c'est peut-être en s'abstenant de parler
au barreau, pendant quelque tems, que Cicé-
ron parvint à se rétablir, et qu'il ne fut plus
incommodé de la poitrine.

Mais si, au lieu d'un pareil traitement, on
conseille les remèdes chauds, les alimens incrassans, les eaux ferrugineuses, etc. on augmente la cause du mal, au lieu de la diminuer :
c'est ce qui est arrivé à M. l'abbé de Puységur,
(obervs. IV).

Le traitement qui convient à l'origine de
la maladie, ne convient plus lorsqu'elle est
avancée. Il est même contraire ; les saignées
seroient mortelles dans les derniers tems de
la phthisie, quelque crachement de sang qui
survînt.

Nous n'avons retiré, dans les hémorragies du
poumon, aucun avantage de l'eau seconde
de chaux, dans laquelle on avoit fait ma-
cérer des plantes astringentes, malgré les
éloges qu'on a fait de ce reméde dans le

theatrum tabidor de *Bonnet*. Le Quinquina peut alors quelquefois trouver sa place, et même les légers calmans, comme le sirop de karabé, les pillules de cynoglosse, le sirop de diacode, de pavot blanc, mais toujours avec grande réserve ; car si ces remèdes adoucissent les douleurs, s'ils calment, ils suspendent aussi l'expectoration, et souvent plus qu'il ne faut.

La phthisie quelquefois, d'aiguë qu'elle est, se prolonge et devient chronique ; alors il faut augmenter la nourriture d'autant plus que les phthisiques ont quelquefois, dans le premier état sur-tout, un appétit dévorant ; mais il ne leur faut donner que des alimens fort légers, peu de viande, des végétaux rafraîchissans, des boissons même acidules, si la toux ne s'y oppose pas.

Qu'on s'abtienne sur-tout contre les crachemens de sang, de ces prétendus styptiques qui portent leur action sur les premières voies, et non sur les vaisseaux sanguins du poumon, ce qui fait que non-seulement ils ne remplissent pas l'objet qu'on en attend, mais qu'ils donnent lieu à des accidens auxquels on ne peut souvent obvier. J'ai connu un médecin qui donnoit à très haute dose l'acide vitriolique, dans toutes les boissons, à un phthisique qui crachoit du sang. Ce remède fut continué long-tems sans produire l'effet qu'on en attendoit ; il excita enfin des vomissemens et des douleurs continuelles dans la région épigastrique qui tourmentèrent le malade jusqu'à sa mort d'une manière cruelle. J'en fis l'ouverture , et indépendamment des diverses altérations dans la poitrine qui avoient donné lieu à la maladie , dont il avoit péri, je trouvai son estomac singulièrement racorni , ses parois étoient beaucoup plus épaisses qu'elles ne le sont ordinairement , et sa surface interne était inégale et couverte de vaisseaux variqueux (28).

L'usage des acides continués long-tems est toujours dangereux (29) , sur-tout celui des

---

(28) L'ouverture du corps de Madame la comtesse Charlotte de Lorainne , à laquelle j'ai assisté avec messieurs Sabatier et Dufouarre, a offert des résultats à-peu-près semblables. Elle avoit pris depuis long-tems l'acide vitriolique dulcifié , mais non pas assez sans doute , puisqu'il a produit de si funestes effets.

(29) Une jeune demoiselle fort riche jouissoit, il y a peu d'années, d'une parfaite santé : elle étoit fort grasse , et cet embonpoint lui devint suspect. Elle craignit de devenir comme sa mère , qui étoit d'une taille extrêmement épaisse. Une femme qu'elle consulta à ce sujet lui conseilla de boire tous les jours un petit verre de vinaigre. La jeune demoiselle se conforma à

acides minéraux. Il est encore plus fâcheux dans les phthisiques qui sont d'une sensibilité incroyable ; et quand bien même ils ne produiroient pas de si fâcheux effets, ils seroient encore dangereux s'ils pouvoient arrêter le sang, comme on se le propose, en les prescrivant.

Ce n'est que dans le cas de grandes hémorragies du poumon, qu'il est permis de s'occuper à chercher un moyen de les arrêter, mais ce n'est pas, par des acides, qu'on y parviendroit, à moins qu'ils ne fussent singulièrement affoiblis par une grande quantité d'eau ; on y joint alors avec succès quelque léger calmant et des mucilagineux. Il est inutile de

---

cet avis et en continua l'usage, pendant plus d'un mois : cependant elle eut une petite toux, d'abord sèche ; on la néglige, elle devient humide. La fièvre lente survient, la jeune malade éprouve de la difficulté de respirer : la maigreur augmente : les sueurs nocturnes, l'enflure des pieds et des jambes succèdent, et le cours du ventre termine cette maladie.

Le quinquina, le petit lait d'ânesse, les bouillons d'écrevisses, auxquels on ajoutoit les plantes béchiques, furent prescrits sans aucuns succès. A l'ouverture du cadavre on trouva les poumons pleins de tubercules. Dessault. Dissert. sur la phthisie. Andry, Orthopedie.

K 4

dire qu'il faut préférer les saignées aux autres
remédes , lorsque les forces du malade le
permettent et que la maladie est peu avancée ;
mais si les hémorragies survenoient après que
le malade auroit eu craché du pus , ou qu'il
auroit eu la fièvre lente , pendant long-tems on
auroit tout à craindre que cette hémorragie
ne fût l'effet de l'ouverture de quelque grand
vaisseau du poumon , et alors les saignées seroient plus dangereuses qu'utiles.

ARTICLE III.

DE LA PHTHISIE,

*Qui succède aux fièvres exanthématiques,
à d'autres éruptions cutanées, et de celles
qui surviennent à des métastases.*

On comprend sous ce titre, 1°. les phthisies qui surviennent à la suite des maladies aiguës avec des éruptions à la peau, telles que la petite vérole, la rougeole, l'érésypèle, les fièvres miliaires, scarlatines, et autres fièvres exanthématiques.

2°. Les phthisies qui succèdent ou qui se joignent aux maladies chroniques cutanées, telles que les dartres, la gale. On peut y comprendre encore les phthisies qui surviennent aux métastases sur les poumons.

Ouvertures des corps.

OBSERVATION PREMIÈRE.

On porta, en 1771, dans mon amphithéâtre, rue du cimetière S. André-des-Arcs, le cadavre d'un homme d'environ trente ans. Il étoit ré-

duit au dernier degré de marasme ; son corps
étoit couvert des taches d'une petite vérole
très-abondante encore rouges, et dont quelques-unes étoient couvertes de croûtes. L'ouverture en fut faite par M. Marchand, mon
prévôt, en ma présence : nous trouvâmes
les poumons droit et gauche pleins de foyers
purulens. Il y avoit beaucoup de pus épanché
dans les cavités de la poitrine, sur-tout dans
celles du côté droit, dont le poumon étoit détruit pour la majeure partie. L'oreillette et le
ventricule droit du cœur étoient remplis d'un
sang concret : les autres viscères nous parurent sains, et nous n'y pûmes découvrir aucune trace des boutons varioliques.

Je pourrois citer deux autres observations
faites dans mon amphithéâtre, et qui ont offert
le même résultat. Il me seroit aussi facile
de rapporter l'histoire d'une personne morte
phthisique après la petite vérole, et dont le
poumon fut également trouvé ulcéré. Mais
comme ces observations n'ajouteroient rien à
une vérité bien reconnue, je crois devoir les
omettre.

OBSERVATION II.

Une demoiselle d'environ onze ans, bien portante d'ailleurs, éprouva une toux des plus violentes, avec un grand mal de tête et une fièvre très-vive. La rougeole survint et eut un cours assez régulier ; mais cette jeune personne continua de tousser ; elle maigrit : il se déclara bientôt après une fièvre légère, avec des redoublemens le soir ; il survint des vomissemens fréquens ; le marasme fut porté au plus haut point, et il s'y joignit un dévoiement colliquatif qui fut bientôt mortel. Je dois faire remarquer qu'il n'y eut ni crachement de sang, ni de matière purulente, et que la toux avoit été toujours sèche. Son corps fut ouvert, et on trouva les glandes du mésentère très-gonflées et très-tuméfiées ; quelques-unes étoient pleines d'une humeur blanchâtre, épaisse et semblable à du suif. Le poumon contenoit plusieurs corps ganglioformes, pleins d'une humeur stéatomateuse, et dont quelques-uns étoient atteints d'une vraie suppuration. Le poumon droit étoit détruit dans toute sa partie supérieure, et on remarquoit dans le poumon gauche plusieurs foyers de suppuration.

OBSERVATION III.

Mademoiselle Rose-Albe de Coigny étoit parvenue à l'âge de trois ans dans le meilleur état de santé, lorsqu'il lui survient de la douleur à la tête avec de fréquentes envies de vomir; ses yeux sont larmoyans, la fièvre s'allume et redouble, le corps est brûlant; on distingue à la fin du second jour, quelques points rouges sur la peau, semblables, en quelque manière, à la morsure de puce; bientôt diverses parties du corps furent couvertes de plaques rouges et violettes; la maladie éruptive de cet enfant me parut une fièvre rougeole.

On voulut consulter un homme célèbre dans le traitement des petites véroles, plutôt cependant artificielles que naturelles, lequel, croyant que l'enfant étoit atteint de la petite vérole, voulut qu'on l'exposât à l'air, dans un tems froid et très-humide, ce qui fut fait malgré mes oppositions réitérées; l'éruption rentra, la fièvre parut d'abord diminuer : on crut l'enfant mieux; mais des convulsions étant survenues peu d'heures après, j'annonçai qu'il s'étoit fait un reflux de l'humeur éruptive vers l'origine des nerfs, et qu'il falloit promp-

tement la rappeller à la peau par deux vésicatoires, l'un au bras, l'autre à la jambe
du côté opposé, par des boissons théiformes,
diaphorétiques, telles que celles des fleurs de
tilleul, de bourache et de coquelicot. L'enfant fut remis dans le lit : ce traitement fut
suivi ; les convulsions cessèrent, la peau devint rouge en différens endroits, et l'on
comptoit déja sur l'heureux succès du traitement ; mais les espérances furent de courte
durée, la fièvre ne diminua point ; la toux
qui avoit cessé revint avec plus d'intensité,
elle fut continue, l'enfant ne dormit plus,
les vomissemens fréquens revinrent, avec
de vives coliques, auxquelles succédèrent
quelques évacuations bilieuses ; sur ces entre-
faites les parotides se gonflent, il survient
aussi deux tumeurs, au-dessus, vers les apophyses mastoïdes qui terminèrent par suppurer ; on les ouvre avec la lancette, elles
paroissent atteintes de gangrene ; mais la
toux est continue, le dévoiement survient, il
y a des sueurs colliquatives, le visage se
bouffit, les jambes s'enflent et l'enfant périt
après deux mois de maladie.

A l'ouverture du corps, on trouva,

1°. De la sérosité dans les ventricules du

cerveau , les tumeurs qui avoient paru au-
dessous des oreilles étoient desséchées et atteintes de gangrène ; on en suivoit les traces
jusques dans les poumons. Les apophyses mastoïdes et les portions postérieures de l'occipital,
ainsi que les os maxillaires étoient singulièrement ramollis ; ils étoient aussi mols que de
la cire, les os du corps, sur-tout les extrémités
spongieuses, étoient aussi très-ramollis.

Les poumons contenoient divers foyers de
suppuration ; il y avoit dans la poitrine et
dans le péricarde une grande quantité de sérosité , la substance du cœur étoit singulièrement ramollie. Les viscéres du bas - ventre
étoient sains , à l'exception du mésentère dont
les glandes étoient gonflées.

L'ouverture du corps a été faite par M.
Thion ; j'y ai assisté avec M. le Monnier,
premier médecin du roi.

TRAITEMENS HEUREUX.

OBSERVATION (A)

M. Dubourg , étudiant en droit, qui avoit
joui de la meilleure santé jusqu'à l'âge de
vingt ou vingt - deux ans, eut une rougeole
qui fut long - tems suivie d'une toux opiniâtre ;
il maigrit , cracha du sang ; on douta s'il ne

venoit pas de la gorge, et si cette excrétion
n'avoit pas été l'effet des violentes quintes de
toux; mais bientôt les crachemens furent très-
abondans, et il n'y eut plus de doute que le
sang ne vînt des vaisseaux du poumon; le
malade fut saigné plusieurs fois, le crachement de sang finit; mais comme il continuoit
de tousser et qu'il avoit de la difficulté de
respirer, on crut devoir le saigner tous les
mois, ce qui fut fait cinq ou six fois; on me
consulta pour me demander, si indépendamment de la saignée, le malade ne pouvoit pas
user de quelques astringens, s'il ne devoit pas
prendre des remèdes incrassans. Je répondis
qu'il ne suffisoit pas de parer aux accidens
par les saignées, qu'il falloit les prévenir, en
détruisant la cause qui les occasionnoit; que
cette cause me paroissoit exister dans un engorgement du poumon, d'où résultoit la gêne,
la compression des vaisseaux sanguins pulmonaires, occasionnée particulièrement par l'a-
crimonie de l'humeur de la rougeole qui n'é-
toit peut-être pas encore détruite, et que
d'après ces considérations je conseillois,

1°. De recourir à la saignée toutes les fois
qu'il y avoit de vrais signes de pléthore,
comme on avoit fait; mais qu'il falloit que les

saignées fussent déterminées par un homme aussi habile que prudent , que de petites saignées fréquentes seroient vraisemblablement préférables à des saignées copieuses et rares.

2°. Que le malade devoit vivre des alimens les moins nourrissans , tels que de végétaux, sur-tout des légumes herbacés ; je conseillai l'usage du potiron en soupe , en purée , les fruits doux bien murs ; j'observai que les farineux devoient être pris avec modération , que le malade pouvoit bien user d'un peu de viande blanche , bouillie ou rôtie ; et qu'en général il ne devoit prendre que peu d'alimens , seulement pour se substanter, qu'il ne devoit boire ensuite que de l'eau pure ou avec très-peu de vin.

3°. Qu'il falloit tâcher de détourner du poumon l'humeur de rougeole qui s'y étoit portée , ou toute autre humeur âcre qui pouvoit y exercer son action ; et qu'à cet effet nous désirions que le malade se fit mettre un cautère au bras, en choisissant celui du côté de la poitrine qu'on croyoit le plus affecté ; nous préférâmes le cautère au vésicatoire , parce qu'il occasionne moins d'irritation ; il eût sans doute produit des effets salutaires

lutaires, si l'on y eût plus promptement recouru ; mais il valloit encore mieux le faire
plus tard, que d'en omettre l'usage.

4°. Nous conseillâmes au malade de prendre,
dans le mois de mars, le lait d'ânesse, soir et
matin, en petite quantité, en observant d'a-
jouter dans chaque prise un quart d'eau d'orge.

5°. Nous fûmes d'avis qu'il ne devoit se
purger que rarement, et toujours avec les
purgatifs les plus doux ; que s'il étoit cons-
tipé, il pouvoit prendre le matin, avant son
lait d'ânesse, demi-gros ou un gros de magnésie blanche.

6°. Que pendant tout le tems du traitement, il fît un grand usage de demi - bains
tièdes ; qu'il montât souvent à cheval ; qu'il
cherchât tout ce qui pourroit le dissiper, sans
l'agiter ; qu'on pourroit, s'il ne dormoit pas, lui
donner dans la nuit quelques verres d'une
émulsion avec deux ou trois gros de syrop de
diacode ; enfin qu'il pourroit se rendre à
la belle saison aux eaux de Bagnères Bigorre,
pour prendre les bains et pour y boire, avec
les précautions nécessaires, quelques verres
d'eau de Bonnes ; mais que tous ces remèdes
ne seroient salutaires, qu'autant qu'ils seroient
administrés par un homme aussi habile que
prudent.

L

Ce traitement a été suivi exactement, et le malade s'en est parfaitement bien trouvé ; il s'est engraissé, et n'a plus éprouvé aucun symptôme de maladie de poitrine.

OBSERVATION (B).

Une religieuse, âgée d'environ vingt-cinq ans, du couvent de la ville d'Eu, en Picardie, d'une constitution assez robuste et bien réglée, fut atteinte d'une rougeole avec une toux des plus cruelles. La rougeole parut se dissiper, plus promptement même qu'il n'est d'usage ; la toux subsista, le crachement de sang survint, les règles se supprimèrent, il y eut de l'oppression, la fièvre étoit continue. Je fus consulté, dans le mois de mars 1789. Voici qu'elle fut ma réponse. L'état dans lequel se trouve madame la consultante, mérite d'autant plus d'attention, qu'il pourroit devenir plus grave s'il étoit négligé ; sa poitrine est engorgée, il faut prévenir qu'il ne s'y fasse une ultérieure congestion ; il y a apparence que l'humeur de la rougeole, dont l'éruption n'a pas été complette, et dont la résolution, même de la portion qui s'est portée à la peau, n'a paru ni régulière, ni parfaite, affecte les parties internes, et que c'est elle qui occasionne l'irritation et l'excès de sensibilité que la malade éprouve,

ainsi que la cessation des règles et la petite
toux habituelle ; mais comme la malade est
extrêmement maigre , il faut prendre garde
de n'employer que les dépuratifs les plus doux
et combinés avec les humectans et les adoucissans ; nous conseillons à la malade de
commencer son traitement.

1°. Par se faire mettre des sang-sues à l'anus ,
pour extraire , par ce moyen , environ deux
palètes de sang ; il faudra même réitérer cette
espèce de saignée , pour suppléer , pour ainsi
dire , aux règles , et empêcher que le sang ne
se porte de plus en plus à la poitrine , en ayant
toujours égard à l'état de pléthore.

2°. Madame se fera pratiquer un cautère au
bras pour procurer une évacuation et une diversion à l'humeur morbifique; nous recom-
mandons d'avoir le soin d'en entretenir doucement la suppuration.

3°. Il faut que madame la consultante fasse
un usage très-constant des boissons adoucissantes ; qu'elle prenne tous les matins une chopine de petit lait bien clarifié , qu'on coupera
avec une infusion de feuilles d'oranger , de
fleurs de tilleul et de fleurs de bourrache; on
pourroit mêler cette infusion anti-spamodique
avec de l'eau de poulet ou de veau , enfin

avec la boisson relâchante qui lui passeroit le mieux.

4°. Après un usage suivi de cette boisson anti-spasmodique, coupée et prise le matin à jeûn, madame pourra user de l'infusion anti-spasmodique seule, dans la soirée, en ajoutant, dans chaque tasse, une cueillerée à café de syrop de mûres, de guimauve, de violette ou autre syrop adoucissant, mais en petite quantité ; nous préférons même l'usage du sucre pour l'édulcorer aux syrops, qui sont le plus souvent gâtés de vétusté.

5°. Dans le mois d'avril, madame suspendra, pour le matin seulement, sa boisson anti-spasmodique, et elle prendra à jeûn trois onces de suc de pissenlit bien dépuré dans une chopine de petit lait, d'eau de veau ou d'eau de poulet.

6°. Elle fera usage du lait d'ânesse, dans le mois de mai, le matin à jeûn, et à la dose d'un poisson ou d'un petit verre seulement ; en procédant par degrés, on accoutumera insensiblement l'estomac à cet aliment médicamenteux : la malade pourroit prendre, immédiatement après, le lait ; s'il ne passoit pas bien, et même plusieurs fois dans la journée, dix ou douze grains de magnésie blanche, ce moyen suffit quelquefois pour tenir le ventre libre, si le lait d'ânesse ne produit pas cet effet.

7°. Pendant l'usage des remèdes ci-dessus, madame doit prendre deux ou trois bains par semaine, en observant qu'ils soient seulement tièdes ; elle ne prendroit que des demi-bains, si elle ne pouvoit facilement supporter de grands bains.

8°. Pour que ces remèdes aient un heureux effet, il faut que la malade suive le régime le plus sain ; elle ne doit jamais faire maigre, ni jeûner, et elle doit vivre des viandes bouillies et rôties, point de ragoûts. Les fruits fondans, les légumes herbacés cuits, lui seront très-convenables ; l'usage du potiron sera efficace ; jamais du café, ni du vin pur.

9°. L'exercice au grand air et beaucoup de dissipation, sont ici de vrais remèdes ; il faut sur-tout que madame s'abstienne, non-seulement de chanter, mais même de prononcer l'office. Ce traitement a eu le plus heureux effet.

Remarques.

On a pu observer, par le résultat de l'ouverture des corps, que dans ceux qui ont succombé dans les premiers tems de la petite vérole, les poumons étoient gonflés et comme injectés

dans toute leur substance, d'un sang noirâtre ;
que l'inflammation a même quelquefois causé
une exsudation lymphatique, qui a produit de
fortes adhérences des poumons avec la plèvre :
on a encore observé dans les personnes mortes,
dans les premiers tems de la petite vérole,
que, non-seulement les poumons dont nous
venons de parler, étoient ainsi affectés, mais que
les autres viscères, soit parenchimateux, soit
membraneux, étoient plus rouges, plus ou moins
gonflés, et d'une texture plus molle ; mais jamais je n'ai apperçu dans ces viscères, ni tubercules, ni boutons varioliques qui eussent au
moins l'aspect de ceux qui se forment à la surface du corps, ce qui est bien conforme aux
belles observations du célèbre M. *Cotunni* (50).
On ne peut attribuer cet engorgement sanguin,
dont je viens de parler, qu'à un état de pléthore vraie ou fausse des vaisseaux sanguins,
sur-tout de ceux du poumon, ce qui est bien
annoncé par la fièvre, la chaleur, la rougeur,
l'agitation, les insomnies, les délires, les
hémorragies, enfin, par une telle difficulté de
respirer, que la respiration est entre-coupée,
avec des bâilliemens, des soupirs ; accidens
qui ne peuvent provenir que de la grande ré-

---

(50) De sedibus et causis variolarum neapoli, 1769.

plétion des vaisseaux sanguins du poumon. Ce viscère contient presqu'autant de sang, que les autres parties du corps ensemble; il est dans un mouvement continuel, et l'on ne peut douter que ce ne soit dans ces vaisseaux que se fait le reflux du sang, qui, par des circonstances particulières, ne peut aborder ailleurs : si sa quantité vient donc à être augmentée réellement, c'est dans le poumon que cet excès doit sur-tout se faire sentir; et si, à ces considérations, on ajoute celle d'une espèce de raréfaction, ou d'expansibilité de ce liquide qui a lieu alors, il en résulte une telle pléthore vraie et fausse, que les vaisseaux sont surchargés, et qu'il survient, ou des dilatations forcées, ou des ruptures, ou enfin des extravasions du sang dans le tissu du poumon, par les extrémités vasculaires, qui s'ouvrent naturellement dans leurs cellules ; de-là tous les symptômes inflammatoires qui font quelquefois périr promptement les malades, et c'est alors qu'à l'ouverture du corps on trouve les poumons rouges, livides, et même enflammés jusqu'à la gangrène.

Mais si cette cause n'a pas été assez puissante pour produire la mort, il reste alors dans les poumons une congestion, quelquefois granu-

leuse ou tuberculeuse, laquelle, en terminant
par la suppuration, fait périr les malades d'une
vraie phthisie. A cette cause, qui n'est que trop
réelle, on peut en joindre une autre qu'il est facile de déduire de la nature même des maladies
exanthématiques ; indépendamment de la matière variolique qui s'est fait jour par l'éruption,
il y a, dans les personnes qui viennent d'avoir la
petite vérole, une humeur acrimonieuse (31),
qui ne se porte pas seulement à la peau sous
la forme de boutons, mais qui exerce encore
dans l'intérieur ses effets funestes.

Les médecins savent en effet qu'après la
petite vérole, il survient des boutons, des
furoncles, même des anthrax très - malins ;
ils savent aussi qu'après cette maladie éruptive, les opthalmies sont très-fréquentes, que
les maux de gorge sont très-communs, ainsi
que les affections érésipélateuses et les gonflemens, soit des parotides, soit des glandes
axillaires ou des inguinales ; il paroît donc
qu'il reste après cette maladie, ou au moins
qu'il se développe une humeur acrimonieuse,
qui peut se porter encore à la surface du

---

(31) Voyez les remarques judicieuses du célèbre M. Cot-
tunni dans l'ouvrage cité, et qui est si digne d'éloge.

corps ou sur diverses parties internes, sur des viscères essentiels à la vie, comme le poumon, etc.

Il en est de même des autres fièvres éruptives, telles que la rougeole, les taches scarlatines et pourprées de fièvres malignes, qui détruisent l'épiderme et même la peau, en y produisant quelquefois des espèces d'escarres, qui peuvent occasionner des suppurations, et la gangrène de diverses parties. Le sang du poumon doit donc avoir la même qualité délétère, ou doit du moins en participer : aussi les personnes qui ont eu des maladies éruptives dont les suites ont été funestes, ont-elles offert, à l'ouverture de leur corps, des congestions sanguines dans le poumon, comme on l'a vu ci-dessus (3a), ou bien des ulcérations (II, III) qui ont terminé par la phthisie.

La nature, en excitant des hémorragies, prévient quelquefois heureusement cette funeste terminaison : aussi voit-on les enfans en éprouver ordinairement de très-considérables par le nez, et les filles même avoir des hémorragies

---

(3a) Voyez ci-dessus, pag. 165 et 166.

utérines , quoiqu'elles ne soient point nu-
biles. Il n'est pas rare non plus de voir des
femmes qui viennent d'être réglées abondamment , éprouver des pertes utérines dans la
première invasion de la petite vérole ou de
la rougeole ; cette sorte d'hémorragie leur
est ordinairement salutaire. Ces procédés
de la nature , ne doivent-ils point être une indication pour le médecin , et la saignée ne
doit elle pas être prescrite en pareil cas ? La
plupart des phthisies qui surviennent après la
petite vérole , ne sont-elles pas la suite d'une
pareille négligence ?

Il importe donc souvent de recourir à la saignée dès que cette espèce de phthisie s'annonce par ces premiers symptômes. *Neque
quidem*, dit *Morton*, *vel præcaveri , vel curari
ullo modo potest absque tempestivis et repetitis
venæ sectionibus , ut cumque debilis esse
videatur ægrotantis status* (33). On peut
ajouter à cette autorité celle de Baillou et
de plusieurs autres médecins célèbres de
Paris, qui ont démontré , par des observations nombreuses , que cette pratique étoit
salutaire. Ceux qui se sont déclarés contre la
saignée, en pareil cas , n'ont pu guères s'étayer

____

(33) De phthis. pulmonar. *lib. 3, cap.* 12.

que sur l'abus qu'on en a pu faire, et, en
effet, elle doit être prescrite à propos comme
tous les remèdes efficaces ; elle seroit même
meurtrière si on la pratiquoit sur des sujets
dont les vaisseaux seroient déjà dans une espèce de vacuité, ou lorsque les poumons sont
atteints d'une vraie suppuration, ce qui arrive
quand la phthisie est déjà avancée.

Parmi les causes nombreuses qui font dégénérer en phthisie les maladies éruptives, on
peut compter l'usage barbare des échauffans
et des sudorifiques, administrés indistinctement à toutes sortes de sujets et dans tous les
cas : quelquefois même, lorsque la chaleur est
singulièrement exaltée par la fièvre, ce traitement mal entendu, et fondé seulement sur
des opinions populaires et sur les idées d'un
prétendu venin qu'il faut chasser au - dehors,
trouble la marche de l'éruption ou même l'arrête ; il augmente l'engorgement du poumon,
et occasionne souvent une phthisie incurable.
Il faut prévenir une pareille dégénération de
la maladie par l'usage des boissons légèrement
rafraichissantes et adoucissantes, telles que
l'eau de poulet, le petit lait, l'eau d'orge ; et
si jamais on doit recourir aux diaphorétiques,
ce n'est qu'aux plus légers, tels que l'eau de

coquelicot , de bourrache , de tilleul , les sucs
dépurés des plantes nitreuses ; ce n'est même
que lorsque le malade n'est plus dans un état
trop fébrile que ces remèdes peuvent convenir.

Il faut craindre l'usage des remèdes échauffans , parce qu'ils augmentent plutôt la congestion du sang dans les poumons , qu'ils ne
sont propres à la détruire. Il y a, dans ces sujets , une telle disposition inflammatoire, qu'on
ne sauroit trop s'occuper à la prévenir. *Spiri-
tus enim atque humores in habitu corporis ,
cum jam diu pabulum , seu nutrimentum à
sanguine nimis accenso et calefacto recepe-
runt , difficulter admodum præter naturalem
istum calorem deponunt* (35). Il faut donc per-
sister dans l'usage des boissons dont nous venons
de parler , les laitages peuvent aussi produire
des effets salutaires , et , en pareil cas , le lait
d'ânesse doit être préféré , sur-tout lorsque le
malade a fait un long usage des remèdes légèrement dépuratifs, tels que les sucs des plantes
chicoracées : il est alors souvent nécessaire
d'ouvrir un cautère; les vésicatoires sont susceptibles encore d'un avantage manifeste; mais
il faut entretenir la suppuration avec l'onguent
exutoire, le plus doux , pour n'exciter que le

____

(35) *Morton , de phthisi pulmonari. lib. 3 , cap.* 12.

moins d'irritation possible : si on la voyoit
augmenter , on redoubleroit les boissons indiquées, et on y joindroit l'usage des bains légèrement tièdes , soit en se bornant à des pédiluves ,
soit en baignant tout le corps ; ces bains pourront diminuer la chaleur, et relâcher le tissu
du poumon en favorisant la transpiration.

On doit cependant convenir que la phthisie
succède plus rarement à la petite vérole , qu'aux
autres fièvres exanthématiques , à moins qu'elle
n'ait été troublée dans sa marche par un traitement mal entendu ; il arrive même quelquefois le contraire à l'égard des sujets débiles.
J'en ai vu qui avoient toutes les dispositions
à devenir phthisiques, et qui, non-seulement
ne le sont pas devenus après la petite vérole
qu'ils ont essuyée , mais même qui ont joui
d'une santé bien meilleure qu'auparavant. Il
n'en est pas de même de la rougeole , qui
attaque des enfans délicats et menacés de la
phthisie. Combien n'en a-t-on pas vus à qui
la rougeole, survenant dans ces tristes dispositions, a occasionné la phthisie !

Les dartres et la gale (36) sont aussi suivies

____

(36) Voyez Lorry , *de morbis cutaneis introduct.*
p. 27. M. Lorry parle d'une phthisie qui survint à un

de la même affection pulmonaire. J'ai vu la phthisie occasionnée par la répercussion d'une humeur érésipélateuse : une fille de quinze ans, dont l'évacuation périodique éprouvoit des dérangemens, eut des éruptions érésipélateuses en diverses parties du corps : ses règles se supprimèrent ; il se déclara une petite toux, avec un crachement de sang ; il survint de l'oppression, de l'enflure aux jambes, et cette jeune personne périt phthisique.

Mademoiselle de Tournon, madame Dubarry la jeune, l'une des plus belles personnes de son tems, ayant éprouvé diverses éruptions d'une nature dartreuse sur le visage, les fit dissiper par les topiques répercussifs, tels que l'extrait de Saturne. Elle me consulta peu de tems après pour une légère difficulté de respirer, qui avoit été suivie de la toux, et d'une expectoration de quelques filets de sang, avec suppression de ses règles.

Je lui conseillai de se faire mettre un grand vésicatoire au bras, de se faire saigner du pied ; mais elle ne voulut se soumettre à aucun remède. D'autres médecins la traitèrent, et ce

homme à la suite d'une gale mal traitée ; il ajoute que cette sorte de phthisie est lente. *Nec nisi per longam annorum seriem perimere aptam.* Ibid. p. 232.

ne fut qu'à la dernière extrémité qu'elle con-
sentit à se faire mettre les vésicatoires, lorsqu'elle étoit dans le marasme le plus parfait ;
ces exutoires furent alors inutiles, et elle
périt phthisique peu de jours après.

Au moins en 1789, j'ai été appellé en consultation avec MM. Lamotte et Vicq-d'Azir, pour
madame de Lang**, atteinte d'une toux violente, avec difficulté dans la respiration, diminution et retard des règles ; elle avoit eue
pendant long-tems une éruption au visage. Nous
conseillâmes la saignée du pied ou les sang-
sues à l'anus et à la vulve, un cautère au bras,
des boissons relâchantes et adoucissantes,
et dans la suite les eaux de Bonnes. Le médecin ordinaire crut ne point devoir mettre en
usage plusieurs des remèdes proposés dans cette
consultation, la maladie lui paroissant moins
dangereuse que nous ne l'avions jugée ; cependant, elle fit des progrès, les symptômes augmentèrent de plus en plus. Je fus appellé pour la
seconde fois en 1790, avec M. Lemonnier et
M. Vicq-d'Azir. On ne voulut pas nous montrer la malade, mais on nous fit voir la matière de l'expectoration, que nous jugeâmes
être du vrai pus. La malade mourut peu de
tems après, au grand regret de ses parens,

dont elle étoit tendrement chérie, et de tous ceux qui l'avoient connue.

Une autre maladie de ce genre que j'ai traitée, a eu un succès plus heureux ; et comme elle a présenté des accidens singuliers auxquels il a fallu obvier, je vais en rapporter l'histoire.

Madame Vidal, femme d'un agent de change, (en 1773), éprouva, vers l'âge de seize ou dix-sept ans, de fréquentes éruptions, de la nature des érésipélateuses, sur différentes parties du corps, et principalement sur le visage ; elle n'avoit point encore eue d'évacuation menstruelle, lorsque ces éruptions parurent : une toux incommode et de longue durée, qui avoit précédé, tourmentoit beaucoup la malade, et ne diminuoit que lorsque l'éruption commençoit à paroître, ou ne cessoit que lorsque l'éruption étoit finie. Comme cette toux étoit accompagnée de la fièvre et que le pouls étoit dur, on la faisoit saigner, et on lui prescrivoit des boissons adoucissantes ; et lorsque la fièvre avoit cessé, on lui donnoit des diaphorétiques légers, tels que l'infusion de coquelicot, de tilleul, etc. Les règles qui commencèrent à paroître, firent espérer une cessation de cette maladie ; et, en effet, les symptômes

symptômes d'une pulmonie imminente, n'eurent
plus lieu pendant l'espace de quelques mois ;
mais les règles s'étant dérangées encore, les éruptions érésipélateuses revinrent, et furent précédées d'une espèce de fièvre lente, avec des redoublemens le soir ; la toux étoit opiniâtre, et
duroit sans relâche les jours et les nuits ; il y
eut des crachemens de sang à différentes reprises : la maladie empiroit chaque jour, et
on voyoit tous les symptômes de la phthisie se développer de la manière la plus alarmante ; l'éruption cutanée venant de nouveau à reparoître, tous les symptômes commençoient à diminuer, et finissoient par disparoître lorsqu'elle étoit complète.

Ces éruptions érésipélateuses, toujours précédées d'un état très-inquiétant, n'avoient
point d'époques précises ; on les a vues revenir deux fois dans un mois, et elles ont
quelquefois disparu pendant trois et même
quatre mois de suite ; elles étoient plus fréquentes l'hiver que l'été. L'évacuation menstruelle étoit toujours irrégulière ; cependant
on avoit soin de faire saigner la malade
lorsque l'état du pouls paroissoit l'exiger, et
l'on préféroit la saignée du pied à celle du
bras. Je fis établir un cautère au bras, et même,

dans des circonstances orageuses , j'étois obligé
de faire mettre un et même deux vésicatoires ,
l'un au bras et l'autre à la cuisse : la malade
a fait aussi un long usage des boissons adoucissantes , du lait d'ânesse avec les sucs des
plantes légèrement anti - scorbutiques , et des
bouillons de tortue ; ce qui l'a empêchée de
tomber, non-seulement dans un plus grand
dépérissement , mais ce qui a même contribué
à l'engraisser : les règles ont eu un cours régulier ; elles ont été plus abondantes , et en
même - tems les éruptions érésipélateuses ont
diminué peu-à-peu , et ont fini par disparoître
après plusieurs années de traitement.

On voit , par cette observation , que je pourrois étayer de plusieurs autres (57) , combien il
importe , pour prévenir la phthisie exanthématique , de ralentir l'effort de la circulation
sur les vaisseaux du poumon , et de prévenir
l'extravasion du sang dans son tissu , en diminuant avec circonspection sa quantité par des
saignées , et son expansibilité par des boissons
adoucissantes et rafraîchissantes. Ce premier

----

(57) Voyez précédemment à l'article phthisie pléthorique , l'observation intéressante dont madame la Comtesse d'Aranda a fait l'objet, *page* 119.

effet une fois obtenu , on détruit la congestion qui s'est d jà faite dans le poumon , par les vésicatoires aux bras , et par les boissons légèrement diaphorétiques et altérantes , telles que les infusions théiformes de squine , de sassafras , de coquelicot , de sureau , de tilleul , qu'on peut aiguiser avec le kermès minéral ou avec l'oximel scillitique ; on peut aussi y joindre l'usage des eaux minérales de Bonnes , de Cauterets , coupées avec le lait ou seules , en quantité plus ou moins grande , suivant l'état inflammatoire du sujet , la pléthore et la raréfaction du sang étant toujours un obstacle à l'usage de ces eaux. Enfin, on termine, pour rétablir les forces, par prescrire les laitages qui sont analeptiques et adoucissans , et l'on préfère d'abord les plus légers , tels que celui de jument, celui d'ânesse , qui est plus d'usage , pour passer ensuite à celui de vache , coupé avec quelque eau adoucissante , et donnés plusieurs fois le jour si le malade peut les supporter.

Nous avons vu aussi des phthisies survenir après des gales répercutées (38) ; et bien loin

(38) Voyez à ce sujet Morton , *phthisiologia exanthematica* ; l'ouvrage de M. Lorry, *de morbis cutaneis.* Voyez aussi l'*hist. anat.* de Lieutaud. obs de Welschius, T, I. p. 524.

que les symptômes de cette maladie eussent alors une marche lente , comme M. Lorry l'a dit , nous les avons vus se succéder très-rapidement, et la phthisie parcourir ses périodes de la manière la plus aiguë. Il convient donc alors de ne pas perdre du tems pour en prévenir les tristes effets.

Une femme de chambre de madame de Broglie la jeune, éprouva une éruption galeuse, qui disparut peu de tems après : la toux survint avec une oppression de poitrine et une difficulté extrême de respirer, avec des quintes de toux convulsives ; le visage se bouffit, ainsi que les extrémités supérieures qui s'enflèrent considérablement. Les règles se supprimèrent, la malade se plaignit d'une vive douleur à la poitrine , la fièvre s'alluma et continua une trentaine de jours, avec des redoublemens le soir, qui faisoient craindre pour une phthisie aiguë. Je fus appellé : j'ordonnai de saigner du pied la malade ; je lui fis mettre deux grands vésicatoires aux bras ; elle but abondamment des infusions théïformes , de bouillon blanc , de tilleul , de bourrache , coupées avec du petit lait, de l'eau de poulet. A proportion que la fièvre diminua, on insista davantage dans l'usage des boissons diaphorétiques. Lorsqu'elle

fut bien finie, je prescrivis à la malade l'usage
intérieur du soufre bien lavé, à la dose de trois
grains, quatre fois dans la journée.

La bouffissure diminua ; la peau devint
moite ; une éruption cutanée dans les articulations eut lieu ; l'oppression et la difficulté de
respirer diminuèrent ; l'éruption psorique se
renouvella ; la malade continua une quaran-
taine de jours l'usage du soufre intérieurement ;
elle prit le suc des plantes chicoracées ; elle
porta long-tems les vésicatoires, et elle guérit
radicalement.

Nous venons de rapporter quelques exemples de la phthisie pulmonaire qui a succédé
aux éruptions exanthematiques ; nous avons
aussi rapporté quelques heureux traitemens
qui ont prévenu cette triste terminaison.

Cet article eût été infiniment plus long, si nous
avions voulu détailler tous les exemples de
cette espèce que nous avons pris la peine de
recueillir, étant extrémement fréquens.

Je dirai cependant encore, qu'on a vu des abcès dans divers endroits de la surface du corps,
tarir, soit naturellement, soit par un mauvais
traitement, et donner bientôt lieu à la phthisie
pulmonaire. Qu'on prenne donc garde de ne
point fermer promptement les cautères, sur-

M 3

tout ceux qui fournissent une abondante suppuration et qui sont anciens. Il est aussi très-
dangereux de supprimer de grands vésicatoires.
La nature succombe plus ou moins vite si on
vient à lui fermer les voies par lesquelles elle
se délivre des matières délétéres qui la mo-
lestent ; bientôt elles affectent le poumon et
donnent lieu à la phthisie.

Les diarrhées anciennes supprimées ont été
suivies de la même maladie : j'en ai vu un
exemple fâcheux dans une dame qui éprouvoit , depuis plus de vingt ans , un dévoiement très-copieux presque tous les jours ;
elle crut pouvoir le supprimer, et elle s'adressa ,
à cet effet , à un médecin très-officieux , qui
lui fit prendre long-tems de l'eau de rabel à
haute dose, dans une décoction de grande con-
soude et de plantain. Le dévoiement diminua;
il cessa enfin : alors la malade maigrit ; il lui
survint de la toux , et dans peu elle eut tous
les symptômes de la phthisie dont elle périt.

J'ai vu un autre phthisique qui croyoit pouvoir attribuer la cause de sa maladie à la suppression d'une copieuse sueur des aisselles
qu'il avoit éprouvé pendant long-tems. Comme
cette sueur avoit de la mauvaise odeur, il crut
pouvoir la supprimer, en mettant sous ses ais-

selles de l'alun en poudre, tantôt dans un
sachet et tantôt sur la peau même. Il remplit
l'objet qu'il s'étoit proposé; mais trois ou quatre
mois après, il eut de l'enflure au bras, il lui
survint une toux sèche et fréquente, sa respiration fut difficile, la fièvre s'alluma et fut
continue, le malade cracha du sang, et dans
la suite du pus; les sueurs furent copieuses,
sur-tout le matin, et enfin le dévoiement réduisit le malade au dernier degré de marasme
et à la mort.

On trouva à l'ouverture de son corps divers
abcès dans les lobes du poumon. Cette ouverture fut faite en 1767 par M. le Duc, alors
mon prévôt d'anatomie (39).

---

(39) C'étoit un excellent anatomiste, et plein de zèle
pour les dissections et pour l'instruction des étudians.
Il disséqua avec quelques-uns d'eux, pendant un hiver
pluvieux, et dans le tems qu'il régnoit une fièvre catarrhale putride, le corps d'un homme qui en étoit
mort : deux de ses malheureux disciples périrent d'une
fièvre putride. M. le Duc en fut aussi affecté ; sa fièvre
étoit continue et avec des redoublemens violens ; il resta
plusieurs jours dans le délire ; le ventre étoit météorisé.
Cependant les boissons anti-phlogistiques et relâchantes
légèrement émétisées, une saignée du pied, l'application des sang-sues aux tempes, les vésicatoires aux

Je pourrois rapporter plusieurs autres exemples de phthisies qui sont survenues après des excrétions arrêtées ; les loupes même de cause interne peuvent être considérées comme une espèce de dépôt, d'une humeur surabondante et viciée, qui se fait dans le tissu cellulaire, souvent immédiatement sous la peau : des phthisies sont survenues après l'extirpation de ces loupes ; j'en ai vu un exemple dans un ecclésiastique qui s'en fit extirper une ancienne et aussi grosse que le poing, qu'il portoit au-dessous de l'oreille droite, correspondant à l'apophise mastoïde. L'opération parut heureuse ; mais, trois mois après, le malade maigrit, toussa et termina par mourir phthisique. M. Lorry a également vu survenir la phthisie

jambes, l'usage du quinquina sur la fin de la maladie et après un dégorgement des viscères abdominaux, parurent rétablir le malade ; cependant il éprouva quelque tems après de l'oppression avec beaucoup de difficulté de respirer ; la toux survint, et les symptômes de la phthisie se déclarèrent. Cet anatomiste partit pour Liége sa patrie, et y périt bientôt après son arrivée, après avoir eu diverses éruptions sur le corps et un abcés sous une des aisselles ; peut-être que si on avoit remplacé les vésicatoires des jambes par un autre au bras ou par un cautère, on eût évité cette fâcheuse terminaison.

après l'extirpation d'une loupe placée sur la
tete (40).

On voit, par ces exemples, que la phthisie
peut survenir après des excrétions arrêtées, la
matière morbifique refluant alors très-souvent
sur les poumons. Nous avons ailleurs fait connoitre les effets des diverses maladies de la
peau qui ont terminé par affecter le poumon;
nous ne ferons que rappeller ici ceux qui surviennent après des écoulemens vénériens im-
prudemment arrêtés, et dont nous parlerons
ailleurs (41).

Nous pourrions rapporter d'autres exemples
de métastase et de contre-coups qui ont été
également suivis de phthisie pulmonaire; mais
comme le résultat seroit le même, nous les
passerons sous silence pour être plus succints.
Qu'il nous suffise seulement de faire observer
que parmi les métastases sur le poumon qui
ont été observées, celles du cou, du bras, des
aisselles, sur ce viscère, sont les plus fréquentes, et il suffit, pour en connoitre la cause,
de considérer les communications du tissu

____

(40) *De morbis cutaneis*, p. 627..
(41) Voyez plus haut l'art. de la phthisie vénérienne.

cellulaire de ces parties avec celui du poumon ;
la voie de communication est courte et facile,
ce qui fait que la matière de l'enflure ou des
tumeurs du cou et des extrémités supérieures,
y reflue facilement, d'où résultent des phthisies par métastase. Nous en avons rapporté
des exemples dans cet ouvrage, et si l'on en
vouloit trouver d'autres de ce genre qui ne
nous paroissent pas moins curieux, on pourroit consulter ce qui a été déjà dit sur ce sujet
dans celui de M. Lieutaud (42). On trouvera encore plus bas un mémoire sur les communications des extrémités supérieures avec le
poumon, que nous avons lu à l'Académie des
Sciences, et que nous croyons nécessaire de
de réimprimer dans cet ouvrage.

Il est peut-être inutile d'ajouter, d'après ce
qui vient d'être dit, que le meilleur des remèdes
contre ces phthisies par métastase, est le vésicatoire ou le cautère ; le premier est d'abord
préférable, parce qu'il agit plus vite ; on a ensuite recours au cautère pour laisser une issue
libre à l'humeur morbifique ; mais les vésicatoires doivent être promptement appliqués pour

---

(42) Voyez anatomie historique et pratique, t. 1, art.
du tissu cellulaire, p. 360 et 361.

produire des effets salutaires ; car si on attend ,
pour les mettre , que l'humeur ait reflué sur
les poumons et en ait altéré la texture , leur
usage devient inutile , il s'est formé alors un
cautère intérieur que les exutoires externes
ne peuvent tarir : si le malade est réduit à un
grand degré de foiblesse et de maigreur , on
accélère sa ruine par les exutoires ; ces égoûts
donnent alors issue à l'humeur nourricière
plus qu'à l'humeur morbifique.

L'usage des sudorifiques peut être aussi très-
salutaire , mais il faut proportionner leur intensité à l'état du malade ; il lui seroit contraire s'il avoit une forte fièvre et s'il étoit
maigre : on pourroit être assuré , dans ce cas ,
que les sudorifiques augmenteroient le spasme
et l'irritation , et bien loin de procurer l'ex-
pulsion d'une humeur morbifique , ils s'y op-
poseroient en augmentant l'érétisme des solides et la putréfaction des humeurs ; les plus
doux sont les infusions théiformes de tilleul ,
de capillaire , de sureau , les sucs des plantes
de bourrache et le syrop de squine , de sassafras , si le malade les supporte sans inconvéniens , ou encore plus s'il en résulte de l'avantage ; on peut aider l'effet en ces remèdes , si on les
croyoit insuffisans , par les boissons des bois su-

dorifiques, par les pillules antimoniales, et par les remèdes vulgairement connus sous le nom de balsamiques, mais improprement, par les bouillons de vipère; mais, je le répète, il faut toujours prendre garde de ne pas nuire avec des remèdes sudorifiques actifs. On peut faire entrer, dans le régime, les boissons adoucissantes, telles que l'eau et les bouillons de grenouille : ceux de tortue et les laitages, seuls ou coupés avec l'eau seconde de chaux, pourroient trouver ici une heureuse application.

ARTICLE III.

DE LA PHTHISIE CATARRHALE.

OUVERTURES DES CORPS.

OBSERVATION PREMIÈRE.

J'AI connu une femme d'environ trente ans qui avoit été très-sujette à des rhumes catarrheux ; la fièvre finit par s'y joindre avec un crachement de sang et une grande difficulté de respirer. Elle ne voulut jamais consentir à la saignée ; ses règles se supprimèrent , et il lui survint une douleur vers le larinx : le son de sa voix fut d'abord aigu et ensuite rauque. La malade ne pouvoit trouver de soulagement dans aucune position ; elle respiroit également ment avec peine , soit qu'elle restât couchée dans son lit , soit qu'elle fût levée ; ce n'étoit que lorsqu'elle tenoit sa tête inclinée vers la poitrine que sa respiration étoit un peu moins gênée ; son pouls étoit serré et fréquent : elle mourut, vers le sixième mois de sa ma-

ladie , sans avoir éprouvé ni sueurs remarquables , ni dévoiement colliquatif.

L'ouverture de son corps à laquelle j'assistai , fit voir que le siége de cette maladie étoit
dans le larinx et dans la tranchée artère. La
membrane interne de ce conduit étoit rouge
et couverte de concrétions glanduleuses qui
bouchoient une partie du canal aërien : on
en observoit deux dans le larinx qui étoient
beaucoup plus grosses. La substance du poumon étoit saine ; ses vaisseaux paroissoient
seulement un peu plus remplis de sang qu'ils
ne le sont ordinairement. L'oreillette droite du
cœur et le ventricule droit contenoient aussi
beaucoup de sang.

On pourroit rapporter d'autres exemples
qui prouvent que plusieurs personnes sont
mortes d'abcès et d'ulcères formés dans le larinx , sans avoir éprouvé aucuns des symptômes
de la phthisie ; mais il est fréquent de voir cette
maladie succéder aux affections du larinx et
de la trachée artère , parce que les poumons
finissent par s'affecter (43).

---

(43) Voyez divers exemples de ce genre. Lieutaud,
Histor. Anat. Med. lib. II.

OBSERVATION II.

Un homme de cinquante-cinq ans, d'une forte constitution, mais très-souvent exposé aux catarrhes et à l'enrouement, tombe dans une fièvre continue ; il tousse fréquemment et sa voix s'éteint presque entièrement. Au commencement de la maladie, les crachats sont abondans, épais et sordides ; le quatorzième jour, la fièvre aiguë parut dégénérer en une fièvre tierce. Le malade reste douze jours dans cet état, après lesquels il survint des redoublemens précédés de frissons. Il n'y avoit plus de douleur à la poitrine ; sa respiration étoit libre ; le malade pouvoit facilement se coucher sur l'un et l'autre côté ; la fièvre avoit diminué, et l'on concevoit d'heureuses espérances de guérison, lorsque le malade termina sa carrière par une mort presque subite.

On trouva dans la vésicule du fiel une concrétion pierreuse de la grosseur d'un œuf de pigeon, et il n'y avoit pas une goutte de bile liquide. Le poumon droit étoit squirrheux et rempli de tubercules purulens. (Lieutaud, *hist. anat. med.* lib. II. sect. 1. obs. 232).

OBSERVATION III.

Un jeune homme de vingt-un ans, qui n'avoit jamais eu d'autres maladies de poitrine, que quelques rhumes en tems d'hiver, fut attaqué, sur la fin de l'été, d'une toux considérable avec embarras dans la poitrine et grande difficulté de respirer. Les crachats étoient un peu abondans, et la matière expectorée étoit glutineuse. Cette excrétion fut augmentée par l'usage des remèdes légèrement incisifs, le malade se trouvoit déjà un peu soulagé, lorsque son état commença à empirer de jour en jour, les soupçons que l'on avoit eus d'abord sur la formation d'une vomique ne tardèrent pas à être confirmés, car il survint des frissons avec une fièvre hectique, et, bientôt après, une expectoration fréquente et copieuse d'une matière purulente.

Les balzamiques les plus doux dont on fit usage, les détergents que l'on composoit avec l'oliban, la mirrhe, la sarcocole, la conserve d'hysope et de lierre terrestre, la diète blanche à laquelle on mit le malade, ne produisirent aucun effet salutaire. La maigreur augmenta de jour en jour. Il survint des sueurs nocturnes, que nul remède ne pût arrêter, et

une

une diarrhée colliquative emporta promptement le malade.

Ayant ouvert la poitrine, on remarqua une adhérence très-intime entre les lobes du poumon droit et la plèvre. Ayant incisé le parenchime, on le trouva tellement rongé par le pus, que l'on ne voyoit par-tout que des sinus assez considérables, tant en longueur, qu'en largeur; en un mot, tout le poumon droit n'étoit, à proprement parler, qu'un ulcère sinueux. Le poumon gauche avoit, à la vérité, ses lobes très distincts; mais il étoit très-adhérent à la plèvre, et le pus l'avoit tellement rongé dans sa partie supérieure, que l'on pouvoit très facilement enfoncer la main dans le creux qu'il avoit formé. (Hasenorhl. *hist. morb. épid.* obs. 10.)

TRAITEMENS HEUREUX.

OBSERVATION (A).

M. de Merle, ancien ambassadeur en Portugal, fut atteint, au commencement de l'hiver de 1785, d'un léger rhume, auquel il fit peu d'attention. Continuant d'aller dans le monde, comme à son ordinaire, il faisoit toutes les semaines des voyages à Versailles.

A ce rhume, il se joignit un peu de gêne dans la respiration ; les urines furent moins abondantes et un peu plus rouges : bientôt M. de Merle eut peine à soutenir une conversation, non-seulement parce qu'il éprouvoit de fréquentes quintes de toux, mais encore parce que sa voix devenoit rauque, et enfin qu'elle s'affaiblissoit au point de s'éteindre. Le visage se bouffit, les pieds se tuméfièrent, le malade ne pouvoit rester dans son lit sans être obligé de se lever, ou du moins de s'y tenir assis. La fièvre survint ; elle fut continue, et redoubloit tous les soirs : la toux, qui avoit été long-tems sèche et avec des quintes effroyables, sur-tout pendant le redoublement de la fièvre, fut suivie d'une expectoration, d'abord salivaire, mêlée de sang ; elle devint muqueuse, gluante, quelquefois blanchâtre et souvent grisâtre, comme du pus, avec des stries sanguinolentes : cependant la fièvre continuoit et redoubloit ; le malade éprouva, à la suite de ces redoublemens, d'abord de la moiteur, et enfin, après d'autres redoublemens, de la sueur. Cet état dura plusieurs semaines : M. de Merle maigrit considérablement ; enfin son état étoit tel, qu'il avoit tous les signes apparens d'une phthisie catarrhale confirmée , et , par conséquent , qu'on devoit avoir peu d'espérance de le voir revenir à la santé.

Le traitement de cette maladie ne laissoit pas que de présenter de la difficulté : d'un côté , je voyois qu'il y avoit une pléthore sanguine bien marquée , le pouls étant très-plein ; et de l'autre , que le malade avoit des signes précurseurs d'une hydropisie de poitrine , tels que l'enflure des extrémités , la diminution des urines et l'oppression.

Je pensai que celle-ci étoit une suite de l'engorgement du poumon, en partie sanguin , et qu'il falloit commencer par le diminuer par la saignée du bras. Cette saignée ne suffit pas ; je fis mettre des sang-sues à l'anus , pour extraire , par ce moyen , environ deux palettes de sang : l'oppression diminua considérablement, les urines devinrent plus abondantes , il n'y eut plus autant de sang dans les crachats , ils ne furent, dans quelques jours , qu'un peu sanguinolens. Le malade put rester plus longtems couché horizontalement dans son lit ; il dormit quelques heures d'un sommeil plus ou moins entrecoupé ; la toux n'étoit plus aussi fréquente ; la voix étoit plus forte, moins rauque : cependant, comme, lorsque le malade parloit, il lui survenoit quelquefois des quintes de toux violentes, je lui conseillai de parler le moins possible, ce qu'il exécuta si ponctuellement, qu'il resta plusieurs jours sans presque dire un mot, parlant plutôt par signes et par gestes, que verbalement. J'ai vu peu de malades aussi maîtres d'eux-mêmes que l'a été M. de Merle; il a suivi le traitement que je lui ai prescrit, avec un courage et une exactitude bien rares. Pendant les premiers jours de cette maladie, il prenoit pour boisson les tisannes adoucissantes d'eau d'orge, de syrop de violette, d'eau de poulet légèrement nitrée. La nuit, il prenoit quelques tasses d'une émulsion très-légère; on lui donnoit pour toute nourriture deux ou trois bouillons de grenouilles, et autant de bouillons de veau bien légers; on lui permit un peu de compote de fruit, une poire crue, quelques grappes de raisin, etc.; il prenoit fréquemment des lavemens émolliens. Lorsqu'il n'y eut plus de signe d'inflammation, le malade prit le matin quatre onces de sucs dépurés de pissenlit, de bourrache et de cerfeuil; il fallut les couper avec du petit-lait clarifié. Ce traitement fut continué environ un mois. Les accidens de la maladie se dissipèrent, et M. de Merle reprit ses forces. Il revint dans le monde , et continua de jouir d'une bonne santé pendant quelque tems; mais soit qu'il ne la soignât plus , soit que sa maladie ne fût pas entièrement détruite , elle reparut six mois après , presque avec autant de violence que la première fois ; difficulté de respirer , crachement de sang , diminution des urines , toux fréquente , etc. Le traitement qui avoit si bien réussi , fut réitéré ; il eut le même succès. Je crus de plus , pour éviter la récidive , devoir faire mettre un vésicatoire au bras. Je prescrivis la saignée par les sang-sues à l'anus , et j'en fis réitérer l'application , à quelques distances éloignées ; le malade fit usage des eaux sulphureuses de Bonnes, des sucs dépurés des plantes chicoracées , des extraits des mêmes plantes pendant l'hiver , des boissons adoucissantes légèrement diurétiques. Avec ce traitement et un bon régime , il a recouvré la santé la plus parfaite , telle qu'il ne s'est jamais mieux porté.

Je pourrois rapporter plusieurs autres observations sur des maladies semblables, qu'on a combattues avec un traitement presque égal, et avec le plus grand succès. J'en ai vu aussi plusieurs autres qui ont malheureusement terminé, et presque toujours ceux qu'on a traités avec les expectorans échauffans et irritans.

O B S E R V A T I O N (B).

Le fils de M. Dupré, négociant, rue Saint-Denis, étoit âgé d'environ dix-huit ans ; il avoit joui jusqu'alors d'une bonne santé : il fut atteint d'un rhume (en 1775) qui parut ordinaire ; il fut négligé. Le jeune homme continua de sortir avec un tems pluvieux ; sa voix devint rauque, la fièvre survint ; elle étoit légère pendant le jour, mais elle redoubloit la nuit ; il y eut quelques petits crachemens de sang ; les urines étoient très-rouges, le visage bouffi ; le malade avoit de la peine de rester dans son lit, sur-tout de s'y coucher horizontalement ; en peu de jours il lui fallut plusieurs oreillers ; il mouchoit continuellement une humeur séreuse, lympide, qu'il disoit être très-âcre (44) ; son nez étoit gonflé, rouge, et la partie de la lèvre supérieure subjacente étoit aussi gonflée et comme excoriée. Un chirurgien qu'on appella crut qu'il falloit at-

______

(44) Voyez quelques observations de Morgagni sur l'acrimonie de cette humeur catarrhale. *Tom. II. epist. de spato sang. epist. XXII. n°. 21.*

taquer ce catarrhe par les expectorans actifs ;
il prescrivit le looch blanc avec trois grains de
kermès, le suc de bourrache, à la dose de cinq
à six onces par jour ; mais ce traitement ne fit
qu'augmenter le mal, et auroit bientôt conduit
le malade à sa perte. Appellé pour lui donner des soins, je le trouvai avec une forte
fièvre ; sa respiration étoit très-embarrassée,
et avec des quintes de toux, rares, mais très-
violentes. Je conseillai de le saigner du bras ;
cette saignée fut réitérée trois fois. Le malade
but de l'eau de poulet, de l'eau d'orge, du
syrop de violette dans une infusion émolliente,
et fit usage du looch blanc simple. La fièvre
diminua ; on lui mit alors un grand vésicatoire
au bras, et lorsque la fièvre fut encore plus diminuée, les boissons et les lavemens anti-phlogistiques furent continués, et dans peu, le catarrhe qui auroit indubitablement terminé,
ou par une péripneumonie, ou par la phthisie
pulmonaire, fut guéri et sans aucune suite fâcheuse.

Je pourrois rapporter l'histoire de divers catarrhes qui ont terminé par devenir inflammatoires par l'abus des échauffans, et d'autres
dont on a prévenu cette fâcheuse terminaison,
ou dont on a arrêté les progrès par les saignées

et par les boissons adoucissantes. Je ne puis
m'empêcher de dire qu'il n'y a rien de plus
fréquent que de voir des phthisies occasionnées
par les remèdes échauffans : il y a , sans
doute, un milieu à tenir ; quand la nature est débile , que les sujets sont flegma-
tiques , dont le pouls est lent, plutôt vuide que
plein , il faut exciter les forces et administrer
les remèdes qui donnent de l'activité et qui
peuvent par-là atténuer l'humeur catarrhale :
mais il est bien plus fréquent qu'il faille hu-
mecter, relâcher , modérer l'activité du pouls,
saigner même , pour prévenir la congestion et
l'inflammation du poumon.

OBSERVATION (C).

M. Dugage fut atteint (en 1774) d'une affection catarrhale qui fut d'abord assez légère. Il
éprouvoit un embarras dans les cavités nazales
qui génoit la respiration. Bientôt la difficulté de
respirer augmenta ; la fièvre survint, le soir
seulement, mais elle termina par être continue
et avec des redoublemens considérables et
fort irréguliers ; la toux devint violente pendant les redoublemens, d'abord sèche, et ensuite elle fut suivie d'une expectoration mu-

queuse , quelquefois sanguinolente : il découloit de son nez une quantité de sérosité dont
il mouilla plusieurs serviettes. La violence de la
fièvre et la plénitude du pouls nous détermina ,
M. Thiéry de Bussy et moi , à faire saigner le
malade deux ou trois fois du bras , et à lui prescrire un usage continu de boissons relâchantes
et adoucissantes. La fièvre étant diminuée , et
l'oppression de la poitrine continuant encore ,
nous crûmes devoir lui faire mettre un vésicatoire à une jambe et l'autre au bras. On se
détermina pour le vésicatoire à la jambe ,
parce que le malade avoit eu quelqu'accès
de goutte , et qu'on pouvoit craindre qu'il ne
pût en avoir les dispositions ; l'expectoration
devint plus gluante et grisâtre , elle eut l'aspect du vrai pus. Le malade en rendit , pendant long-tems , une quantité énorme ; quelquefois avec des stries sanguinolentes : on eût pu
évaluer à un grand verre la quantité de matière puriforme que le malade crachoit dans
la nuit , et presque autant dans le jour. Cette
énorme et affreuse expectoration dura une
vingtaine de jours , toujours avec fièvre : elle
diminua alors , et cessa d'abord d'être continue , pour ne se faire ressentir que le soir.
Elle finit enfin , ainsi que les crachats , qui ne

parurent plus de même qualité ; seulement l'expectoration salivaire fut encore très-considérable , mais elle diminua par degrés et cessa. Le malade fit un fréquent usage des boissons adoucissantes , tant qu'il y eut de la fièvre ; il prit ensuite les sucs d'herbes chicoracées , et enfin il eut recours aux eaux de Bonnes. Il porta long-tems les vésicatoires au bras , et il termina par recouvrer la meilleure santé.

Il faut bien prendre garde de ne point employer les remèdes chauds , tant qu'il y a de la fièvre. Les boissons humectantes , fort légèrement rafraîchissantes , sont alors les seuls vrais remèdes ; ce n'est que lorsque la fièvre est bien diminuée , ou même qu'elle a cessé , que les dépuratifs peuvent convenir.

Je pourrois rapporter l'exemple de plusieurs personnes qui ont été traitées de la même manière , avec le même succès en pareil cas, si tous les médecins praticiens n'en avoient tous les jours de semblables sous les yeux.

Observation (D).

M. de Beaufort , officier-major de la connétablie , étoit depuis long-tems atteint de rhumes catarrheux , et principalement dans les hivers , sur tout dans ceux qui étoient hu-

mides ; ils étoient tous les ans plus longs et
plus violens. En 1786, la fièvre augmenta , la
toux fut plus vive, avec des crachemens de
sang , de l'oppression. L'hiver de 1787 , il fut
réduit à un tel état , que la difficulté de respirer fut extrême. Il avoit des quintes de toux
suffoquantes ; ses yeux étoient larmoyans ,
son visage gonflé , les veines du col tuméfiées,
le pouls étoit plein ; en sorte que le malade
paroissoit avoir plutôt une fausse fluxion de
poitrine, qu'un rhume catharreux : ses crachats
devinrent si abondans , qu'il en remplissoit
plusieurs crachoirs dans la journée ; ils étoient
gluans et quelquefois grisâtres , comme s'ils
eussent été purulens. M. de Beaufort crachoit
aussi abondamment du sang , et ce sang étoit
par fois mêlé , par stries , avec les crachats.
La douleur à la poitrine , de suffocante et
gravative qu'elle étoit , devenoit quelquefois
aiguë , poignante ; les urines étoient rares et
très-rouges. Le médecin ordinaire de M. Beaufort , qui jouit à Paris de la réputation la mieux
méritée , s'étoit toujours borné à lui prescrire
des boissons théiformes relâchantes et légèrement diaphorétiques , avec quelques loochs
et des potions huileuses ; mais les symptômes
de la maladie ne diminuèrent pas ; ce traitement

n'étoit pas suffisant. Un médecin peu connu,
qui fut appellé après, considérant la maladie
comme un simple catarrhe, et croyant que les
remedes incisifs étoient les meilleurs, sans
observer que le malade étoit dans un état
d'excandescence et de pléthore, lui conseilla
des sucs de cresson, de bourrache, avec le
kermès à forte dose; mais bien loin d'être
soulagé par un pareil traitement, les symptômes augmentèrent, et le malade étoit dans
un état bien fâcheux, lorsque je le vis pour
la première fois. Je crus devoir d'abord diminuer l'état de pléthore par la saignée; et, comme
le malade avoit été sujet aux hémorrhoïdes, je
lui fis mettre deux fois les sang-sues à l'anus,
à peu de distance : je lui prescrivis en même-
tems un traitement humectant, relâchant ;
un vésicatoire fut appliqué sur le point le plus
douloureux de la poitrine. La détente opérée, le malade prit des sucs épurés des plantes,
avec un peu d'oximel simple; il fit après usage
de quelques dépuratifs et incisifs, graduellement plus actifs. Je parvins à pouvoir le purger avec de doux laxatifs. M. de Beaufort a
repris encore l'usage des sucs des plantes chicoracées, quelquefois aiguisées avec deux
gros d'oximel scillitique, seulement dans

trois onces de ces sucs bien dépurés ; il a pris
les eaux de Bonnes : enfin , non seulement il
a été guéri, par un pareil traitement, d'un catarrhe inflammatoire , qui alloit dégénérer en
phthisie aiguë , mais aussi moyennant l'usage
de quelques remédes appéritifs , au printems
et à l'automne , pendant quelques mois ; il a
depuis passé plusieurs hivers sans éprouver
le catarrhe auquel il étoit depuis long-tems sujet.

Nous pourrions citer beaucoup d'exemples
semblables à celui que nous venons de rapporter , soit pour le danger de la maladie ,
soit pour les succès du traitement , car on
pense bien qu'un médecin occupé doit avoir
vu beaucoup de ces maladies , étant si communes , pendant certains hivers sur-tout. Je
ne cite donc qu'un exemple sur une infinité
d'autres.

Nous avons vu , diverses fois , la phthisie
survenir à ces catharres , sur-tout lorsqu'on
abusoit de remédes échauffans.

Il faut toujours attendre , avant de prescrire
les remédes altérans qui sont nécessaires pour
atténuer l'humeur pituiteuse , que le pouls
soit dans une certaine détente ; autrement , au
lieu de produire , par ces moyens , l'effet qu'on
se propose , on s'y opposeroit ; mais lorsque le

malade y est parvenu, rien ne réussit mieux
que l'usage des expectorans incisifs, qui peuvent en même-tems exciter de légères envies
de vomir, sur-tout que l'ipécacuanha donné
à la dose de trois à quatre grains trois ou
quatre fois la journée. Les secousses légères
que ce remède occasionne dans les muscles du
bas-ventre et de la poitrine, ne contribuent
pas peu à détacher des poumons l'humeur catarrhale qui les invisque. L'ipécacuanha nous
paroît préférable alors aux préparations antimoniales. Après avoir excité ainsi des légères
vomituritions, on donne l'ipécacuanha, pendant long-tems, à très petite dose, comme
altérant ; c'est ainsi qu'on parvient à prévenir
les récidives.

Rien n'est aussi plus salutaire que de soumettre les malades à un très-long usage des sucs
des plantes chicoracées, aux préparations antimoniales, comme au kermès minéral à très-
petite dose, aux tablettes de Kunckel, à l'eau
seconde de chaux, même avec les laitages,
à l'usage de la scille, du poligala de Virginie,
donné graduellement à la dose de quatre ou
cinq grains par jour, aux infusions théiformes
de bourrache, d'hysope, de *camphorata Monspelliensis*, à l'usage des demi-bains tièdes,

enfin à un cautère du bras, quand on soupçonne que la maladie est produite par une humeur âcre, et qu'on peut dévier et évacuer par des exutoires.

O B S E R V A T I O N (E.)

Une dame de quarante-deux ans, d'une constitution phlegmatique et mère de six enfans, avoit contracté, depuis quelques années, une fluxion sur la membrane pituitaire et sur les deux oreilles; l'excrétion muqueuse abondante qui se faisoit par le nez étoit jointe avec un suintement habituel par les oreilles. Cette fluxion, disoit-elle, étoit la suite d'un refroidissement qu'elle avoit éprouvé en voyageant une fois de nuit; elle se portoit d'ailleurs bien, éprouvant seulement de fréquens retours d'une affection dartreuse à l'une des cuisses, ce qui la faisoit souvent recourir à l'usage de certaines pillules qu'un chirurgien lui faisoit prendre.

Cette dame alla passer quelques jours à la campagne vers la fin d'octobre 1783, et à son retour à la ville, elle fut saisie d'un rhume violent, avec de l'oppression, une toux très-incommode et un sentiment d'ardeur dans la poitrine; l'excrétion muqueuse des narines, qui étoit autrefois si abondante, disparut,

ainsi que le suintement des oreilles , et l'expectoration continua d'être écumeuse avec
un goût salé , suivant l'expression de la malade. A mesure qu'on avançoit dans l'hiver ,
la toux continuoit d'être violente , sur - tout
durant les nuits qui étoient très-agitées ; mais
ce qui tourmentoit encore plus cette dame ,
c'étoit une espèce de chaleur brûlante qui se
faisoit sentir dans la poitrine , et sur-tout dans
la région des reins. Elle ne prenoit que de
simples boissons mucilagineuses , et ne vouloit point d'ailleurs user d'autres remèdes ;
son expectoration devenoit de plus en plus
puriforme , en même-tems que ses forces di-
minuoient , et qu'elle tomboit dans une maigreur extrême : elle éprouvoit de la chaleur
dans la paume des mains, et une fièvre lente ,
dont les redoublemens étoient très - marqués
vers le soir et suivis le matin d'une moiteur ,
et enfin des sueurs qui rendoient de plus en
plus son état alarmant. Son appétit se dé-
prava , et sa foiblesse devint telle , qu'elle ne
quittoit plus son lit. On joignit quelques juleps à l'usage des boissons mucilagineuses ;
mais tous les symptômes de la maladie deve-
noient de jour en jour plus inquiétans , à mesure qu'on avançoit vers l'été , et l'on avoit
beaucoup

beaucoup à craindre que la malade ne pérît
phthisique, lorsqu'il se forma deux phlegmons
successifs au côté gauche de la poitrine, un
peu au-dessous du creux de l'aisselle.

Ces tumeurs inflammatoires suppurèrent
beaucoup pendant près de deux mois, et on
vit en même-tems diminuer la toux, ainsi
que le sentiment d'ardeur de la poitrine et
les autres symptômes, en sorte que vers l'automne cette dame fut guérie. Il faut remarquer que l'excrétion muqueuse des narines
étoit tarie pendant toute la maladie, que
les narines s'humectérent peu-à-peu, à mesure que la malade avança vers son rétablissement et que la sécrétion du mucus se
rétablit, quoiqu'avec moins d'abondance qu'a-
vant la maladie. La dame jouit depuis ce tems-
là de la meilleure santé.

Remarques sur la Phthisie catarrhale.

Une des causes les plus ordinaires de la
phthisie catarrhale, est une suite de rhumes,
que contractent ordinairement (Observ. 1,
2 et 3), pendant l'hiver, des personnes déli-
cates et d'une constitution phlegmatique : cet
afflux d'humeurs vers les poumons, tournant
de plus en plus en habitude, affoiblit par degrés

le tissu de ce viscère, jusqu'à ce qu'enfin il se forme un engorgement, qui ne peut plus être surmonté par les seules forces de la nature : ces humeurs deviennent d'autant plus âcres, et propres à porter atteinte aux organes de la respiration, qu'elles sont altérées par un vice dartreux (Obs. A, B, C), ou de toute autre nature ; ce qui rend la marche de la maladie bien plus rapide, et ses progrès plus alarmans. On voit alors que les diaphorétiques seuls ne font qu'échauffer de plus en plus le malade, et que le moyen le plus prompt et le plus efficace, est de produire une détente modérée, quelquefois par les saignées, (Obs. A, B, C), par des boissons humectantes, par un régime doux, pour pouvoir opérer l'évacuation ou la déviation de l'humeur morbifique, par l'application d'un ou de plusieurs vésicatoires, (voyez les mêmes Observ. A, B, C, D, et sur-tout l'Obs. E), qu'on opère par le cautére, quand les accidens aigus sont détruits.

Les hivers très-rigoureux, en rendant les affections catarrhales plus fréquentes et plus opiniâtres, produisent aussi plus souvent cette sorte de rhumes qui traînent en longueur, et qui, soit par un mauvais régime, soit par une foiblesse originaire des organes de la poitrine, finissent par une phthisie catarrhale. On en voit des exemples fréquens dans les hivers pluvieux : on a aussi remarqué, soit dans les asyles de charité, soit dans les maisons particulières, que les phthisiques, qui n'étoient qu'au premier degré, passoient avec rapidité, par l'effet des rigueurs de l'hiver, aux derniers périodes de la phthisie, et succomboient, dans peu de tems, quelquefois avec les symptômes de la fièvre putride, qui s'étoient joints à ceux de la phthisie pulmonaire. Il n'est pas douteux qu'avec des circonstances plus favorables, ils eussent pu encore prolonger leur vie.

Les affections morbifiques se bornent quelquefois au larynx ou (45) à la trachée artère cependant alors les malades périssent après avoir éprouvé plusieurs des symptômes de la phthisie, entr'autres l'expectoration puriforme.

Les apparences de la phthisie peuvent quelquefois encore provenir d'une autre cause qui a été remarquée par M. Lieutaud. Un

---

(45) Voyez l'Observ. I. et d'autres rapportées ailleurs dans cet ouvrage. Voyez aussi l'ouvrage sur la phthisie de M. Raulin.

homme qui avoit éprouvé un violent catarrhe,
cracha pendant long-tems du vrai pus ; il
fut fort tourmenté par la toux, tomba dans
le marasme, et éprouva tous les autres symptômes de la phthisie pulmonaire. On se convainquit, après sa mort, que ses poumons
étoient sains, et que le siége de la maladie
résidoit dans la membrane pituitaire des sinus
frontaux. (*Hist. anat. med.* lib. 4, sect. 1.)

L'engorgement des glandes du larynx, des
bronches et celui du tissu du poumon, peuvent avoir lieu séparément ou en même-
tems (N°. VII) ; mais si on cherche à
déterminer quelles altérations particulières
éprouve le poumon lui même, il paroît, d'après
l'ouverture des corps des personnes qui ont
parcouru tous les périodes de la phthisie catarrhale, qu'elles sont, en général, les
mêmes que dans les autres genres de phthisie, c'est-à-dire, des tubercules purulens, un
état squirrheux, des vomiques ou d'autres
petits abcès. Les glandes bronchiques (Obs. B,
C, D), paroissent sans doute les premières
affectées ; et peut-être que dans le premier
degré de phthisie catarrhale, il n'y a que ces
glandes dont les fonctions sont altérées ; mais
par les progrès de la maladie, le désordre

s'étend aux glandes lymphatiques du poumon ,
ce qui produit des ulcérations squiréuses ou
des abcès plus ou moins considérables. Il peut
cependant arriver que le poumon éprouve une
espèce de fonte , ou plutôt qu'il devienne un
égoût , par lequel toutes les humeurs muqueuses s'écoulent après avoir pris la forme
purulente , sans cependant que cet organe soit
affecté de la moindre ulcération. *De Haen*
parle d'un phthisique qui succomba après
avoir rendu, pendant long-tems , des crachats
purulens ; cependant , à l'ouverture de son
corps , on trouva le poumon absolument
sain. Les auteurs nous ont transmis des faits
semblables. Bennet , *Tabid. theat.* assure
avoir vu plusieurs phthisiques réduits au dernier degré de marasme, et qui avoient rendu,
pendant très-long-tems , des crachats purulens, sans que cependant , après leur mort , on
ait apperçu aucun signe d'érosion dans les
poumons.

Nous pourrions ajouter , aux observations de
ces médecins célèbres , deux ou trois faits , qui
prouveroient également que des personnes
atteintes d'un catarrhe opiniâtre , et qu'on
croyoit avoir craché du pus , et copieusement ,
avoient cependant les poumons intacts , sans

ulcération : mais alors ne s'est-on pas trompé ?
N'a-t-on pas pris pour du pus une excrétion
muqueuse , glaireuse , ou de toute autre nature ? Quelques malades , dont on a donné
l'histoire précédemment (A , B , C , D , même
article , et ailleurs) , avoient rendu , par les
crachats , des matières qui avoient le même
aspect ; mais pourroit-on garantir que ce fût du
vrai pus , puisqu'ils ont si facilement guéri ?

On trouve dans les Transactions philoso-
phiques (tome 50 , année 1759) , plusieurs
exemples de phthisies catarrhales les mieux
caractérisées , qui ont cédé à une ou plusieurs
applications de vésicatoires entre les épaules.
On y prouve de plus , par une suite de faits ,
que l'effet de ces vésicatoires a été toujours de
diminuer la fréquence du pouls , au lieu de
l'accélérer. Je crois devoir joindre ici une de
ces observations.

Mistriss * * * , âgée d'environ quarante ans ,
qui avoit été sujette plusieurs années à tousser
et à cracher beaucoup pendant l'hiver , éprouva
la même indisposition en 1750 , mais à un
degré beaucoup plus considérable que de coutume. M. Balfour , chirurgien - apothicaire à
Bath , la saigna , et lui fit prendre quelques
remèdes atténuans et béchiques.

(215)

Je fus appellé près d'elle le 11 novembre,
dit M. With, auteur de cette observation. Elle
étoit malade depuis plusieurs semaines ; elle
avoit une toux violente et fréquente , une
vive douleur de poitrine et une voix enrouée ; ses poumons paroissoient intérieurement remplis de phlegme , dont elle crachoit
une grande quantité tous les jours , et qui
sembloit être , au moins en partie , vraiement
purulent. Quand elle étoit assise sur une chaise,
son pouls battoit environ cent trente fois par
minute ; elle avoit une soif considérable , et
sa langue étoit d'un rouge foncé , couverte
en quelques endroits d'une croûte d'aphtes.
Elle étoit si abattue , et elle avoit le pouls si
foible , qu'on ne pouvoit plus la saigner. On
lui appliqua, le 12 novembre , les vésicatoires
aux lombes : la vitesse du pouls diminua , ainsi
que la difficulté de respirer , et la quantité
de phlegme qui sortoit des poumons par l'expectoration.

Le 16 novembre, on lui appliqua un second
vésicatoire au côté ; il lui procura un soulagement encore plus sensible que le premier ,
et réduisit le pouls à ne battre que cent quatorze fois par minute.

Le 25 novembre, on lui appliqua un troisième

vésicatoire aux lombes ; la toux et l'enrouement en furent considérablement diminués :
le phlegme qu'elle crachoit perdit son apparence de purulence ; il devint plus clair, plus
écumeux et beaucoup moins abondant ; son
pouls ne battoit plus que cent quatre fois par
minute.

D'après cela, la toux et le crachement
augmentant encore, on lui appliqua aux lombes un quatrième vésicatoire semblable au
premier, et qui fut fort efficace. Son estomac
étoit extrêmement délicat : je ne lui ordonnai,
dit M. With, presqu'aucun médicament pendant tout ce tems, à l'exception d'un julep
cordial, avec l'esprit volatil huileux, de la teinture de rhubarbe, comme purgative, et d'un
julep composé d'eau de roses, de vin blanc
et de sirop balzamique. Elle prenoit de ce
dernier deux cuillerées de table, trois ou
quatre fois le jour, dans le quart d'une pinte
de décoction de graine de lin. Après le quatrième vésicatoire, elle prit plusieurs fois deux
verres d'infusion amère dans le jour : elle continua de se rétablir peu-à-peu ; et quoique
le reste de l'hiver elle eût encore beaucoup
toussé, comme à son ordinaire, au printemps
suivant, elle fut entièrement débarrassée de
la toux, et jouit d'une bonne santé.

Les enfans et les personnes phlegmatiques
sont sur-tout fort souvent affectées de rhumes
catarrheux pendant les hivers humides. La
membrane pituitaire filtre alors une grande
quantité de matière pituiteuse ; et si cette excrétion vient à être interceptée , il en résulte
un engorgement des glandes et des cryptes ,
qui se propage souvent jusques dans le larynx
et dans les bronches : de-là proviennent des
coqueluches , des catarrhes , des rhumes (46) ,
qui se terminent quelquefois par de vraies
phthisies , si on ne les traite convenablement.
On en voit chaque année des exemples ; et
ceux qui ont suivi la pratique des hôpitaux , en
ont vu un grand nombre de semblables ; ils ont
été bien fréquens après l'hiver rigoureux que
l'on éprouva en 1776. Rien n'est plus favorable ,
en pareil cas , que de donner aux malades , de

---

(46) *Maxime verò contingit magnam partem pulmonum in his regionibus vitiatam apparere , quod etiam à
pueritiâ magna in thorace acervetur phlegmatis copia.
Videmus enim omnes fere nostros pueros tussiculosos
esse, raucos et anhelosos , cum tamen nihil excusiant.
Sic colligitur pituita, quæ non ejecta amplius à natura
pulmones corrumpit. Ballonius annot. ad consil. xxii ,
lib. 1, consil. med. t. II, p. 55 , vol. I. édit. de Genève ,
1762.*

quel âge qu'ils soient, des quantités proportionnées d'ipécacuanha, pour exciter de légéres évacuations glaireuses par de doux vomissemens. Que de catarrhes n'a-t-on pas empêché de cette maniére de dégénérer en de vraies phthisies ! Mais plus l'usage de ce reméde est salutaire, plus il seroit fâcheux d'exciter de vomissemens dans des sujets menacés d'hémoptisie. Aussi ne pouvons-nous être de l'avis de Thomas Reid, sur l'usage général de ces remèdes. Au commencement des phthisies (47), aprés les évacuations générales, dit ce médecin, le reméde dont j'ai retiré le plus d'avantage, dans toutes les espéces de toux, et dans toutes les périodes de la phthisie, est la poudre d'ipécacuanha, donnée à une dose telle qu'elle n'excite qu'un vomissement ou deux chaque jour, matin et soir, autant que les malades peuvent le supporter. Mais bien loin d'adopter cette méthode d'une maniére aussi générale, nous la regarderons, dans une multitude de cas, comme la plus funeste.

Le mal se borne quelquefois au larynx et à la trachée artère, et alors les enfans meurent à la suite des catarrhes, sans que les

---

(47) Sur la phthisie pulmonaire, chap. VII, p. 175.

poumons se ressentent d'aucune altération : c'est une espèce d'esquinancie , qui consiste dans un enrouement considérable (48), et dans un tel changement de la voix , que les malades qui en sont atteints , rendent un son très aigu , comme une espèce de sifflement. La partie antérieure du col n'est pas toujours enflée, mais elle est toujours douloureuse. La toux est fréquente et sèche , excepté vers la fin de la maladie , que les jeunes malades crachent une matière puriforme , chargée de petites membranes ou de concrétions membraneuses. La respiration est très-gênée , le pouls est toujours fréquent ; et souvent , malgré tous les symptômes qui indiquent et qui finissent par la suffocation , on ne voit dans la gorge du malade ni gonflement , ni rougeur.

A l'ouverture du corps de ces enfans , on trouve une concrétion membraneuse qui recouvre la surface interne du larynx , même de la glotte , et quelquefois de la trachée artère , d'une manière plus ou moins complette. Cette fausse membrane adhère fortement à ces parties , et on a peine à la détacher : elle est

____

(48) *Michaëlis de anginâ polyposâ seu membranacea; Argentorati* 1778.

sans doute produite par la muscosité qui s'est épaissie, comme cela arrive dans les inflammations : la formation de ces concrétions peut être encore favorisée par le passage continuel de l'air, qui dessèche et fait coaguler la mucosité, laquelle transude de la surface interne des organes de la voix. Si cette fausse membrane n'est point expectorée, les enfans périssent étouffés (49) : je dis les enfans, parce que cette affection est ordinaire dans l'âge tendre, quoiqu'elle puisse survenir aussi dans un âge plus ou moins avancé. En pareil cas, rien ne peut produire de plus salutaires effets que l'ipécacuanha, donné comme vomitif, le plutôt possible, mais toujours lorsque l'inflammation n'existe pas ; car si on l'administre alors, on l'augmente et l'on précipite plutôt le jeune malade au tombeau. Malgré cela, j'ai

---

(49) On remarque quelquefois le même phénomène à la suite de la petite vérole, comme M. Cotunni l'a observé. *Trachex autem apertio*, dit ce célèbre Médecin, *interiorem totam ejus faciem inflammatam exhibuit, quam omnem crusta quædam nova integebat, tegminis instar, membranosa densa, et subalbida facile separabilis, nihil dissimilis à spuriis membranis illis quæ superficiem inflammatarum partium occupat. De variolâ*, art. XXIII.

quelquefois recouru au vomitif, dans des cas
où le pouls étoit assez plein, et lorsqu'il
y avoit des symptômes apparens d'une inflammation commençante : présumant qu'elle
cesseroit dès que l'*infarctus* des voies aëriennes
seroit détruit, j'ai préféré d'exciter le vomissement à la saignée, ce qui m'a parfaitement
réussi, et même m'a engagé à réitérer l'administration du même remède, jusqu'à trois fois.
J'avoue aussi que j'ai trouvé, dans quelques
autres jeunes personnes, les symptômes de
l'inflammation si prononcés, que je les ai fait
saigner, malgré le préjugé contraire, pour les
faire vomir après : le succès a couronné cette
pratique.

Ce que je dis à l'égard des enfans, peut aussi
trouver son application aux adultes. Ce premier effet opéré, il faut ensuite prescrire au
malade, pendant long-tems, des remèdes
altérans, tels que l'ipécacuanha à petites
doses, sous forme de pillules, de tablettes, le
sirop de kermès minéral à très-petites doses,
les poudres de scille, d'arum, les tablettes
antimoniales de Kunckel, les sucs dépurés
des plantes chicoracées, les sirops des cinq
racines, le sirop anti-scorbutique à petites
doses. On atténue, on divise ainsi l'humeur

catarrhale, et on purge le malade de loin en loin avec les plus doux purgatifs : on joint encore à l'usage de ces remèdes, celui des eaux minérales sulphureuses, pour terminer, s'il est possible, par le lait d'ânesse.

Une des affections qui caractérisent le catarrhe, est un engorgement de la membrane pituitaire et de ses glandes, lequel se transmet souvent à celle qui tapisse l'intérieur du larynx, et même à celle des bronches, qui en est une continuation : cet engorgement se termine quelquefois par une vraie suppuration ; et, dans ce cas, la phthisie en est la suite. J'en ai vu des exemples ; et l'ouverture du corps m'a confirmé, dans certains cas, ce que j'avois présagé.

Il est vrai qu'il est difficile de décider alors si la même cause, qui a produit l'engorgement des glandes de la trachée artère et des bronches, n'a pas également occasionné celui des glandes du poumon. Ce qu'il y a de certain, c'est que la phthisie n'a que trop souvent succédé au catarrhe ; et ce qui a fait croire qu'elle peut être produite par l'une de ces deux causes, séparément ou par leur concours, c'est qu'il y a eu des sujets qui ont eu une ulcération dans le larynx, dans la trachée artère et dans les

bronches, sans qu'ils soient devenus phthisiques pulmonaires : les ouvertures des corps
ont confirmé, après leur mort, que le siége
de ces altérations étoit borné aux conduits
supérieurs de l'air, le poumon se trouvant entièrement sain et intact.

Morgagni avertit de ne point confondre les
ulcères de la trachée artère avec la phthisie
pulmonaire : il atteste avoir ouï dire à Valsalva,
qu'il n'avoit jamais trouvé les poumons plus
beaux que ceux d'un évêque qu'on avoit cru
mort de la phthisie pulmonaire. *Morgagni, de
sed. et caus. morbor, epist· XXII. de sputo
sang et puris.*

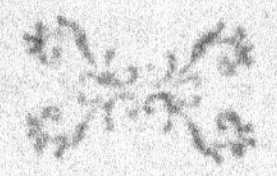

ARTICLE V.

De la phthisie qui survient après des maladies inflammatoires du poumon.

OUVERTURE DES CORPS.

OBSERVATION PREMIÈRE.

J'AI été appellé en 1777, avec M. Borie, célèbre médecin de Paris, pour voir un marchand de volaille, logé sur le quai des Augustins : il étoit dans le marasme le plus complet, et il éprouvoit les derniers symptômes de la phthisie. Il nous apprit que trois mois auparavant il avoit eu une violente fluxion de poitrine, avec crachement de sang, et une extrême oppression. Un jeune médecin, auquel il s'étoit confié, avoit non-seulement cru inutile de le saigner, mais même s'étoit élevé contre la proposition de la saignée, qui avoit été faite par un chirurgien, accoutumé à traiter des maladies internes.

Il prit diverses boissons légèrement diaphorétiques,

rétiques, des potions huileuses, avec du kermès
minéral, des sucs dépurés des plantes chicoracées : on lui avoit appliqué un grand vésicatoire sur la poitrine, qui avoit fourni une
copieuse suppuration. C'est par ce traitement
qu'il parut guéri ; il sortit même hors de chez
lui, mais éprouvant toujours une légère toux
et un peu de difficulté de respirer, avec douleur au côté gauche, ce qu'on attribuoit à
quelques adhérences du poumon avec la plèvre.
Il ne pouvoit plus se coucher sur le côté gauche ;
la toux augmenta en peu de tems ; il y eut
de nouveaux crachemens de sang. Le malade
maigrit extraordinairement ; il éprouva un mal
de gorge violent, le visage se bouffit, les extrémités s'enflèrent, sur-tout les pieds ; les
urines devinrent rouges et peu abondantes ;
il rendit du pus, et copieusement, par l'expectoration, le pouls étoit fréquent ; il y eut
une augmentation de fièvre tous les soirs, des
sueurs nocturnes, enfin le dévoiement colliquatif dont le malade mourut bientôt.

Le poumon droit étoit dur et comme squirrheux en divers endroits, sur-tout le lobe inférieur, qui étoit très-adhérent à la plèvre sur
le diaphragme ; et il y avoit un épanchement
considérable d'une eau rougeâtre dans cette

cavité droite. Le même poumon droit contenoit plusieurs foyers pleins d'un pus grisâtre ;
il étoit aussi très-adhérent à la plèvre ; le poumon gauche contenoit quelques concrétions
d'une substance grisâtre ; il n'étoit point adhérent à la plèvre. Les autres viscères étoient
sains.

Quoique la phthisie, qui succède à la péripneumonie, soit assez fréquente, et que nous
en pussions citer d'autres observations que
nous avons notées, nous n'avons point recueilli dans notre pratique d'autres exemples
d'ouvertures de corps.

Observation II.

Un pauvre homme éprouva une maladie
inflammatoire, aiguë de la poitrine, qui ne
fut point traitée convenablement. Il continua
d'avoir de la toux, de la difficulté de respirer,
et il tomba dans la cachexie ; c'est dans un
tel état qu'il se rendit à l'hôpital, où ses maux
augmentèrent de plus en plus. Il y mourut
phthisique trois mois après.

Son corps fut ouvert, et voici ce que l'on
trouva. Le poumon droit étoit adhérent à
la plèvre, qui étoit très-épaissé ; le poumon étoit en cet endroit détruit, et à peine

restoit il, à l'exception de ses vaisseaux, quelques filamens de son parenchyme ; toute la cavité de la poitrine étoit pleine de sanie, pareille à celle que le malade avoit expectorée quelques semaines auparavant : le poumon gauche étoit aussi atteint de suppuration ; il étoit infiltré d'eau, et contenoit plusieurs vomiques ; le cœur étoit vuide de sang, et adhérent fortement au péricarde en divers endroits ; il ne contenoit aucune sérosité.

Les autres viscères étoient flasques, pâles, et vuides de sang ; l'épiploon étoit détruit, et le corps étoit réduit à un tel degré de marasme, qu'il ressembloit à un véritable squelette. HEUNXIUS, *hist.* XXVI. *Observat. adjectæ ad calcem operis fernelii. P. Colon*, *in fol.* 1679.

OBSERVATION III.

Un jeune homme de dix-huit ans paroissoit guéri, par un bon traitement, d'une inflammation au poumon droit, lorsque la fièvre s'allume de rechef, avec de la toux, des crachemens purulens et de la soif; le malade ne peut plus se tenir couché que sur le côté droit ; le ventre se tuméfie, et il meurt deux mois après.

Le bas-ventre contenoit une sérosité abondante ; cependant on ne remarqua aucune altération dans les viscères de cette région.

La cavité droite de la poitrine étoit entièrement pleine de pus, et le poumon étoit si
rapetissé, qu'on eût dit d'abord qu'il manquoit.
Comme en agitant le cadavre il étoit sorti du pus
par la trachée artère, on chercha à découvrir si
la matière purulente n'avoit pas, peut-être,
transudé à travers les pores de la membrane pulmonaire, ou si elle ne s'étoit pas formée une issue, en corrodant cette membrane ; mais toutes
les recherches furent inutiles. En disséquant
la substance contractée du poumon, on découvrit intérieurement un ulcère fort étendu ; quelques petits tubercules, dans quelques endroits
seulement, rendoient un peu de pus. Au reste,
la plèvre étoit saine, le péricarde étoit plein
d'eau. Morgagni, *de sed. et causis morbor.
epist. XXII, de sputo, sang. et puris, t. II,
p.* 180.

OBSERVATION IV.

Un homme tomba dans la phthisie pulmonaire, à la suite d'une péripneumonie très-
grave. Il éprouvoit une douleur profonde au

côté droit, et rendoit des crachats sordides et extrêmement fétides; ensuite il eut une diarrhée colliquative, accompagnée de nausées; enfin, trois mois après il survint une fièvre lente, le marasme et la mort.

Le poumon droit étoit adhérent à la plèvre et au diaphragme, lequel étoit rongé par un ulcère, et c'étoit par cette ouverture que la matière purulente, provenant d'un abcès au foie, s'étoit frayée une route dans la poitrine; il y avoit dans le foie une excavation d'environ trois pouces. Actes d'Edimbourg. Lieutaud, *hist. anat. med. t. II, obs. 780, p. 97.*

Ne doit-on pas croire, d'après le résultat de l'ouverture du corps, que nous venons de rapporter, que le malade, qu'on croyoit avoir éprouvé une fluxion de poitrine ou inflammation du poumon, avoit eu une inflammation du foie? Et combien de fois, dans la pratique, n'a-t-on pas confondu le siège de ces maladies inflammatoires, quoique peut-être, avec un scrupuleux examen des symptômes communs et de ceux qui ne le sont pas, on eût pu les bien distinguer!

TRAITEMENS HEUREUX.

OBSERVATION (A).

Le fils d'un marchand bijoutier, place de Henri IV, sur le Pont-Neuf, d'une constitution forte et vigoureuse, âgé d'environ vingt-deux ans, éprouva, en 1775, une fluxion de poitrine, avec crachement de sang et beaucoup de violence dans les autres symptômes. Je ne fus appellé que vers le treizième jour de la maladie ; l'on n'avoit pas encore recouru à la saignée, quoiqu'elle fût si bien indiquée ; je la conseillai, et elle fut même réitérée plusieurs fois. Les boissons relâchantes et les loocs adoucissans furent prescrits ; le pouls se détendit, la transpiration augmenta, la toux diminua, les crachats furent seulement rouillés pendant quelques jours ; des évacuations par les selles furent provoquées par de doux laxatifs, et enfin le malade paroissoit guéri ; il commençoit même à sortir, lorsqu'il lui survint de la gêne dans la respiration, avec une grande difficulté de se coucher sur le côté droit, de la bouffissure au visage, de la toux, qui augmenta bientôt, avec des crachats par fois sanguinolens : le

malade éprouvoit tous les soirs une augmentation de fièvre, et il avoit le matin des sueurs
considérables ; tout annonçoit une phthisie
secondaire à la fluxion de poitrine qu'il
avoit éprouvée. Comme son pouls étoit plein
et fort, je ne craignis pas de le faire saigner; je lui fis ensuite mettre un vésicatoire
au bras gauche. Il fit usage des loochs avec
le jaune d'œuf et la gomme ammoniac; il prit
des sucs dépurés de cerfeuil, de bourrache, de
cresson de fontaine, avec demi-once d'oximel
scillitique, sur environ huit onces de ces sucs,
que le malade prenoit par cuillerées dans le
courant de la journée, lorsqu'il y avoit peu
de chaleur et qu'on diminuoit ou qu'on suspendoit encore pendant la nuit, lorsque la
fièvre paroissoit plus vive. Par ces remèdes
et par d'autres incisifs légers, long-tems continués, les symptômes de la maladie diminuèrent, se dissipèrent, et enfin le malade
termina par jouir de la meilleure santé.

OBSERVATION (B).

En 1785, M. de Chaponnois, chevalier de
Malthe, âgé d'environ soixante-dix-huit ans,
fut atteint d'une fluxion de poitrine; les symp-

P 4

tômes exigèrent de recourir à la saignée du
bras plusieurs fois, et à d'autres remèdes qui
eurent un heureux succès ; le malade guérit
et même sortit de chez lui : cependant, quelque tems après, nouvelles quintes de toux,
difficulté de respirer, crachement de sang de
tems en tems, diminution considérable des
urines, redoublement de fièvre tous le soirs,
et ensuite des sueurs copieuses pendant la
nuit. Il étoit bien à craindre que le malade, déjà
cassé par l'âge et ayant éprouvé une violente inflammation du poumon, ne terminât bientôt
sa carrière par une phthisie consécutive, dont
il éprouvoit déjà de trop fâcheux symptômes ;
un vésicatoire au bras, les sucs des plantes
nitreuses avec du kermès minéral, l'oximel
scillitique, en ralentirent la violence ; les
urines, qui avoient été considérablement diminuées, coulèrent abondamment ; l'oppression de la poitrine fut moindre, le pouls
fut plus libre, moins fréquent, moins dur ;
la voix du malade, qui avoit été très-embarrassée, reprit une nouvelle force ; je lui
prescrivis les remèdes anti-scorbutiques, et il
termina par se rétablir. M. de Chaponnois est
mort, quelque tems après, d'une maladie différente.

OBSERVATION (C).

J'ai vu, en 1787, avec M. Louis, un garçon d'imprimerie, allemand, qui éprouva, après une violente fluxion de poitrine, dont on le croyoit guéri, tous les symptômes consécutifs de la phthisie pulmonaire; il fit usage de divers remèdes énoncés dans les deux observations précédentes; mais comme ils n'avoient pas un effet aussi prompt qu'on l'eût desiré, nous crûmes qu'un moxa sur la partie inférieure du sternum, seroit d'une grande utilité, et bien préférable au vésicatoire. On recourut en effet à ce puissant exutoire, qui fournit plusieurs semaines une copieuse suppuration, et le malade fut entièrement guéri.

Remarques sur la phthisie qui succède à l'inflammation du poumon.

Nous pourrions rapporter ici diverses observations, que plusieurs auteurs célèbres ont consignées dans leurs ouvrages, pour prouver que la pleurésie dégénère aussi quelquefois en phthisie pulmonaire, si nous n'étions persuadés qu'ils ont confondu alors la pleurésie avec la péripneumonie (50), et que même, si la pleurésie pouvoit exister séparément de la péripneumonie, celle-ci lui auroit alors succédé, puisqu'elle seule eût pu occasionner l'affection du poumon, de laquelle la phthisie peut provenir. Ainsi, quoiqu'en ait dit Morton, qui admet la phthisie secondaire à la pleurésie, et malgré l'autorité de Théophile Bonet (51), qui rapporte une observation en preuve de son opinion, mais dont le résultat lui est cependant contraire, nous ne croyons devoir parler que de la phthisie qui succède à l'inflammation du poumon ou à la péripneumonie.

On peut croire, d'après le résultat des observations, que la plupart des personnes qui avoient déjà quelques dispositions à la phthisie pulmonaire, et auxquelles la péripneumonie est survenue, ont été ensuite plus exposées

____

(50) On peut voir, à ce sujet, diverses remarques de M. Morgagni, et notre mémoire à l'académie des sciences, dans lequel on prouve que la pleurésie n'est pas une maladie essentiellement différente de la péripneumonie, (1789) ainsi que plusieurs autres, citées dans une savante lettre de M. Tissot à M. Pinel, auteur de la Gazette de santé, le 20 décembre 1789.

(51) Sepulc hret. anat. t. II, p. 714, obs. LVIII.

à la phthisie que les autres, leurs poumons restant plus affectés, si elles n'ont pas été surtout traitées convenablement.—Mais quelquefois c'est le contraire, comme nous l'avions dit précédemment (52), par rapport au traitement rigoureux, auquel l'urgence des symptômes oblige de recourir.

Ce ne sont pas les gens qu'on appelle ordinairement foibles, qui sont le plus exposés à la phthisie consécutive, à la péripneumonie; mais les personnes fortes et vigoureuses, *quo in casu enim*, dit Morton, *sanguis et pulmones semel inflammati, et calefacti, œgerrime reducuntur ad temperiem; peripneumoniâ enim et pleuritide, jam evictis, putridus sanguini calor in hecticum, seu habitualem degenerat.* (53) Mais si cette explication de Morton peut être de quelque valeur, nous croyons, qu'il est aussi bien naturel de penser, qu'après une inflammation du poumon, il reste souvent, dans ce viscère, quelque congestion qui trouble, qui gêne la circulation du sang

(52) Voyez ci-dessus, page 136.

(53) De phthisi à peripneumonia et pleuritide orta, cap. X.

et de la lymphe , laquelle peut enfin elle-même dégénérer en abcès , et par déterminer la suppuration d'une partie plus ou moins considérable du poumon.

Mais cette congestion pulmonaire doit être traitée diversement , suivant sa nature et celle du sujet malade , car elle est dans les uns bien plus disposée à l'inflammation et à ses suites que dans d'autres : c'est d'après ces considérations que le traitement doit être dirigé. Si le sujet est pléthorique , il faut recourir promptement à la saignée , et détruire ainsi , et encore par des boissons relâchantes , adoucissantes et légèrement rafraîchissantes , la disposition inflammatoire. Voyez l'observation (A), qui en montre un heureux exemple. (54) D'autrefois les sujets , bien loin d'être pléthoriques , sont dans un état de langueur , d'atonie , telle que la congestion pulmonaire , n'est nullement disposée à l'inflammation , et qu'on doit nonseulement s'abstenir de la saignée (voyez l'ob-

---

(54) Le pléthore se manifeste principalement dans les personnes qu'on n'a pas assez saignées dans la péripneumonie antécédente ; *cum phlebotomia , dum vigeret occasio , neglecta est.* Lieutaud , cité plus haut , *observ. II.*

servation B), mais qu'il faut, au contraire,
recourir aux remédes intérieurs , incisifs , di-
visans , atténuans et aux vésicatoires. Voyez
les observations (C. D). Mais lorsque les malades pléthoriques ont été réduits à l'état de
dépletion où se trouvoient ceux des observations (C. D,) il faut les traiter de même.
Quels succés ne peut-on pas avoir en médecine, avec peu de remédes, quand on sait
les administrer à propos !

ARTICLE VI.

DE LA PHTHISIE QUI SUCCÈDE A L'ASTHME.

OUVERTURES DES CORPS.

OBSERVATION (I).

UN homme d'environ cinquante ans, imprimeur, éprouvoit depuis long-tems plus ou moins de difficulté de respirer, et par fois sa respiration devenoit si difficile, qu'on craignoit qu'il fût suffoqué; il paroissoit que ces extrêmes oppressions avoient un certain période; elles terminoient par une excrétion salivaire très-abondante. Cependant il lui survenoit de tems en tems quelques légers mouvemens de fièvre; il maigrit considérablement; il eut de la difficulté de se coucher sur le côté droit; la toux étoit presque sans interruption, d'abord sèche; elle fut suivie d'une expectoration sanguinolente, puriforme; la fièvre devint continue, et redoubloit considérablement tous les soirs; le dévoiement eut lieu, les jambes s'enflèrent, et ce malade mourut après avoir éprouvé tous les symptômes de la phthisie pulmonaire.

L'ouverture du corps fut faite par M. Leduc, mon prévôt. Il trouva les poumons pleins de concrétions olivaires plus ou moins dures; plusieurs étoient en parfaite suppuration, surtout dans le poumon droit, qui contenoit divers foyers purulens : il y avoit beaucoup d'adhérences des poumons droit et gauche avec la plèvre.

Observation II.

Un homme étoit atteint d'un athsme depuis long-tems ; il avoit peine à se coucher, principalement sur le côté gauche, enfin il mourut subitement.

On trouva quinze livres d'eau dans la cavité droite de la poitrine, dont le poumon étoit tellement détruit, qu'il ne restoit pas la plus petite partie de sa substance ; il y avoit en même-tems une vomique grosse comme un œuf de poule : le poumon gauche étoit très-sain, le péricarde étoit plein d'eau, ce qui avoit rendu le pouls fourmillant. (Lieutaud, *Hist. Anat. Médic.*, *lib. II*, *pag.* 551, *obs.* 370).

Observation III.

Un homme de trente ans éprouvoit, depuis

deux ans, une douleur obtuse et très-fâcheuse à la tête, avec un asthme, accompagné de sterteur, et d'un sentiment de pesanteur à la poitrine ; le visage étoit pâle, œdémateux, et couvert de divers tubercules, enfin le malade mourut subitement.

Les vaisseaux du cerveau étoient extraordinairement gorgés ; le ventricule droit contenoit un corps fibreux, gros comme un œuf de poule ; les deux ventricules regorgeoient d'eau ; le poumon droit étoit entièrement détruit ; la cavité de la poitrine contenoit une matière sordide et sanieuse, laquelle, faisant saillie extérieurement, à cause de la carie des côtes et du sternum, avoit produit une tumeur que l'on appercevoit au bas de la poitrine. (Poncelet, Lieutaud, *Hist. anat. med.*, *lib. II*, *pag.* 530, *obs.* 367).

Remarques.

La phthisie, qui succède à l'asthme, n'est pas aussi commune qu'on pourroit le croire ; si l'on ne s'en rapportoit qu'au témoignage de quelques écrivains, c'est l'hydropisie de poitrine qui en est la suite la plus fréquente.

Dans l'asthme, les vaisseaux aëriens, et quelquefois le tissu du poumon, sont remplis d'une

d'une substance muqueuse, qui tourne moins
à la suppuration que les autres matières, dont
la stagnation et l'altération produisent des
espèces différentes de phthisie.

Sans examiner la nature de l'engorgement
du poumon, on a cru que parce qu'il étoit
engorgé dans l'asthme, il devoit terminer
par être atteint de suppuration ; mais c'étoit
d'après l'observation seule qu'il falloit déduire
une pareille conséquence, et non d'après une
fausse analogie ; elle eût alors appris que rarement la phthisie est la suite de l'asthme.

Ce qui a pu induire en erreur, c'est qu'on
a souvent confondu avec l'asthme, la difficulté de respirer plus ou moins permanente
qui précède ordinairement la phthisie ; et
comme il y a des sujets chez lesquels la respiration a été long-temps gênée avant qu'ils
eussent aucun des autres symptômes de la
phthisie, et que cette difficulté de respirer
a augmenté ou diminué à diverses époques,
par diverses circonstances, on a cru que la
phthisie avoit plus souvent succédé au véritable asthme qu'elle ne l'a réellement fait.

Je ne disconviens pas que cela ne soit arrivé quelquefois, mais bien moins souvent
qu'on le pense.

Q

Diverses causes peuvent produire l'asthme, et elles ont leur siége dans différentes parties du poumon, ou dans celles qui forment les cavités de la poitrine et qui les logent ; c'est le résultat général des ouvertures des corps.

Il faut avouer cependant que l'on a souvent confondu l'asthme avec d'autres maladies de la poitrine ; M. Lieutaud l'a remarqué, et avec raison ; *et illuc*, dit-il, *res rediit ut è decem ægrotantibus, qui pro asthmaticis moriuntur, vix unus occurrat qui vero hoc morbo laboret* (56). Il est fâcheux que M. Lieutaud, qui a fait cette remarque, n'en ait pas profité, soit pour indiquer, autant que cela est possible, les vrais signes de cette maladie, soit pour en prescrire le traitement.

Chez les phthisiques, on trouve aprés leur mort un engorgement des glandes du poumon, ou leur suppuration, ou celle de la substance de ce viscére, ordinairement l'un et l'autre.

Les engorgemens lymphatiques des phthisiques sont de nature à suppurer plus ou moins vite ; mais les engorgemens muqueux des asthmatiques prennent rarement cette tournure, semblables, à quelques égards, à certaines

---

(56) Synopsis universæ medicinæ Praxeos lib. I. sec. VI.

loupes qui ne parviennent jamais à suppuration.

Suivant M. de Sauvages, cette espèce de
phthisie se distingue des autres, en ce que,
pendant tout le cours de la maladie, la respiration est difficile, et qu'elle rend un son
comme si les malades siffloient, à cause,
ajoute ce savant médecin, de la mucosité
visqueuse qui découle des nœuds ou des tubercules du poumon, *è nodis seu tuberculis
pulmonum extillantem*, et qui adhère fortement à la trachée artère. Cette phthisie, dit
encore ce médecin, est chronique et incurable ; elle est commune chez les vieillards,
et elle diffère de l'asthme par la fièvre et par
la maigreur qui existent dans cette espèce de
phthisie.

Mais cette définition, quelque méthodique
qu'elle paroisse, ne suffit pas pour faire distinguer cette espèce de phthisie des autres,
car d'abord la difficulté de respirer est continue dans plusieurs espèces de phthisie, et
même ordinairement dans toutes, lorsque la
maladie est avancée ; et quant à l'espèce de
sifflement que fait la respiration dans les asthmatiques, il peut avoir lieu dans toutes les
espèces de phthisie ; on ne peut donc le regarder

comme un signe caractéristique de l'asthme.

Les matières muqueuses ne découlent pas dans la trachée artère, comme M. Sauvages le dit des nœuds et des tubercules ; car, dans la phthisie asthmatique, on ne trouve pas davantage de ces nœuds dans les glandes voisines des bronches, que dans les autres phthisies ; ils sont alors souvent plongés dans le parenchime du poumon, et, par conséquent, plus éloignés des bronches que jamais.

C'est par la compression qu'éprouvent alors les vaisseaux sanguins, qu'il se fait un reflux dans le tissu cellulaire, et enfin dans les bronches, de la matière muqueuse qui les engoue, laquelle peut être rendue par l'expectoration ; et dans le cas où il y a des tubercules immédiatement sur les bronches, comme dans les phthisies d'origine, et dans celles qui sont scrophuleuses, les mucosités parviennent, dans la cavité des bronches, par le même mécanisme, car alors même ou ne découvre aucune espèce de communication entre ces glandes et la cavité des bronches ; si cela a lieu, c'est très-rare (57).

---

(57) On peut voir à ce sujet ce que nous avons dit dans notre mémoire à l'Académie des Sciences, sur les glandes bronchiques. Vol. de l'année 1784.

Suivant Morton, dans cette espèce de phthisie, les poumons se resserrent spasmodiquement; et par cette contraction fréquente, la matière gélatineuse épanchée dans le parenchime, est exprimée dans les bronches auxquelles elle-même adhère fortement (58).

Voilà une autre explication, mais qui suppose que les poumons sont irritables, et qu'ils sont capables de se contracter. *Accidit*, dit Morton, *pulmones spasmodice constringi*. Mais pour que cet effet eût lieu, il faudroit que les poumons fussent pourvus de fibres musculaires, qu'ils fussent irritables, ce qui n'est pas; l'inspection anatomique, les expériences faites sur les animaux vivans, ont démontré le contraire.

Ce n'est pas dans la phthisie asthmatique seulement que cette transudation des mucosités dans les bronches a lieu; elle survient toutes les fois qu'il y a dans le poumon des obstacles considérables qui gênent la circulation du sang; son mouvement est-il arrêté ou même rallenti par la pression des vaisseaux, il en résulte une stagnation, les parties aqueuses en sont exprimées, s'épanchent dans le tissu cel-

____

(58) De phthisi asthmaticâ, lib. 3. cap. 4. p. 90.

lulaire des poumons, d'où elles s'écoulent dans
la cavité de la poitrine, et donnent lieu à l'hydropisie (59). Quelquefois ce n'est qu'une matière lymphatique ou une matière gélatineuse
qui s'accumule dans les bronches; elle peut s'y
épaissir au point d'y acquérir la densité et la
ténacité de la colle.

Les phthisiques rendent quelquefois des concrétions de cette espèce; on en a vu, et j'en
ai vu aussi qui ressembloient à des ramifications vasculaires, communiquant ensemble et
formant des rameaux qui aboutissoient à un
tronc; elles étoient creusées, comme sont les
vaisseaux; leur surface interne étoit polie et
unie, et l'externe étoit inégale : on y remarquoit des impressions circulaires qui paroissoient correspondre aux inégalités des bronches.

Mais ce n'est pas seulement dans la phthisie
qui succède à l'asthme, qu'il se forme de pareilles concrétions dans les poumons, et que
les malades en rendent par l'expectoration,
quelquefois en une étonnante quantité ; elles
ont également lieu dans la plupart des autres
phthisies : je crois cependant qu'elles sont plus

---

(59) Voyez les deux observations rapportées ci-dessus,
obs. II et III.

communes dans celles-ci , soit par rapport à sa
nature , soit parce qu'elle attaque plus fréquemment des personnes âgées , dont l'humeur
bronchiale est plus épaisse , et dont les poumons sont plus tenaces , ce qui mérite de la
considération pour le traitement : *Cujus rei
causa* , dit Morton , *mihi videtur esse petenda
à lentore et visciditate humoris ;* et plus bas
ce médecin ajoute : *Præ nimiâ ætate quum
parenchimatis pulmonum fibrillæ , jam flac-
cescentes subsidere soleant* (60).

On voit par-là combien il importe , dans
cette espèce de phthisie , d'éviter les remèdes
incrassans , tels que l'usage trop fréquent des
farineux et des laitages , et combien , au contraire , il est utile de conseiller celui des humectans , des relâchans et des adoucissans ,
qu'on rend incisifs suivant les circonstances.

En général on peut , dans cette espèce de
phthisie , employer les fondans et les appéritifs
les plus puissans ; tels que l'oximel scillitique ,
les sucs de cresson , de bourrache , avec les
cloportes , et à haute dose , les extraits des
plantes amères , celui de ciguë , la poudre de

-----

(60) Voyez l'article , résultat des ouvertures des corps.

poligala, d'arum à petite dose, avec la gomme ammoniac.

Cependant, quoique ce soit l'une des espèces de phthisie où l'on puisse user le plus de cette classe de remedes incisifs, il ne faut jamais perdre de vue que, s'il est utile de diviser, d'atténuer l'humeur stagnante dans le poumon, pour prévenir la phthisie, on peut aussi l'exciter par les mêmes moyens, en occasionnant un certain mouvement ou décomposition de cette même matière, d'où résulte l'inflammation et enfin la suppuration du poumon.

On doit se diriger sur l'état du pouls, s'il est souple, égal, mollet ; s'il n'y a point de chaleur à la peau, ni crachement de sang, ni douleur à la poitrine, il faut employer les appéritifs et les fondans ; s'il y a pléthore, sur-tout, avec crachement de sang, non-seulement il faut les éviter, mais bien plus, il faut faire saigner le malade, et lui prescrire toutes les boissons adoucissantes, relâchantes, légèrement rafraîchissantes, dont nous avons déjà parlé, en s'accommodant, autant qu'on pourra, à l'état du malade. Morton faisoit un si grand cas de la saignée dans la phthisie asthmatique, qu'il l'a conseillée dans tous les paroxismes un peu violens. *Quo in casu necesse est venam aperire, ut cumque emaciatus fuerit æger* (61). Il faut cependant observer de ne pas tomber dans une extrémité condamnable ; on doit toujours avoir égard à l'état du pouls et aux forces du malade (62).

Les vésicatoires peuvent être très-efficaces dans cette espèce de phthisie ; on doit les mettre à la partie interne des bras, ou sur la partie latérale de la poitrine qui leur correspond, et en entretenir long-temps la suppuration avec un onguent exutoire, mais il faut toujours observer de n'y recourir que lorsque les vaisseaux sont médiocrement désemplis, et qu'il n'y a pas un excès d'irritation ; ils pourroient autrement donner lieu à des crachemens de sang et à la fièvre. Voyez ce qui a été dit précédemment sur l'usage et sur les inconvéniens de ce remède, dans divers articles de cet ouvrage.

Je pourrais rapporter ici l'histoire de plusieurs malades que j'ai très-heureusement traités par cette méthode, et que j'ai pour ainsi

----

(61) De la phthisie asthmatique, lib. III, cap. 5.

(62) Morton, lui-même, dit plus bas : *sanguis tamen minu parcè ægri viribus educendus*, ibid....

dire rappellés des portes de la mort, à l'exception quelquefois d'une légère difficulté de respirer périodique, qu'ils ont continué d'éprouver ; ils ont été radicalement guéris.

Mais si l'on n'obtient pas toujours des résultats heureux par ce traitement méthodique ; qu'il soit insuffisant, soit parce qu'il est administré trop tard, ou parce que la maladie a trop d'intensité, il faut savoir que, de toutes les espèces de phthisie, celle qui succède à l'asthme, parcourt ses périodes le plus lentement. J'ai donné des soins à de pareils malades pendant plus de dix ans ; souvent même ces malades ne terminent mal, que parce qu'ils s'impatientent du traitement et du régime qu'on leur prescrit ; ils tombent dans des erreurs qui leur sont préjudiciables, et terminent par se livrer à des empyriques qui leur promettent une guérison radicale, et achèvent de les tuer. Quand prendra-t-on, dans ce gouvernement, de sages mesures pour extirper cette race criminelle, qui outrage à la fois la nature et les loix ?

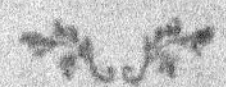

ARTICLE VII.

DE LA PHTHISIE ARTHRITIQUE

ET

DE LA PHTHISIE RHUMATISMALE.

OUVERTURES DES CORPS.

OBSERVATION PREMIÈRE.

M. le Maréchal de Croï étoit depuis long-temps sujet à des douleurs dans les membres, et principalement aux articulations; ces douleurs n'avoient point de siége fixe, plusieurs fois elles se firent ressentir sur la poitrine, et furent longtemps suivies d'une toux sèche et fort opiniâtre, avec une légère oppression de la poitrine; quelquefois une partie de l'humeur qui les occasionnoit, paroissoit se porter sur la membrane pituitaire, au point que M. le Maréchal croyoit qu'elle lui rétrécissoit les voies nazales en se gonflant; il éprouva de la difficulté d'avaler, de respirer; le malade étoit sourd, depuis plusieurs années, de l'oreille droite, et il le devint entièrement de l'autre : depuis long-tems il avoit le ventre très-resserré; il étoit par fois jaune, avec une légère enflure aux jambes ; enfin il maigrit, et rendit, par l'expectoration, des matières puriformes ; la difficulté de respirer fut extrême, la fièvre devint continue avec des redoublemens irréguliers, des sueurs très-copieuses, l'enflure des pieds, le dévoiement et la mort.

Voici le résultat de l'ouverture du corps.

1°. La surface extérieure du corps étoit couverte de phlyctènes ou vésicules gangreneuses.

2°. Le bas-ventre très-tuméfié et bleuâtre, dont il est sorti une vapeur très-fétide.

Ces altérations sont la suite de la corruption qui s'est faite très-promptement après la mort.

3°. A l'examen des viscères du bas-ventre, nous avons trouvé l'estomac très-ample et en bon état pour ce qui concerne sa texture.

Le pylore étoit très-rétréci, à peine pouvoit-on y introduire le petit doigt ; le contour étoit très-gonflé, ayant la solidité d'un ligament.

4°. Le canal intestinal en bon état.

5°. Le foie étoit entièrement changé de nature, soit par sa consistance, étant dans une espèce de putrilage, soit par sa couleur qui étoit d'un livide très-foncé ; sa substance étoit infiltrée d'une sérosité noirâtre ; la vésicule du fiel étoit pleine d'une bile très-noire et très-

épaisse ; elle paroissoit retenue par un rétrécissement de son col qui étoit presqu'oblitéré.

6°. Les reins, la vessie, étoient dans l'état
le plus naturel.

7°. Nous n'avons trouvé aucune espèce d'altération dans le pancréas.

8°. Nous avons examiné avec soin les viscères contenus dans la poitrine, et nous les
avons trouvés dans l'état suivant.

Les poumons étoient adhérens en divers
endroits de la plèvre ; le lobe gauche supérieur
étoit plein d'une matière stéatomateuse, dans
laquelle on a remarqué quelques points de
suppuration.

Les trois lobes du poumon gauche étoient
remplis de la même substance, et l'on y a
aussi trouvé divers petits foyers d'une suppuration bien caractérisée.

Il y avoit au côté droit du larynx un corps de
la grosseur d'une noix, qui étoit plein d'une
substance semblable à celle qu'on trouve dans
les loupes et qu'on appelle des meliceris.

9°. Le cerveau, le cervelet et la moëlle allongée étoient dans l'état le plus naturel.

Paris, le premier Avril, à huit heures du matin,
1784. *Signés* PORTAL, MILLIARDS, EHRHART,
CARRE, PETIT.

Observation II.

M. Balthasard, demeurant rue du cimetière
Saint-André-des-Arcs, éprouvoit, depuis quelques années, à des époques différentes et pendant un tems plus ou moins long, des douleurs aux articulations, souvent avec enflure
et rougeur. Ces douleurs se faisoient ordinairement sentir aux extrémités supérieures, et
sur-tout aux épaules. Impatient de souffrir si
long-tems, et des douleurs aussi vives, il
eut recours à un empirique ; et par ses per-
fides conseils, il fit recouvrir la partie souf-
frante d'un cataplasme dans lequel entroit le
suc de joubarbe et le vinaigre. Les douleurs
se calmèrent en effet ; mais dans peu de tems,
il eut de la difficulté de respirer, de la toux,
des crachemens de sang, des sueurs nocturnes,
enfin tous les symptômes de la phthisie pulmonaire, qui eut bientôt une terminaison funeste.

J'ai vu la même maladie survenir à une dame
qui éprouvoit des douleurs rhumatismales,
qu'on voulut calmer par l'usage intérieur et
extérieur de l'opium. Il se fit une métastase
sur le poumon qui la fit périr phthisique ;
mais quelquefois, et cela est très-rare, la goutte

et le rhumatisme terminent par la phthisie, sans que le malade ait à se reprocher aucune imprudence, et sans que le médecin qui la traite ait commis aucune erreur. La matière arthritique trop abondante ne se portant pas suffisamment aux extrémités, s'accumule dans le poumon ; quelquefois aussi la goutte, ainsi que le rhumatisme, ont une marche si irrégulière, que la matière qui les forme, abandonnant les articulations, reflue dans la poitrine, altère le poumon et produit une phthisie souvent incurable.

OBSERVATION III.

M. *** est chargé d'une expédition militaire fort importante : il essuie une pluie abondante et ne peut changer d'habit ; il est obligé, en outre, de camper sur un sol très-humide. Il éprouve, bientôt après, des douleurs rhumatismales en différentes parties du corps, qui terminèrent par une sciatique assez régulière, que le malade éprouva pendant plusieurs années. Cependant les douleurs diminuèrent et cessèrent par degrés, mais la poitrine se ressentit bientôt de ce changement ; la toux survint, avec beaucoup de difficulté de respirer, et des crachats de mauvaise qualité, souvent même sanguinolens ; enfin, on vit tous les symptômes de la phthisie survenir, et l'on ne put en arrêter les progrès, ni au moyen des vésicatoires, ni par d'autres remèdes, qui furent sans succès.

A l'ouverture du corps, on trouva les poumons entièrement en suppuration, en plusieurs endroits ; les autres viscères étoient sains.

Observation IV.

M. de Fenouil étoit gros et gras ; il éprouvoit, depuis plusieurs années, des accès de goutte violens, qui n'avoient pas toujours un siége bien régulier. Parvenu vers la cinquante-cinquième année de son âge, il eut une attaque de goutte, à la suite de laquelle il lui survint de la toux et de la difficulté de respirer ; il cracha du sang à diverses reprises : cependant il se rétablit au point qu'il parut mieux se porter que jamais. Quatre ans après, il eut un autre accès de goutte qui fut vague, et qui se termina par se porter aux pieds ; des hémorrhoïdes, auxquelles il étoit sujet, cessèrent de fluer. Cependant M. de Fenouil parut se remettre et revint dans le monde ; mais il avoit une petite toux, il maigrissoit, ses yeux étoient un peu jaunes, il montoit avec peine

les

les escaliers et il avoit aussi des palpitations de
cœur, symptômes qui augmentèrent au point,
qu'il ne pût plus sortir de sa chambre ni de
son lit ; ses urines s'étoient aussi considérablement diminuées, et les extrémités inférieures s'étoient enflées. Le malade avoit le pouls
très-plein, et d'une intermittence extrême.

Ayant été appellé en consultation avec
d'autres habiles médecins, notre avis fut qu'il
y avoit un embarras qui gênoit les mouvemens
du cœur, soit que cet embarras eût son siége
dans ce viscère, soit qu'il résidât dans les gros
vaisseaux, ou dans le foie, qui paroissoit obstrué au tact. Nous lui conseillâmes les remèdes
diurétiques et l'application des vésicatoires aux
jambes ; mais ces remèdes, ainsi que tous ceux
qui furent administrés, n'eurent aucun succès:
la maladie se prolongea, sans diminution des
palpitations du cœur, ni de l'intermittence du
du pouls ; ses crachats furent quelquefois teints
d'un sang noirâtre ; il y eut quelques évacuations bilieuses-putrides par les selles, et la
langue se chargea, ce qui donna lieu à un
médecin, nouvellement consulté, d'avancer
que la maladie avoit son siége dans le foie ; mais
la mort étant bientôt survenue, nous recon-

R

nûmes, par l'ouverture du corps, le vrai siége de la maladie.

Nous trouvâmes les viscères du bas-ventre dans le meilleur état ; le cœur étoit extraordinairement dilaté : mais ce qui nous surprit le plus, ce fut de trouver le poumon droit tellement détruit, qu'il n'y en avoit plus de trace. Les gros vaisseaux sanguins qui y aboutissent et la bronche droite étoient oblitérés par une espèce de callosité ; il n'y avoit aucun épanchement dans la poitrine.

Des exemples d'une pareille altération dans les poumons sont bien rares. Je sais bien que les auteurs rapportent aussi des cas de destruction ou consomption, soit partielle, soit presque totale de la substance des poumons ; mais il est difficile d'en avoir vu une aussi complette que celle dont nous venons de parler (63). Ce qu'il y eut sur-tout d'extraordinaire, c'est qu'on ne trouva aucun épanchement dans la cavité droite de la poitrine Ne pourroit-on pas croire que cette destruction

____

(63) Voyez plus bas, dans le résultat des ouvertures des phthisiques, ce qui est dit sur la destruction des poumons ; voyez aussi ce que nous avons dit à ce sujet dans l'article sur la durée de la phthisie pulmonaire.

du poumon droit étoit ancienne ? Le poumon gauche étoit en très bon état.

OBSERVATION V.

Le fils du secrétaire de feu M. de Chaulnes, d'une haute stature, plutôt gras que maigre, et doué, en apparence, de la constitution la plus robuste, avoit joui, jusques vers l'âge de vingt six ans, de la meilleure santé, quoiqu'il se fût livré, dans sa jeunesse, à tous les les plaisirs de son âge avec peu de modération; mais à l'époque dont je viens de parler (au mois de février 1772), il éprouva des douleurs vagues dans les articulations, qui se dissipèrent cependant dans peu de tems. Une année après, le pied droit se gonfla et devint douloureux, avec de la rougeur; mais le malade, peu accoutumé à soigner sa santé, n'y fit aucune attention : la douleur n'étant pas assez forte pour le retenir chez lui, il continua à faire de l'exercice et à remplir ses devoirs ordinaires. Quelques mois après, il éprouva des légéres douleurs au genou droit, et, de tems en tems, de pareilles douleurs à d'autres articulations; enfin, il lui survint une enflure œdémateuse au pied droit, à laquelle se joignit une légére jaunisse, avec des nausées fréquentes, et une inappétence extrême.

C'est dans ces circonstances que je fus appellé pour lui donner du secours. Je lui conseillai les bains de pieds avec deux poignées de sel marin et un quarteron de savon ; ce qui réussit assez bien, puisque ce remède détermina une enflure douloureuse des deux pieds ; la jaunisse et les nausées cessèrent ; le malade revint dans le meilleur état : mais comme il continua son train de vie ordinaire, sans aucun soin pour sa santé, les mains et les pieds s'enflèrent de nouveau ; les vomissemens se renouvellèrent, et il s'y joignit une difficulté de respirer, qui augmenta de plus en plus. La toux se déclara ; les urines devinrent rouges et peu abondantes ; mais elles se rétablirent dans leur premier état, par le moyen des sucs dépurés des plantes, et des sang-sues aux veines hémorroïdales, qui étoient très-gonflées.

Le malade paroissoit dans le meilleur état, lorsqu'il lui survint un crachement de sang considérable ; son pied éprouva en même tems une nouvelle enflure douloureuse, avec rougeur, ce qui me détermina de le faire saigner du pied ; cette saignée fut même répétée une seconde fois, à peu de distance de la pre-

mière. Le crachement de sang diminua ; les vésicatoires qu'on appliqua aux jambes n'eurent
point un effet salutaire ; le malade eut une
toux fréquente ; ses crachats furent rouillés.
Il y eut de la fièvre, qui augmenta tous les
soirs : la matière de l'expectoration devint puriforme, pendant que, d'un autre côté, la
douleur des pieds, ainsi que l'enflure, disparurent pour quelque tems, pour revenir ensuite de nouveau. Les sueurs nocturnes furent
copieuses et colliquatives ; la matière de l'expectoration continua d'être puriforme ; le dévoiement survint, et le malade périt dans le
dernier degré de marasme.

On se convainquit, à l'ouverture du corps,
que tous les viscères étoient sains, à l'exception des poumons, dont le droit étoit presqu'entièrement rongé, et détruit par un ulcère ; la cavité droite de la poitrine contenoit
beaucoup de sérosité ichoreuse : le poumon
gauche étoit plein de concrétions, dont les
unes étoient blanches et dures; d'autres étoient
plus molles, mais blanches, comme gypseuses ;
quelques-unes étoient molles et ressembloient
à de la cire jaune : enfin, on en voyoit qui
contenoient une substance grisâtre et puriforme.

R 3

OBSERVATION VI.

M. de Chalabre, colonel du régiment de Limosin, avoit éprouvé, dans sa jeunesse, diverses éruptions à la peau et en plusieurs endroits du corps, contre lesquelles il avoit fait un long usage des sucs des plantes chicoracées; les vésicatoires, les bains et les purgatifs furent réitérés de tems en tems. Cette humeur paroissoit détruite, ou du moins elle ne donnoit plus de signes de sa présence depuis quelques années. M. de Chalabre jouissoit de la meilleure santé, et remplissoit ses devoirs militaires avec la plus grande exactitude. Il étoit près de sa quarantième année, lorsqu'il commença d'éprouver des douleurs vagues dans les membres; elles se faisoient sur-tout sentir aux extrémités inférieures; on les crut rhumatismales, et on lui conseilla, à cet effet, divers remèdes, dont il fit un long usage. Cependant ces douleurs changèrent de place; tantôt elles se portèrent sur les régions lombaires, et tantôt sur celle de l'épigastre. Les digestions en furent souvent dérangées, et le malade éprouva de fréquentes coliques, qu'il appelloit des coliques

d'estomac : à ces symptômes se joignirent
de légères atteintes de jaunisse, qui firent recourir à l'usage des eaux de Vichy, en boisson,
et celles de Plombières pour les bains, mais
sans succès. Le malade fut obligé d'aller à
son régiment en Corse, et il y fut atteint
d'une fièvre continue, avec des redoublemens
fort irréguliers ; cette fièvre devint intermittente, et cessa par le changement de climat.
Ce fut alors que, fixant sa résidence en
Languedoc, sa patrie, il parut se mieux
porter. Cependant un médecin qu'il consulta,
lui ayant reconnu un engorgement dans le
foie, crut devoir lui conseiller l'usage de
quelques eaux appéritives : celles d'Ussat lui
furent salutaires ; mais ce bon effet fut bientôt
détruit, le malade s'étant mis à l'usage du lait
d'ânesse soir et matin ; et ayant encore pris
ensuite d'autres laitages. La fièvre revint, lorsqu'on le crut en meilleur état, et cette fièvre
fut continue, avec des redoublemens fort irréguliers. C'est dans cet état qu'il retourna à
Paris : son visage étoit jaune et sa respiration
courte ; sa voix rauque et souvent éteinte, sur-
tout le soir ; les urines diminuèrent, et furent
même comme interrompues pendant deux ou
trois jours ; les extrémités inférieures s'enflè-

rent, le visage se bouffit, et le pouls étoit d'une irrégularité extrême, avec des intermissions fréquentes. Le malade ne pouvoit plus respirer, couché dans une situation horizontale ; enfin, on avoit tout à craindre qu'il ne pérît, lorsque les urines ayant repris un cours abondant, à la suite d'un usage continu des diurétiques, tels que le suc de cerfeuil, avec les cloportes et l'oximel scillitique, la respiration devint alors plus libre, et les forces se rétablirent.

Cependant une douleur aiguë de courte durée, que le malade ressentoit fréquemment sur le côté droit, quelques intermittences foibles et rares qu'on observoit dans le pouls, et une légère enflure des jambes, me firent douter du véritable rétablissement. Je fis appliquer un vésicatoire sur le côté, et ce fut avec succès, puisque le malade parut encore aller de mieux en mieux. Il commença à sortir et à paroître dans le monde ; il se livra, et peut-être un peu trop, à son appétit. La fièvre se ralluma ; elle fut continue, avec des redoublemens irréguliers : il survint de la toux ; les intermittences du pouls augmentèrent ; la respiration devint plus difficile ; le malade expectora du pus, et il mourut le vingtième jour de cette espèce de rechûte.

J'assistai à l'ouverture du corps, qui fut faite par M. Martin, en présence de MM. Bacher, Marignié, Dufouard, etc. Voici quel en fut le résultat.

1°. A l'ouverture du bas-ventre, nous avons trouvé l'estomac, les intestins, la rate, les reins, la vessie dans l'état naturel; le foie étoit beaucoup plus gros et plus dur qu'il ne l'est ordinairement; il étoit même squirreux vers la vésicule du fiel, et adhérent, dans toute son étendue, au diaphragme et à toutes les parties voisines; son endurcissement paroissoit, en quelques endroits, provenir d'une matière répandue dans son parenchyme, qui étoit dure, mais friable comme gysseuse, ressemblant à celle des articulations de quelques goutteux.

2°. A l'ouverture de la poitrine, nous trouvâmes la cavité droite entièrement pleine d'eau; le poumon du même côté totalement détruit, et converti en une espèce de bouillie purulente; les lobes gauches du poumon étoient dans un bon état, et le cœur étoit sain.

3°. Le cerveau, la moëlle épinière et le cervelet, étoient dans l'état naturel. Paris, hôtel de Rome, rue de l'Université, le 5 mars 1785.

Observation VII.

M. de Broglie, évêque de Noyon, avoit joui d'une assez bonne santé jusqu'à l'âge de trente-cinq ou de trente-six ans; il étoit bien conformé, sans être robuste; sa sensibilité étoit extrême; il étoit très-vif, et menoit une vie fort agitée, sans cesse partagée entre les devoirs de son état et les agrémens de la bonne société dans laquelle il vivoit. Il lui survint quelques douleurs dans les membres, qu'on attribua, tantôt à une humeur rhumatismale, et tantôt à la goutte. Il consulta successivement plusieurs médecins, qui prescrivirent des traitemens différens, suivant leurs opinions bien diverses.

L'un, qui ne vit dans cette maladie que les effets du spasme et de la crispation des nerfs, lui fit prendre, pendant plusieurs mois, des bains tous les jours, de trois ou quatre heures; il lui conseilla de boire trois ou quatre pintes d'eau de poulet par jour, ou d'eau de veau. Un autre médecin, rapportant tout à un principe goutteux, lui fit donner des sucs des plantes très-actifs, des bouillons de vipère, des bols avec du kermès, etc.

Un troisième médecin, attribuant à des calculs dans les reins, la douleur que le prélat ressentoit dans les lombes et dans les extrémités inférieures, lui conseilla l'usage des appéritifs ou des lithontriptiques les plus forts. Un quatrième médecin crut entrevoir dans le malade une disposition rachitique; et c'est ainsi que, chacun dirigeant le traitement d'après son opinion, il en résulta que M. de Broglie fit des remèdes multipliés et de toute espèce. Un cinquième médecin ne craignit pas de conseiller les sels mercuriels les plus corrosifs, et le malade eut, encore cette fois, la fatale docilité de suivre ce traitement, plus violent que les autres.

Sa constitution ayant été ainsi détériorée, la toux survint, et bientôt après le crachement de sang. On disputa encore sur l'origine de ce sang : venoit-il de l'intérieur de la gorge, des amigdales ou de la poitrine? On lui conseilla des gargarismes et des boissons stiptiques, de l'eau de Rabel dans les tisanes. La fièvre s'alluma et devint bientôt continue avec des redoublemens. Je fus appelé à cette époque pour voir ce malade. On pense bien que je suspendis tous les remèdes qui pouvoient exciter quelque irritation. Les délayans, les relâchans et les rafraîchissans furent mis en usage. La toux diminua, la fièvre parut s'éteindre, et une petite saignée du bras produisit encore un changement heureux, le soulagement étoit visible, et le pouls étoit revenu dans l'état naturel, ainsi que le sommeil ; le malade se promenoit à pied, et montoit aussi tous les jours en voiture, paroissant reprendre des forces, lorsqu'il éprouva des douleurs dans les extrémités inférieures ; le genou gauche devint rouge et douloureux avec enflure, ce qui confirma les soupçons qu'on avoit déjà formés sur la principale cause de la maladie, c'est-à-dire qu'on la regarda comme la suite d'un rhumatisme goutteux. L'enflure du genou disparut dans trois jours, sans que la poitrine en fût soulagée ; les crachemens de sang se renouvellèrent, et furent réitérées de plus en plus.

C'est dans cet état qu'il se disposa à partir de Paris pour Montpellier. Durant ce voyage, il ne cracha point du tout de sang ; mais à peine y fut-il arrivé, que ce symptôme se renouvella, et qu'il devint très-considérable et très-fréquent. On l'établit dans une étable à vaches, et on lui administra beaucoup de quinquian ; son état devint pire, en sorte qu'il prit le parti de revenir dans son diocèse : ce voyage, de près de deux cents lieues, fût assez heureux,

mais à peine fut-il arrivé à Carlepont, près
Noyon, qu'il se plaignit d'une douleur, non-
seulement vers les reins et vers la région om-
bilicale, comme il l'avoit précédemment res-
sentie, mais encore d'une douleur cruelle vers
la partie supérieure de la poitrine, du côté
droit ; la fièvre redoubla, la toux fut continue,
avec crachement de sang et de pus ; le malade eut une extrême difficulté de respirer,
avec une enflure douloureuse au genou gauche,
et bientôt après un dévoiement très-opiniâtre ;
ses jambes s'enflèrent, et enfin il mourut,
après avoir éprouvé tous les symptômes de la
phthisie pulmonaire.

Voici ce qu'on trouva à l'ouverture du corps,
qui fut faite par M. Polony, en présence de
M. Riviere, médecin ordinaire du malade,
lesquels ont bien voulu m'en communiquer le
résultat.

Après avoir enlevé le sternum, on remarqua
que le poumon droit étoit fortement adhérent,
dans toute l'étendue de sa surface, à la plèvre,
vers les côtes sur les vertèbres et sur le diaphragme, en sorte qu'il n'y avoit aucun point
de sa surface qui n'eût contracté une adhérence très-forte avec toutes les parties voisines.
Après avoir détruit toutes ces adhérences, et
avoir mis ce viscère à découvert, sa partie su-

périeure offrit plusieurs excavations ulcérées et pleines de pus, semblables aux ulcères sordides et chancreux ; en suivant ces excavations, on voyoit qu'elles se propageoient dans la substance intérieure du poumon, et qu'elles y avoient formé des sinus ou clapiers pleins de pus : tout le parenchime pulmonaire, ouvert ensuite en différens sens et dans toute son étendue, ne présentoit qu'une masse livide, molle et friable, infiltrée de pus qui sortoit de tous les points de sa substance. Les bronches et la trachée artère en étoient pleins ; les vaisseaux sanguins étoient ouverts ou variqueux, enfin l'organisation entière de ce viscère étoit totalement détruite. On examina ensuite le poumon du côté gauche, et on ne le trouva point adhérent, mais il étoit flasque et livide : en divers endroits de sa surface, le pus en découloit de tous côtés ; mais on n'y trouva point les mêmes excavations fistuleuses, ni sinus, ni clapiers, comme dans le poumon droit ; le cœur parut dans l'état naturel, les viscères du bas-ventre étoient sains ; on remarqua seulement que les intestins gros et les grêlés, ainsi que l'estomac, étoient d'un volume beaucoup plus considérable qu'ils ne le sont ordinairement.

REMARQUE.

L'expérience a attesté de tout tems l'extrême mobilité de l'humeur arthritique et de l'humeur rhumatismale qui se ressemblent si fort ; elle a fait connoître la rapidité avec laquelle elle se porte d'une partie à une autre, sur-tout vers l'intérieur ; aussi les empyriques, qui n'ont aucune connoissance de ces loix de l'économie animale, font souvent des maux irréparables , par l'application aveugle de leurs remèdes externes (nº. II.). Les malades ne sont pas seulement exposés à ces erreurs de l'ignorance présomptueuse et hardie , ils éprouvent quelquefois, par des causes inconnues , une rétropulsion de la matière de la goutte ou du rhumatisme, qui se porte sur les poumons , et qu'on est quelquefois assez heureux de rappeler au dehors par des épispastiques ; mais ces remèdes , quelques puissans qu'ils soient en divers cas , sont infructueux lorsqu'on y a recours trop tard , comme cela est arrivé à la personne dont il est fait mention (nº. III). Les observations attestent encore l'extrême activité, ou plutôt la qualité destructive de cette matière, qui peut produire une espèce de phthisie, dont la marche est beau-

coup plus rapide et les progrès peut-être plus
difficiles à arrêter que toute autre espèce de
phthisie ; jamais on n'en vit un exemple plus
frappant que celui qui fait l'objet du nº. IV.
Il est difficile de concevoir comment toute la
substance du poumon droit a été entièrement
consumée, sans qu'on en ait trouvé aucune
trace. Il est encore plus inconcevable que la
destruction des vaisseaux sanguins de ce viscère, n'ait pas produit une hémorragie mortelle, à moins qu'on ne suppose que cette
destruction s'est graduellement opérée, et que
la substance du poumon s'est réduite à une
espèce de putrilage ou d'humeur sanieuse, qui
a été, ou rejetée par l'expectoration, ou en
partie portée dans le cours de la circulation
du sang, pendant que la partie la plus liquide
a, peut-être, été repompée par les vaisseaux
absorbans.

On voit, par l'observation du Nº. V, que la
phthisie goutteuse a quelquefois une marche
très incertaine ; que les douleurs et l'enflure
des articulations diminuent, certaines fois,
l'affection de la poitrine, pendant que d'autres
fois les symptômes de la phthisie ont lieu en
même - tems, et paroissent marcher avec la
même violence ; mais il n'en est pas moins
vrai

vrai, que la principale ressource de l'art de guérir, est d'attirer l'humeur arthritique vers les extrémités, quoiqu'à mesure que la constitution se détériore, il semble que les viscères de la poitrine, ne puissent plus se débarrasser de l'humeur qui les obsède, par rapport à l'affaissement des forces.

On peut juger des qualités de cette humeur rhumatismale par la nature du mal qu'elle a produit dans le poumon, puisqu'elle a pu y occasionner un ulcère (N°. V.) et que, dans l'observation qui fait le sujet du N°. VI, il en est résulté, comme dans le N°. III, une érosion, ou plutôt une destruction entière du poumon droit : on doit remarquer aussi, relativement au N°. VI, que la destruction du poumon droit fut assez constamment accompagnée d'une douleur au même côté, avec quelques intermittences foibles et rares dans le pouls, et une légère enflure des jambes.

L'observation du N°. VII. n'en est pas moins instructive, soit pour les circonstances particulières qui peuvent précéder ou accompagner la phthisie goutteuse, soit par les dangereux effets d'un traitement plein de vacillations, et dirigé par des médecins qui prenoient moins la nature pour guide, que leurs opinions particulières. Il y a lieu de présumer que l'abus des médicamens a produit des effets très-funestes sur un sujet très-irritable , comme les lython-triptiques , les sels mercuriels les plus corro-sifs , les styptiques, l'abus du quinquina , etc. L'usage des délayans et des rafraîchissants produisit d'abord des effets heureux ; mais ces remèdes ne pouvoient être curatifs d'une aussi cruelle maladie.

L'état dans lequel se trouvoit le poumon droit, (N°. VII.) annonçoit que , long - tems avant la mort, la maladie avoit été au-dessus de toutes les ressources de l'art , puisque le pa-renchime de ce viscère étoit plein d'excavations et de sinuosités fistuleuses , et qu'il étoit imbibé , dans le reste de sa substance , d'une matière purulente.

Je pourrois citer d'autres exemples , qui prouveroient de plus en plus combien il est fréquent de voir la phthisie pulmonaire suc-céder aux affections goutteuses ; c'est ce que les praticiens n'ignorent point : mais on n'a-voit recueilli jusqu'ici que très - peu d'ou-vertures de corps sur cet objet , et il m'a paru intéressant de rapporter les précédentes. Cette espèce de phthisie a quelquefois une marche très - rapide : j'ai vu plusieurs personnes en périr en peu de tems, malgré le traitement le plus soigneusement administré.

Les observations qui viennent d'être rapportées, et dont il auroit été facile de grossir le nombre, prouvent encore, ainsi que l'ont fait celles rapportées par divers auteurs, que la phthisie pulmonaire est souvent la suite du rhumatisme et de la goutte, séparément ou de l'un et de l'autre réunis, c'est-à-dire, du rhumatisme goutteux. Je crois qu'on pourroit avancer qu'il n'y a point de phthisie après la scrophuleuse, soit originaire, soit accidentelle, qui soit plus fréquente ; la phthisie originaire attaque ordinairement avant la quarantiéme année (64), tandis que la goutteuse et la rhumatismale peuvent survenir et surviennent

---

(64) On ne peut point cependant établir une règle absolue sur cet objet, puisqu'on voit quelquefois des enfans atteints de la phthisie rhumatismale et même goutteuse, et que l'on a déja vu précédemment que la phthisie scrophuleuse, avoit enlevé des personnes du dernier âge ; mais cela est rare ; de sorte qu'on peut avancer en général, que si la phthisie de naissance et la phthisie scrophuleuse sont plus communes dans la jeunesse, la goutteuse et la rhumatismale sont plus fréquentes dans l'âge avancé.

ordinairement à un âge plus avancé. On sait
que l'humeur qui forme la goutte, et celle du
rhumatisme, qui ont un si grand caractére de
ressemblance, peuvent se transporter sur toutes
les parties internes du corps ; mais il n'est aucun viscére qu'elles affectent plus souvent que
les poumons. Les observations prouvent que
ce transport se fait quelquefois d'une maniére
si vive, que le malade y succombe promptement, et que d'autrefois son action sur les poumons est plus longue. Ce qu'il y a de fâcheux, c'est qu'ordinairement la phthisie aiguë parcourt, avec une célérité extrême,
le premier période, celui pendant lequel on
pourroit traiter le malade avec succes, et qu'en
suite ses derniers périodes incurables sont plus
longs. *Morton* dit avoir vu des phthisies succéder au premier accés de goutte ou de rhumatisme ; cela est rare : mais ce qui ne l'est
pas, c'est de la voir survenir à des personnes
sujettes à la goutte ou à un rhumatisme fréquent et vague, sur-tout quand les affections
ne sont pas réguliéres, qu'elles se font ressentir aux extrémités supérieures, aux épaules
principalement, ce qui doit paroître peu étonnant, d'après la communication libre qu'il y a

du poumon aux extrémités supérieures (65).

J'ai vu périr de la phthisie pulmonaire une dame : elle jouissoit d'une forte santé, lorsqu'elle eut, à l'âge de cinquante-cinq ans., une invasion arthritique des plus violentes, presque dans toutes les articulations à-la-fois ; elles étoient gonflées, sur-tout les genoux et les pieds. Cependant la respiration devint difficile ; elle cracha du sang : en peu de jours,

---

(65) Voyez plus bas mon mémoire lu à l'Académie des Sciences (1791); on y trouvera des exemples frappans des dangereux effets du froid sur le corps en général, et sur les extrémités supérieures en particulier : on peut y ajouter ceux que la respiration d'un air trop froid, et même des boissons froides, doivent produire, soit en arrêtant l'excrétion pulmonaire, soit en déterminant, de plus en plus, le sang dans les poumons, en l'exprimant des vaisseaux voisins.

Thomas Rheid prétend « que l'impression du froid mo- » difie les vaisseaux exhalans, de telle manière que le » fluide contenu dans leurs cavités ; de clair et trans- » parent qu'il étoit, reçoit un caractère de viscosité qui » rend nulles pour lui les forces absorbantes des vais- » seaux lymphatiques (1) ». Ce médecin déduit de cette explication tous les phénomènes des phthisies décidées. On peut voir, dans son ouvrage, ce qu'il a dit à ce sujet, qui me paroît bien plus ingénieux que prouvé.

(1) Note cinquième de M. Dumas, page 386.

elle eut des sueurs copieuses après un redoublement de fièvre tous les soirs. Les crachats
devinrent puriformes, le dévoiement survint,
la difficulté de respirer augmenta, la maigreur
fut extrême en peu de jours, et la malade périt
d'une véritable phthisie arthritique, qui n'eut
qu'une trentaine de jours de durée.

Il paroît quelquefois que la phthisie aiguë
survient, parce que l'humeur arthritique ne s'est
pas suffisamment déposée dans les articulations;
mais on a vu aussi des personnes éprouver
tous les symptômes de la phthisie en même-
tems qu'elles éprouvoient tous les accidens
de la goutte ou du rhumatisme, comme je
viens d'en rapporter un exemple. Il semble
alors que la phthisie est produite par une portion de l'humeur, qui n'a pu se déposer sur les
articulations, ou dans les muscles, et qui s'est
fixée sur les poumons; mais plus fréquemment aussi, elle succède au rhumatisme ou
à la goutte anomale, qui ont promptement disparu, et alors on pourroit croire que la phthisie est produite par un reflux de la matière arthritique sur le poumon. Quoi qu'il en soit,
il paroît qu'elle exerce sur ce viscere des
effets différens dans divers cas, puisqu'on
trouve quelquefois le poumon des personnes

qui ont péri de pareilles phthisies, plein d'une matière épaisse, blanchâtre, plâtreuse, et que d'autres fois on les trouve détruits (Nᵒ. IV et VI) ou rongés, avec des épanchemens plus ou moins considérables.

Heureusement que toutes les phthisies pulmonaires, qui succèdent à la goutte ou au rhumatisme, ne sont pas aussi fâcheuses; souvent la nature en prévient les suites funestes, en détournant, par des heureuses metastases, l'humeur morbifique dans les parties, où elle doit naturellement s'épuiser par un séjour plus ou moins long. Combien de fois, en effet, n'a-t-on pas vu des malades prêts à suffoquer, par la difficulté extrême de respirer, avec de la toux, des crachemens de sang et de la fièvre, revenir, presqu'à la vie, par le retour du rhumatisme ou de la goutte; alors l'espérance de guérison est d'autant plus certaine, que ces maladies sont mieux exprimées par leurs symptômes; qu'il y a de la douleur, de l'enflure.

L'art est quelquefois obligé d'imiter la nature : on fait appliquer des vésicatoires avec succès sur les parties où l'on desire d'appeller l'humeur morbifique ; quelquefois même c'est au synapisme, sur le col du pied qu'il convient de donner la préférence ; il produit des effets et plus prompts et plus certains ; mais avant que d'y recourir , il faut consulter l'état du pouls : la métastase se fait bien plus aisément quand les vaisseaux sont médiocrement désemplis , que lorsqu'ils sont trop pleins de sang : d'ailleurs, par les saignées, on vuide les vaisseaux du poumon, et rien n'est alors plus favorable, pour faciliter la respiration , que de le délivrer , par la saignée , de l'oppression qu'il éprouve. *In morbis pulmonum* , disoit autrefois Riolan (66) , *non est parcendum venæ sectioni ubi fiunt ab humorum affluxu.*

Ce grand maître avoit puisé cette doctrine dans la pratique des médecins célébres de Paris , qui l'ont suivie avec succès , et qui l'ont rendue recommandable par leur autorité : elle doit être sur-tout adoptée dans les maladies du poumon occasionnées par l'humeur arthritique ou rhumatismale ; mais il faut y recourir le plutôt possible ; alors les saignées du pied sont préférables aux autres, et la raréfaction du sang , que les vésicatoires occasionnent , n'étant plus à redouter, on n'a qu'à

---

(66) Anthropographia, lib. III. p. 239.

attendre d'heureux effets de leur application (67).

Cependant ces moyens curatifs ne sont pas
les seuls qu'on puisse employer ; on prescrit
encore avec succès les boissons adoucissantes , qu'on rend légèrement diaphorétiques ,
lorsque la chaleur et la fièvre sont bien diminuées : quelquefois , en pareille circonstance ,
j'ai donné, à diverses reprises, de l'ipécacuanha
à la dose de huit ou dix grains, pour exciter
quelques nausées ou de légers vomissemens ;
il en résultoit un effort salutaire , qui détermi-

---

(67) M. Duboscage eut (en 1777) après une goutte irrégulière aux pieds , de la difficulté de respirer ; ses crachats
furent teints de sang ; pendant sept ou huit jours , ils parurent ensuite puriformes ; il éprouva une douleur gravative à la poitrine ; je lui conseillai de se faire mettre des
sang-sues à l'anus, à cause des hémorroïdes qu'il avoit eues
et qui ne fluoient point ; il parut soulagé , mais le pouls
étoit encore plein ; une copieuse saignée du pied lui fit
un très-grand bien ; je lui fis mettre deux vésicatoires aux
jambes, qui fournirent, plusieurs jours, une bonne suppuration ; la poitrine se dégagea , le malade fit un long
usage des sucs appéritifs des herbes chicoracées, des pillules savoneuses, enfin des eaux de Bonnes ; c'est ainsi qu'il
a été rétabli dans le meilleur état. Je pourrois citer bien
des faits semblables , si les praticiens n'en observoient
tous les jours : celui-là seul servira d'exemple.

noit des mouvemens dans la poitrine, et l'ex-
pulsion de la matière morbifique hors des poumons. *Morton* avoit déjà conseillé cette pratique, et elle a été souvent employée en Angleterre avec succès. Cependant, pour prévenir
de nouvelles irruptions de l'humeur arthritique
et rhumatismale dans les poumons, il convient de pratiquer un cautère ou du moins
de mettre un vésicatoire, dont on entretient
soigneusement la suppuration.

On fera prendre au malade, pendant long-
tems, deux ou trois fois par jour, trois ou
quatre pillules savonneuses, de trois ou quatre
grains chacune, avec les extraits amers de
gentiane, d'énula-campana, qu'on rend quelquefois purgatives avec l'extrait de rhubarbe.

Quelques médecins ont donné la gomme
de gayac et le savon avec succès ; mais,
en général, il faut bien observer qu'avant
de joindre aux savonneux les appéritifs irritans,
il faut être assuré qu'il n'y ait plus d'érétisme
ni excès de sensibilité, et que les vaisseaux
sanguins soient suffisamment désemplis ; car
autrement, on augmenteroit le mal au lieu
de le diminuer ; ce que j'ai vu arriver à des
malades qu'on vouloit guérir trop vite par ces
remèdes, administrés à forte dose : l'on aug-

mente alors la congestion du poumon au lieu de la diminuer , et l'on excite l'inflammation , lors même qu'on croit travailler à la détruire.

Les sucs des plantes chicoracées sont d'excellens savonneux , et rarement ils occasionnent de l'irritation quand on les donne seuls; mais , par l'addition des cloportes ou du kermès , on les rend plus incisifs , ce qu'on peut faire quelquefois avec avantage. J'ai aussi recouru à l'oximel scillitique avec succès , surtout lorsque le cours des urines étoit ralenti , et qu'il y avoit quelque léger commencement d'enflure , effet qui peut provenir alors d'un amas glaireux dans les reins , qui bouche et obstrue les canaux de l'urine. J'ai prescrit aussi , avec un succès assez marqué , l'usage de l'extrait d'aconit , à la dose d'un quart de grain, une , deux, et même trois fois par jour : ce remède nous a paru de quelque utilité quand les douleurs rhumatismales proviennent d'un engorgement glaireux.

Les eaux minérales peuvent aussi produire des effets salutaires; celles de Barèges , de Bonnes , de Cauterets , sont recommandables : plusieurs malades , à qui nous les avons conseillées en pareil cas, s'en sont parfaitement bien trouvés;

mais il faut les redouter dans les sujets pléthoriques, car alors on ne peut les donner
avec succès qu'en les coupant avec des adous-
sissans, avec le lait, etc.

On facilite aussi l'expectoration avec les
infusions de bourrache, d'hysope, de *camphorata Monspelliensis*, auxquelles on ajoute,
si l'on veut, du sirop d'érysimum, d'ipécacuanha. L'usage du lait coupé, avec une
seconde eau de chaux, et même avec les
sucs anti-scorbutiques, peut être infiniment
utile : la diette blanche convient aussi beaucoup, et à ceux qui éprouvent les fâcheux
symptômes de la phthisie arthritique ou rhumatismale, lorsque le dégorgement du poumon a été convenablement opéré, ainsi qu'il
a été dit. Les demi-bains tièdes, pris fréquemment, les bains de pieds dans de l'eau avec
du savon et du sel, peuvent aussi être très-
efficaces, etc. etc. Mais il n'y a aucun remède
qui ait de plus heureux effets, sur tout pour
prévenir les accidens, que le moxa, ou au
moins qu'un cautère qui fournisse une bonne
suppuration.

ARTICLE VIII.

*Sur des concrétions de diverse nature ,
trouvées dans les voies aëriennes , et sur
la phthisie calculeuse.*

OUVERTURES DES CORPS.

OBSERVATION PREMIÈRE.

UNE femme atteinte d'une petite galle , et
réduite au dernier degré de marasme , éprouvoit de tems en tems une petite toux qui
n'étoit suivie d'aucuns crachats épais ; elle avoit
continuellement de la difficulté de respirer, qui
n'augmentoit ni ne diminuoit , quelque position qu'elle prît , excepté lorsqu'elle avoit la
tête élevée ; mais alors elle respiroit avec plus
de difficulté ; elle éprouvoit un sentiment de
pesanteur, comme celui d'un corps grave qui ,
de la gorge , descendoit dans la poitrine , et en
rétrécissoit la cavité. Malpighi soupçonna que
cette femme avoit les poumons tartarisés ,
tartarisatos , pour me servir de son expression ;
en effet , on se convainquit , par l'ouverture
du corps , qu'elle avoit les poumons tellement engorgés de concrétions calculeuses ,

comme l'avoit très-bien prévu Malpighi, qu'en les disséquant, on eût dit que l'on promenoit le scalpel à travers un monceau de sable (Morgagni, tom. I, lib. II, pag. 17, *de Morbis thoracis*).

OBSERVATION II.

Un jeune homme, atteint de phthisie pulmonaire, souffroit de la poitrine et tomboit dans le marasme. La plupart des médecins conseilloient l'usage du lait. Albert Fabricius, qui seul devinoit la cause du mal, fut d'un avis contraire, prétendant que l'usage du lait ne feroit qu'augmenter les concrétions du poumon, fondé sur l'opinion de Morton, lequel veut que l'on permette le lait dans la phthisie calculeuse, que dans une nécessité pressante. Ce jeune homme, dont Fabricius croyoit les poumons remplis de calculs, desiroit du lait avec tant de passion, qu'il en buvoit en place d'eau et de bierre. L'évènement justifia le jugement de Fabricius, car l'usage du lait augmenta la douleur et hâta la mort ; tandis qu'un autre jeune homme, atteint des mêmes symptômes, ayant été traité par Fabricius avec l'huile d'amendes douces, et d'autres remèdes analogues, rendit un calcul dans un accès de toux : la douleur se calma peu à peu , et le malade recouvra une santé parfaite. Benevenius nous a laissé l'observation d'un homme atteint d'une toux sèche et de douleur à la poitrine , lequel , par l'usage des linimens sur la poitrine , et des émolliens sur la trachée artère , rendit un calcul et guérit (Morgagni , *de Morbis thoracis , tom. I , lib. III*).

R E M A R Q U E S.

Cette espèce de phthisie a tantôt tiré son nom des matières pétriformes que les malades ont rendu par l'expectoration , et tantôt de celles qu'on a trouvé, après leur mort, dans diverses parties du poumon.

Il n'y a que la première dénomination qui puisse être exacte , celle que Morton et Sauvages ont adoptée. C'est par la différence seule des symptômes qu'on peut différencier les espèces de maladies , et non par celles des causes qui nous sont cachées , ou qui ne nous sont souvent connues qu'après la mort : d'ailleurs , on peut trouver des concrétions en divers endroits du poumon , d'une espèce diverse , et qui peuvent occasionner des accidens différens de ceux qu'on a dit survenir dans la phthisie calculeuse.

En effet, une concrétion dans les voies aériennes du poumon, occasionnera des symptômes bien différens de ceux qui surviendroient, si cette pierre étoit réellement formée dans le parenchyme du poumon ; et celle-ci ne devra-t-elle pas produire des accidens divers, selon le lieu de ce viscère où elle sera placée ? Est-ce qu'elle ne sera pas moins fâcheuse, si elle est près de la surface externe, loin des gros nerfs et des gros vaisseaux, que si elle a son siége dans l'intérieur, près des gros troncs vasculaires ou des nerfs pulmonaires ? etc. Si elle est située dans les vaisseaux sanguins même (68), n'y a-t-il pas des accidens particuliers qui surviendront ? Les ouvertures des corps le confirment. On a souvent trouvé de grandes indurations dans le parenchyme du poumon et près de leur enveloppe externe, dans des sujets qui n'avoient éprouvé aucune affection morbifique.

On comprend encore que les accidens doivent varier suivant le volume, la figure, la dureté de ces concrétions, soit qu'elles soient

---

(68) Voyez une belle observation de Mauro Cordato, sur une pierre trouvée dans les veines pulmonaires. Hist. de l'anatomie, article Mauro Cordato, T. III, p. 255.

pierreuses

pierreuses, ou qu'elles ne le soient pas. N'est-il donc pas étonnant que les auteurs aient parlé de cette matière d'une manière si vague ? Le grand Morgagni ne l'a point épuisée, quoiqu'il en ait traité fort au long.

Nous ne parlerons ici que des concrétions qui se forment dans les voies aëriennes du poumon (69), lesquelles ont quelquefois la consistance de la pierre. Plusieurs personnes en ont rendu pendant long - tems par l'expectoration, sans avoir éprouvé aucun symptôme de la phthisie pulmonaire. *Pierre Borel*, *Morton* et d'autres médecins en ont rapporté des exemples. Bien plus, *Pechlin* nous assure qu'une personne, depuis long - tems atteinte d'un asthme, fut guérie de sa maladie après qu'elle eut rendu trois calculs par l'expectoration.

Benevenius, cité par Morgagni, nous a laissé l'observation d'un homme atteint d'une toux sèche et d'une vive douleur à la poitrine, lequel après l'usage des linimens sur la poitrine et des onctions huileuses sur la tra-

---

(69) Voyez plus bas, article résultat des ouvertures des corps, des observations sur les concrétions pulmonaires.

T

chée artère, rendit un calcul et guérit (70).

Aretée et Galien (71) disent avoir vu des personnes qui ont rendu pendant long-tems des
concrétions pierreuses graniformes, sans éprouver d'accidens fâcheux. Divers auteurs ont cité
d'autres exemples de cette nature; ils ne sont
pas rares; j'en pourrois citer deux autres que
j'ai notés.

On connoît l'histoire de M. Vaillant, qui
rendit plus de cinq cents calculs par l'expectoration; ceux qui furent expulsés les premiers n'étoient pas plus gros qu'un grain de
petit millet, les autres furent successivement
plus gros: il en rendit qui avoient le volume
d'une lentille, d'un pois (72).

Cependant l'expectoration des concrétions
pierreuses peut être suivie d'accidens très-
graves, sur-tout du crachement de sang (73).

---

(70) *De sedibus et causis morb.* t. *II*, epist. *XV*,
p. 15. *de morbis thoracis.*

(71) Voyez Morgagni, *de sed. et causis morb.* t. *II*,
et ibid.

(72) Quelquefois ces pierres sont des fragmens d'une
plus grande concrétion. Voyez le résultat des ouvertures
des corps.

(73) Quelques auteurs ont prétendu que cet accident
avoit sur-tout lieu, lorsque les calculs pulmonaires étoient

Dodonée en rapporte un exemple dont M. Morgagni a fait mention, et M. Lieutaud en cite aussi d'autres du même genre.

On a vu des personnes qui ont éprouvé des quintes de toux effroyables, et qui n'ont cessé qu'après qu'elles ont rendu des pierres par l'expectoration. Les calculs peuvent aussi être si gros, qu'ils ne peuvent sortir par cette voie, ce qui occasionne (au rapport de Benevenius) la suffocation. Cet auteur dit avoir trouvé, dans le poumon d'un homme qui avoit péri de la sorte, des calculs de la grosseur d'une noix ; elles étoient dans les voies aëriennes. On en a aussi trouvé dans des personnes qui étoient mortes d'une hydropisie de poitrine, et dans d'autres qui avoient péri des palpitations du cœur. *Voyez sur-tout les ouvrages de Morgagni.*

Mais il est souvent arrivé que l'expectoration de pareilles concrétions a été suivie de la phthisie ; c'est pourquoi on doit craindre cette fâcheuse terminaison, lorsque les personnes qui sont dans cette circonstance, continuent

---

pointus, inégaux, raboteux, mais cela n'est pas toujours nécessaire. Voyez cette discussion dans les ouvrages de Morgagni, *t.* 1. *lib. II. pag.* 14. *de morb. th.*

d'éprouver de la toux (74), de la difficulté de respirer, et souvent de la douleur plus ou moins profonde et plus ou moins aiguë. J'ai vu un homme de soixante à soixante-cinq ans, qui avoit souvent éprouvé des accès de goutte, et très-violens ; il recourut plusieurs fois, pour calmer ses douleurs, aux immersions de la partie douloureuse dans de l'eau très-froide ; sa goutte diminua, et enfin disparut au point, qu'il avoit passé quatre ou cinq ans sans en ressentir aucun accès ; il avoit seulement expectoré, en divers tems, quelques petites concrétions pierreuses. Il éprouva des douleurs vagues dans les membres, qui ne l'empéchoient pas de sortir tous les jours ; il eut de la difficulté de respirer, sur-tout lorsqu'il montoit un escalier un peu rude : la toux survint, elle étoit d'abord légère, elle augmenta dans l'espace de quelques mois avec de fréquentes quintes, qui étoient souvent calmées par l'expectoration de quelques concrétions pierreuses ; cette excrétion se rallentit, elle n'eut plus lieu, le malade maigrit, la difficulté de respirer aug-

---

(74) Une toux chronique et toujours sèche, dit Morgagni, à moins qu'il n'y ait crachement de sang ou phthisie. *De sed. et caus. morb. t. II. epist. XV. art.* 20. *p.* 14. *de morbis thoracis.*

menta , la fièvre devint continue , avec des exacerbations tous les soirs ; le dévoiement colliquatif se joignit à tous ces symptômes , et le malade périt phthisique. Je n'ai pas pu faire l'ouverture de son corps.

On voit, par cette observation , que l'excrétion des calculs pneumoniques , dans les personnes qui paroissent le moins disposées à la phthisie , peut être suivie de cette maladie , même sans qu'aucun crachement de sang ait précédé.

Mais si l'expectoration de cette espèce de pierres peut être l'avant-coureur de la phthisie , elle peut aussi n'avoir lieu que lorsque la phthisie est caractérisée ; je ne dis pas par ses premiers symptômes , mais même lorsque le malade est dans le dernier degré de cette maladie : on en a des exemples qu'il est inutile de rapporter. Bien plus , il est des phthisiques dans les poumons desquels on a trouvé des concrétions pierreuses , quoiqu'ils n'en eussent expectoré aucune , ou du moins qu'on n'en eût point apperçu dans leurs crachats.

Les concrétions que les malades rendent quelquefois par l'expectoration , ont un singulier rapport , par leur couleur et par leur consistance , à celles qu'on trouve dans les articu-

lations des goutteux. « Elles sont , au rapport
» de Morgagni , friables , légères comme de
» la pierre-ponce.... Quelquefois aussi, ajoute
» ce grand anatomiste , les calculs ont la dureté
» du marbre : on en a vu qui pesoient vingt
» grains (75) ». Les calculs arthritiques sont
formés de la synovie , qui oingt et qui lubréfie les
surfaces des membranes et des ligamens arti-
culaires , et les calculs pneumoniques sont
produits par l'humeur qui lubréfie la surface
externe des canaux aëriens , et qui peut également acquérir tant de densité et de dureté.

M. Morgagni croit « que ces concrétions
» peuvent aussi se former dans les cellules
» du poumon , composées des dernières rami-
» fications bronchiques : il ajoute que les rami-
» fications bronchiques sont souvent obs-
» truées d'une matière susceptible d'indu-
» ration , et on conçoit comment , par une
» cause pareille , les poumons acquièrent une
» consistance pierreuse , semblable au tophus
» ou à du plâtre ».

C'est des voies aëriennes , plus ou moins
profondes , que proviennent les calculs qu'on

____

(75) Voyez plus bas , l'article résultat des ouvertures
des corps sur les concrétions pulmonaires.

peut rendre par l'expectoration ; et comme
ils peuvent adhérer, d'une manière plus ou
moins intime, au parenchyme du poumon,
auquel aboutissent les dernières ramifications
bronchiques, il peut en résulter des solutions
de continuité, à proportion qu'ils s'en déta-
chent; ce qui donne lieu d'abord à des hé-
morrhagies plus ou moins considérables, et
enfin à des suppurations, qui font des progrès
dans l'intérieur du poumon plus ou moins malade, ce qui termine par donner lieu à une
phthisie incurable.

« Le plus grand nombre, dit Morgani (76),
» de ceux qui expectorent des calculs, pé-
» rissent, soit parce que tous ces calculs ne
» sont point rejettés, soit parce qu'il s'en en-
» gendre d'autres, ou que le tissu pulmonnaire
» est considérablement ravagé. Les efforts
» même des poumons, pour rejetter les calculs,
» détruisent leurs forces, de sorte que les
» malades périssent de la phthisie ou du cra-
» chement de sang. Cependant, ajoute Mor-
» gagni, nous ne manquons pas d'exemples
» qui prouvent que des personnes non-seu-

---

(76) *De sed. et caus. morborum, t. II, epist. XV,*
p. 15, *de morbis thoracis.*

T 4

» lement ont vécu long - tems après avoir
» rejetté des calculs, mais encore qu'il y eu
» a qui se sont ainsi délivrées de diverses in-
» commodités. Nous avons rapporté précé-
» demment le résultat de quelques observa-
» tions qui le prouvent ».

Mais ces heureuses terminaisons sont trop
rares pour qu'on puisse y compter ; il faut,
au contraire, craindre toujours les suites d'une
pareille excrétion pneumonique : celle qui est
produite par quelque cause externe, est moins
fâcheuse que celle qui provient d'une cause
intérieure, quoique la première ne soit pas encore sans beaucoup de danger.

On doit compter parmi les causes externes
qui peuvent donner lieu à ces concrétions pierreuses, l'introduction de quelque corps étranger
dans les voies aëriennes, et il en est plusieurs
qui peuvent s'y insinuer ; par exemple, la poussière, que l'on respire dans un voyage de long
cours. Les artisans, tels que les perruquiers (77),
ceux qui vanent ou qui criblent les grains,

---

(77) J'ai vu à Paris plusieurs jeunes élèves en chirurgie
qui suivoient mes leçons, lesquels, par défaut de fortune,
étoient obligés d'exercer l'état de perruquier, atteints des

les plâtriers, les cardeurs de laine, de chanvre,
ceux dont l'exercice continuel est de mettre
en poudre les drogues des apothicaires et des
épiciers, ceux-là, dis-je, sont très-sujets aux
concrétions calculeuses des voies aériennes ;
les corps pulvérulens qui s'y introduisent se
mêlent avec l'humeur glutineuse qui les lubréfie ; ils y séjournent, s'y accumulent : d'où
il résulte des concrétions plus ou moins solides
et plus ou moins volumineuses (78).

Comme il faut, pour l'exercice de la res-

---

premiers symptômes de la phthisie, rendant aussi des
concrétions pétriformes, et qui ne se sont guéris qu'en
s'éloignant de l'athmosphère poudreux qui causoit leur
mal. J'en ai vu deux qui en sont morts, et l'un d'eux ayant
été ouvert, on trouva dans les bronches des concrétions
pierreuses, isolées et graniformes, et d'autres qui adhéroient aux parois des bronches, comme autant d'incrus-
tations ; elles avoient moins de solidité, s'écrasant facilement sous les doigts.

(78) M. des Genettes, docteur en médecine de l'université de Montpellier, distingué par ses connoissances anatomiques et par son zèle pour l'avancement de
cette science, croit, d'après la dissection d'un plâtrier
qu'il a faite à Rome, que la poussière pulvérulente la plus
ténue, l'alkool, qui a pénétré les bronches, peut être

piration, que les conduits de l'air soient libres, il s'ensuit que, dès qu'ils sont plus ou moins obstrués, la respiration est plus ou moins gênée, ce qui occasionne les symptômes dont nous avons déjà parlé. Mais, dans cet état, il peut arriver que, par quelque contraction de la trachée artère et peut-être des bronches, et par l'air qui sort des poumons pendant l'expiration, les concrétions calculeuses soient expulsées, et que les parties de ce viscere restant encore saines, le sujet ne soit plus incommodé.

Le résultat est plus fâcheux lorsque les pierres sont l'effet de quelque cause intérieure : si elle existe dans une disposition inflammatoire des voies aëriennes, l'expectoration de quelques-unes n'empêche pas la formation des autres : cette cause doit être assez fréquente. N'a-t-on pas vu, pendant ou après des ophtalmies, des concrétions pierreuses sortir des paupières ? n'en a-t-on pas trouvé dans le conduit de l'oreille après des inflammations ? Et les calculs des reins, du foie,

---

absorbée, ou du moins qu'elle pénètre les vaisseaux lymphatiques du poumon. L'observation de M. des Genettes est curieuse et elle mérite d'être bien vérifiée.

ne proviennent ils pas souvent de cette même cause, ou du moins n'en sont-ils pas les suites funestes ?

Or, alors il ne suffit pas que ces calculs soient expulsés pour la guérison des malades ; il faut détruire entièrement la cause qui les a formés et qui peut en former d'autres, sans cela il s'en engendrera toujours de nouveaux, et ceux qui existent prendront de nouveaux accroissemens, soit en volume, soit en densité, ou même des deux manières.

N'y a-t-il pas encore une humeur hétérogène, et qu'il est bien difficile de déterminer, qui donne à celle des voies aériennes la consistance qu'elle y prend? On pourroit peut-être l'admettre sans manquer à la vérité.

On peut, de toutes ces considérations, déduire quelques indications curatives. Y a-t-il de la douleur, de la chaleur dans la région du larynx, de la trachée artère et dans les poumons, il faut prescrire au malade les humectans, les rafraîchissans, les relâchans et les adoucissans, soit en boissons, soit en lavemens ou en bains. J'ai vu une dame d'environ trente ans, d'une constitution forte, qui éprouvoit de tems en tems des enrouemens opiniâtres, avec une toux sèche ; elle avoit de la chaleur à la gorge, beaucoup de rougeur au palais, la langue étoit aussi très-rouge et très-seche, elle expectoroit des concrétions dures et jaunâtres, semblables à ces gommes qui suintent de certains arbres, elle en rendoit presque tous les jours, mais de grosseur inégale : il y en avoit qui n'étoient pas plus grosses qu'une petite tête d'épingle, et d'autres d'un petit pois ; plusieurs se sont fondues dans de l'eau bouillante, mais d'autres ne s'y sont pas fondues, ni même dans l'esprit-de-vin. Il y en avoit qui étoient transparentes comme les grains de gomme avec lesquels nous les avons comparées ; d'autres étoient plus opaques et plus dures.

Je conseillai à cette dame les boissons adoucissantes, telles que le petit-lait, l'eau de veau ou l'eau de poulet à la dose de deux ou trois verres le matin à jeûn, et qu'elle varioit à son gré. Je la fis baigner deux ou trois fois la semaine, et je lui prescrivis un régime adoucissant et rafraîchissant ; son enrouement diminua. Cependant, comme il existoit toujours une certaine tension avec plus ou moins de douleur vers la région du larynx et de la trachée artère, je lui fis appliquer deux ou trois fois les sang-sues, afin de dégager les vaisseaux

sanguins, le plus près possible, du lieu affecté.
Cette malade fit aussi long usage des potions
huileuses et des bols de camphre avec le beurre
de cacao. Le traitement finit par l'usage des
laitages et des bouillons de grenouilles, etc.

Cette dame ne fut plus enrouée, sa toux
sèche et fréquente disparut, et elle ne rendit
plus, par l'expectoration, de concrétions pierreuses. Il y a grande apparence qu'elle auroit
terminé par périr phthisique, si l'on n'avoit
détruit en elle cette action phlogistique, qui
portoit ses effets de plus en plus sur les voies
aériennes.

Lorsque cette disposition à l'inflammation
n'existe pas, il faut insister sur l'usage des remèdes appéritifs, fondans, tels que la scille, l'i-
pécacuanha, la terre foliée de tartre, la poudre
des cloportes à haute dose. Les préparations
d'arum, de la pulsatille, ont été données
avec apparence de succès; il est aussi des
circonstances où l'on pourroit recourir aux
préparations mercurielles; c'est sur-tout lorsqu'on peut croire que les concrétions pulmonaires sont l'effet d'un vice vénérien.

On m'a assuré qu'on avoit fait rendre des
pierres pulmonaires par les vomitifs; mais ce
remède peut avoir des suites trop fâcheuses

pour que j'ose le conseiller. On pourroit bien,
au lieu de l'expectoration des pierres, donner
lieu à quelque hémorragie, dont les suites seroient funestes.

L'usage des boissons adoucissantes et relâchantes, un peu mucilagineuses, comme l'eau
de mauve, de graine de lin, les potions huileuses, les loochs peuvent être utiles dans les
quintes de toux, occasionnées par la présence
de quelques pierres dans les voies aëriennes;
mais nous nous dispenserons d'entrer dans de
plus longs détails sur cet objet.

ARTICLE IX.

DE LA PHTHISIE SCOREUTIQUE.

OUVERTURES DES CORPS.

OBSERVATION PREMIÈRE.

EN 1774, je fus appelé à l'hôtel de la Chine, rue de Richelieu, pour y voir M. de Lesquirot, qui arrivoit de Saint-Domingue ; il avoit environ trente ans, sa santé s'étoit soutenue jusques vers l'âge de vingt-huit ans : il éprouva alors un gonflement des gencives, avec un suintement sanguinolent ; la langue se tuméfia, et laissa également suinter une humeur sanguinolente ; le voile du palais devint violet, et la luette et les amygdales furent très-enflées ; les jambes étoient couvertes de taches, d'abord jaunâtres, et ensuite d'une couleur noire qui devint très-foncée. Le malade éprouva un gonflement considérable dans l'hypocondre gauche, ses digestions se dérangèrent, il eut de la difficulté de respirer, des crachemens de sang. Tel étoit son état lorsqu'il arriva à Paris pour changer d'air et pour y chercher les secours de la médecine. Persuadé que cette phthisie étoit scorbutique, je conseillai au malade les sucs anti-scorbutiques. Le malade usa aussi beaucoup de végétaux pour nourriture. On lui mit des sang-sues aux veines hémorrhoïdales qui étoient très-gonflées ; ce malade paroissoit éprouver quelque adoucissement dans ses maux, lorsqu'il périt tout d'un coup d'une hémoptisie affreuse.

A l'ouverture du corps, la bouche, la langue, le pharinx et la partie supérieure de l'œsophage étoient sanguinolents, tuméfiés et couverts de vaisseaux variqueux. La face intérieure de la trachée artère étoit aussi très-gonflée et enflammée ; les glandes du poumon étoient fort grosses sans être dures ; la substance de ce viscère paroissoit, dans toute son étendue, imbibée d'une sérosité sanguinolente. Les fibres du cœur étoient très-flasques ; la rate étoit aussi grosse qu'un petit melon, et pleine d'un sang dissous et fétide.

Nº. II.

J'ai ouvert dans mon amphitéâtre le corps de plusieurs phthisiques, dont les gencives étoient très-sanguinolentes ; la langue étoit gonflée

et

et tuméfiée; les amygdales et le voile du palais enflés, et quelquefois leurs corps étoient
couverts de taches jaunâtres ou violettes, nullement dépendantes de la putréfaction; ils
avoient le tissu du poumon imbibé, comme
une éponge, d'une sérosité sanguinolente, et
dans l'intérieur duquel on trouva des clapiers
pleins d'un pus rougeâtre, fétide et dissous.
Dans ces sujets, presque tous les viscères
avoient perdu leur consistance naturelle, sur-
tout les viscères parenchimateux. La rate est
ordinairement alors très - gonflée, et pleine
d'un sang dissous et noir.

TRAITEMENS HEUREUX.

OBSERVATION (A).

M. Bravo, Espagnol, étoit atteint de diverses
douleurs dans les membres, principalement
dans le bras droit. Il avoit les gencives sanguinolentes, et étoit réduit à un dégré de maigreur excessif, lorsqu'il s'est confié à mes soins
dans le mois d'Août 1774. Je lui ai conseillé
l'usage des anti-scorbutiques qui ont opéré de
bons effets; les douleurs ont cessé, et l'embonpoint est revenu. M. Bravo paroissoit jouir

de la meilleure santé , lorsqu'il a éprouvé quelques douleurs à la poitrine , qu'il a commencé à respirer avec plus de difficulté , et qu'il a maigri ; la fièvre s'est allumée ; son visage s'est bouffi , et ses jambes ont été atteintes d'un léger œdème. A ces symptômes s'est joint un crachement d'une humeur puriforme très-abondante , qui avoit été précédé immédiatement du crachement de sang.

Le malade avoit déjà eu, environ un an auparavant, quelques crachemens sanguinolens, mais sans autres suites. Son pouls étoit très-plein, et il éprouvoit de violentes palpitations de cœur. J'ai cru devoir lui faire faire une petite saignée du bras ; un cautère a été établi au bras. Les bouillons adoucissans de grenouilles, avec les feuilles de mauve , de poirée , de laitue et d'oseille , en plus grande quantité , ont été pris pendant environ six semaines. Le malade a pris , après ces bouillons , du petit lait clarifié , pendant quinze ou vingt jours , avec un gros de terre foliée de tartre.

Ces remèdes ont été soutenus par un régime modéré. M. Bravo s'est interdit les alimens de la classe des animaux ; il a usé des plantes chicoracées , du concombre , du melon , des pêches et autres fruits. Avant chaque repas ,

il prenoit une once de sirop anti-scorbutique
dans deux ou trois cuillerées d'eau; ses forces
se sont un peu réparées. Je lui ai conseillé
de monter à cheval, ce qu'il a fait, et de plus
en plus, à proportion qu'il le pouvoit, sans
trop se fatiguer. Je l'ai soumis à l'usage du
lait d'ânesse dans le mois d'octobre, en même-
tems qu'il prenoit les sucs dépurés des plantes
légèrement anti-scorbutiques, à la dose de
trois onces, une heure après le lait, le matin
à jeûn.

Ce traitement a été suivi pendant un mois;
et comme il avoit parfaitement réussi, la saison
le permettant, je fis prendre à ce malade les
sucs anti-scorbutiques, le matin, avec le lait
d'ânesse, qu'il prenoit encore le soir une seconde fois, mais sans sucs anti-scorbutiques, en
se couchant. Le malade dormoit à merveille;
il digéroit parfaitement bien, et reprenoit ses
forces à vue d'œil. Cependant ses crachats étoient
encore puriformes; mais ils ont pris un meilleur
caractère; enfin, ils ont été naturels. La respiration, la voix sont devenues faciles et
bonnes. Le malade a été plus gai et plus vigoureux qu'il n'avoit jamais été. Nous avons cru
que, pour se maintenir dans cet état merveilleux de santé, il devoit avoir soin d'entretenir

le cautère ouvert ; qu'il devoit préférer pendant long tems les végétaux aux alimens gras , sans les lui interdire entièrement , éviter les ragoûts trop épicés , boire très-peu de vin , point de café ; nous lui avons permis l'usage du chocolat , avec très peu de vanille , le matin pour son déjeûné.

M. Bravo a repris , au printems et à l'automne suivante , le lait d'ânesse , avec les sucs légèrement anti-scorbutiques , et il a terminé par quitter le service de la marine pour entrer dans les troupes de terre , ce qui lui a parfaitement réussi.

OBSERVATION (B.)

Madame du Saillant , chanoinesse de Metz , vint à Paris pour me consulter : elle étoit alors âgée d'environ vingt-deux ans ; son visage , ses pieds et ses mains étoient enflés ; elle ne pouvoit respirer dans son lit , que lorsqu'elle y étoit assise et fléchie sur ses genoux ; ses règles étoient un peu dérangées , soit pour leur époque , soit pour leur quantité. Elle avoit une toux continuelle , avec une expectoration très-abondante , muqueuse et quelquefois parsemée de stries sanguinolentes ; la fièvre étoit continue , avec des redoublemens tous les soirs ,

qui finissoient les matins par des sueurs copieuses ; ses gencives et ses lèvres étoient
très-enflées et très-pâles. Cet état me parut
désespéré : cependant, comme il valoit mieux
tenter un remède, même incertain, que de
ne lui en faire aucun, je crus devoir lui prescrire les extraits amers, sous forme de pillules,
avec les sucs dépurés des plantes anti-scorbutiques ; ce qui fut fait pendant long-tems ;
on joignit ensuite à ces remèdes l'usage des
martiaux, et avec un tel succès, que la malade fut en état de partir pour sa province,
d'où elle revint à Paris, environ un an après,
dans la meilleure santé.

Nous passons sous silence plusieurs observations du même genre, pour éviter les répé-
titions, déjà, peut-être, trop fréquentes dans
cet ouvrage.

Remarques sur la phthisie scorbutique.

On observe souvent cette espèce de phthisie,
dans les pays humides et marécageux. Les
personnes qui ont fait de longs voyages sur
mer y sont sujettes : elle survient aussi souvent à ceux qui sont détenus dans les cou-
vens humides, dans les prisons, dans les hôpi-

taux, et aux personnes qui ont éprouvé des maladies chroniques, comme les fièvres intermittentes, et autres maladies longues, qui occasionnent une dégénérescence dans les humeurs.

Ordinairement, avant que cette espèce de
phthisie s'annonce par des signes caractéristiques, on a reconnu, dans le sujet malade,
l'affection scorbutique par des taches écchimo-
sées en diverses parties du corps, et principalement aux jambes, par le gonflement des
gencives, de la langue, du voile du palais, etc.
d'où s'écoule souvent du sang, que les malades
rendent avec la salive par l'expuition.

La bouffissure, même aux extrémités et au
visage, précède ordinairement les symptômes
de cette espèce de phthisie pulmonaire. Ces personnes éprouvent aussi des lassitudes extrêmes
avant d'avoir sensiblement maigri, lesquelles
ne surviennent pas d'une manière si marquée
dans celles qui éprouvent d'autres phthisies,
lors même qu'elles sont dans le plus affreux
marasme.

La toux est aussi moins violente et n'est
pas continue, quoiqu'elle soit très-fréquente
et par quintes; mais les malades éprouvent
ordinairement une oppression et une difficulté
de respirer si considérables, qu'ils ne peuvent

rester dans leur lit sans se relever plusieurs fois, et même en sursaut : s'ils crachent le sang, c'est sans effort et sans des quintes de toux qui en précèdent l'expectoration : le sang est ordinairement fluide ; et comme alors les malades ont souvent les amygdales, les gencives, la langue très-enflées, et que le sang en suinte quelquefois visiblement, ils aiment à croire qu'il provient de ces parties, lors même qu'il vient aussi du poumon ; ils induiroient le médecin en erreur, s'il s'en rapportoit à ce qu'ils lui disent.

En même-tems les malades rendent, par l'expectoration, une grande quantité de matière muqueuse, d'un gris plus ou moins obscur, plus ou moins liquide, parsemé quelquefois de stries sanguinolentes ; leur pouls est en général plus foible, moins inflammatoire, ce qui ralentit peut-être la marche de cette espèce de phthisie, l'une de celles qui durent le plus long-tems (70).

Sans doute que cette espèce de phthisie peut survenir à diverses personnes, si elles vivent de la même manière, ou dans le même lieu ; mais

---

(70) Voyez plus bas nos observations sur la durée de plusieurs espèces de phthisie pulmonaire.

elle ne se propage pas dans les familles , comme celle qui est scrophuleuse ; on pourroit même douter si , lorsque cela a eu lieu, la phthisie n'étoit pas de cette nature , plutôt que de toute autre. Morton dit avoir vu quatre personnes d'une même famille , le père et trois fils , périr d'une phthisie scorbutique ; mais il observe que le père avoit d'abord éprouvé une affection catarrhale et asthmatique , et même une légère péripneumonie, ce qui peut faire croire que la phthisie qui est survenue en lui n'étoit point scorbutique ; et quant aux fils , Morton observe qu'ils ont abusé de liqueurs spiritueuses , et qu'ils sont morts d'une phthisie aiguë , ce qui nous feroit croire que cette espèce de phthisie participoit au moins de l'affection scrophuleuse , celle qui se propage ordinairement dans les familles.

On trouve ordinairement dans la poitrine de ceux qui sont morts de la phthisie scorbutique , de l'eau épanchée en plus ou moins grande quantité : elle est aussi souvent compliquée de l'hydropisie du péricarde. Le poumon est gonflé , molasse , et imbu d'une sérosité sanguinolente ; et s'il est atteint d'érosion , il ne l'est pas d'une manière si complette que dans la plupart des autres phthisies ; on y découvre plutôt une humeur sanguine qui découle de sa substance, quand on l'incise ou quand on le comprime, que de véritables foyers de suppuration ; on n'y trouve pas non plus des indurations scrophuleuses, comme dans les phthisies de naissance.

Les muscles des diverses parties du corps ont une texture lâche, et le cœur sur-tout est ramolli : la substance du cerveau est ordinairement imbue de sérosité ; souvent les os du palais et la mâchoire inférieure sont extrêmement mols, et l'on en extrait les dents avec une facilité extrême, si elles ne sont déjà tombées pendant la maladie : elles sont noires, gonflées, raboteuses ; ce qui n'a pas lieu dans la phthisie scrophuleuse, dans laquelle les dents deviennent souvent blanches et comme transparentes.

Ces observations sont le résultat de plusieurs ouvertures de corps que nous avons faites. Voyez-en, d'ailleurs, les preuves ci-dessus, (Obs. I, II, IV, etc.) article de la phthisie d'origine.

Le premier des remèdes dans cette espèce de phthisie, est le changement d'air : il faut que le malade quitte le climat humide, pour passer dans un lieu sec. J'ai vu des personnes

qui éprouvoient les premiers symptômes de
la phthisie scorbutique, après de longs voyages
sur mer, se rétablir bientôt après leur arrivée
en France. J'ai vu des Anglois, des Hollandois, et des malades d'autres contrées humides,
se trouver parfaitement bien d'un voyage dans
nos provinces méridionales, ou en Italie.

Il n'en est pas de même de ceux qui sont
affectés des premiers symptômes de la phthisie
scrophuleuse : ils se trouvent beaucoup mieux
de l'air maritime que les autres ; et même re-
tirent-ils presque toujours un grand avantage
des voyages sur mer, comme nous l'avons
prouvé précédemment (71). On voit par-là
que tous les phthisiques ne se trouvent pas
également bien des voyages ni du même air,
et qu'il est par conséquent essentiel de leur
conseiller celui qui leur est convenable.

Dans cette espèce de phthisie, les remèdes
anti-scorbutiques sont très-indiqués ; mais il
faut les administrer avec les précautions convenables : les malades doivent en user long-

---

(71) *In mari gestatio fieri : atque ibi vitam deget,
cum ulceribus enim quiddam succum marina sul-
sugo communicat.* ARETÆUS, *capp. de causis et signis
morb. de curatione phthisis. Cap. VIII.*

tems ; mais il ne leur faut donner d'abord que les plus doux, pour parvenir ensuite à de plus actifs. Je me suis fort bien trouvé des extraits amers des plantes, tels que ceux d'énula campana, de fumeterre, de trefle d'eau (trifolii fibrini), avec la terre foliée de tartre : on prenoit un gros ou un gros et demi de chacun de ces ingrédiens qu'on méloit ensemble, et qu'on divisoit ensuite en trois parties. Le malade prenoit la première prise le matin à jeûn, la seconde vers une heure, et la troisième le soir en se couchant. Sur chacune de ces prises, le malade prenoit encore deux onces de sucs dépurés, extraits par parties égales, du trefle d'eau, du cresson de fontaine et du cerfeuil. S'il survenoit dans le pouls un peu trop d'activité, on diminuoit les sucs de moitié, ou on les supprimoit entièrement. Quelquefois on suppléoit aux sucs anti-scorbutiques, par l'usage du vin ou sirop anti scorbutique, qui est plus doux ; car quelquefois il faut éviter les remèdes même qui paroissent indiqués, s'ils paroissent trop actifs : l'état du malade doit en décider.

C'est contre cette espéce de phthisie, qu'on donne avec succès les infusions de bourgeons

de sapin de Russie, et ceux des plantes diaphorétiques avec un peu d'hydromel et d'oximel.

Le régime végétal réussit souvent aussi parfaitement. J'ai souvent opposé aux crachemens
et expuitions de sang, les boissons légèrement
acidulées avec l'acide vitriolique dulcifié, ou
avec les acides végétaux, de vinaigre, de li-
mon, ou même d'oseille; dans ces circonstances, les acides très-mitigés conviennent à
merveille, tandis que les loocs et les gargarismes émolliens, en même-tems, adoucissent,
rafraîchissent la bouche et l'arrière bouche.

Les préparations martiales, dont Morton,
Sauvages et d'autres ont célébré l'efficacité
dans la phthisie en général, ne nous ont pas
paru aussi recommandables dans celle qui dépend, ou qui est compliquée avec le vice scorbutique : cependant il est des cas où l'on sort,
pour ainsi dire, des règles. J'ai donné avec succès la limaille de fer bien porphyrisée; les
eaux minérales martiales ont été très-efficaces
à des femmes qui avoient des dispositions à la
phthisie scorbutique, et dont les règles étoient
supprimées; mais il faut bien prendre garde
de ne point conseiller de pareils remèdes aux
phthisiques chez lesquels il y a une trop grande

pléthore dans les vaisseaux sanguins du poumon ; ils sont alors funestes (72).

Dans la phthisie scorbutique, les vésicatoires ne conviennent pas ordinairement. L'application continue des cantharides sur la peau, dont le sel volatil pénètre dans la masse des humeurs, produit en elles une ultérieure dissolation ; alors, s'il est absolument nécessaire d'un exutoire, il faut recourir à un cautère.

On ne doit compter sur l'efficacité des remèdes, que lorsqu'ils sont administrés dès que la maladie s'annonce par ses premiers symptômes ; mais lorsque la phthisie est avancée, ils sont alors, non-seulement sans efficacité, mais même dangereux ; ils accélèrent la marche de la maladie en donnant de l'activité aux humeurs, et en augmentant la sensibilité des nerfs : ce ne sont plus que des adoucissans, des calmans, des restaurans ou des remèdes prophilactiques qui peuvent être employés.

____

(72) Voyez l'article de la phthisie pléthorique.

ARTICLE X.

DE LA PHTHISIE VÉNÉRIENNE.

OUVERTURE DES CORPS.

OBSERVATION PREMIÈRE.

UN jeune homme de dix-huit ans, qui étoit infecté de la vérole, tomba dans la fièvre lente avec une toux opiniâtre. Après avoir subi le traitement des frictions, il maigrit, et il éprouvoit déjà un commencement de marasme, lorsqu'il eut une oppression considérable de poitrine, avec une extrême difficulté de respirer ; les sueurs colliquatives furent les avant-coureurs de la mort.

Les poumons étoient obstrués, tuberculeux, et plongés dans une liqueur fétide, dont les cavités de la poitrine étoient remplies. Le thymus étoit affecté de putréfaction, ainsi que les parties voisines, et principalement l'œsophage. (*Lieutaud*, lib. II, sect. V, obs. 766.

M. Lieutaud rapporte encore l'histoire d'un phthisique, dans lequel il trouva les mêmes altérations dans le thymus, dans les parties voisines et dans les poumons (*Ibidem*, obs. 767).

On trouvera dans le même ouvrage beaucoup d'autres exemples de suppuration du poumon à la suite de la vérole, rapportés par cet
auteur, et que nous passons sous silence.

Observation II.

M. Schmiedel, Hollandois, âgé d'environ
trente ans, logé rue du Mail, paroissoit jouir
de la meilleure santé, lorsqu'il lui survint une
tumeur dans la région iliaque droite, près de
l'épine antérieure et supérieure des os ileum.
Cette tumeur grossit en peu de tems, et devint très douloureuse; la fièvre s'alluma et fut
très-vive pendant cinq jours; il n'y avoit chez
ce malade aucun gonflement dans les glandes
inguinales, ni aucune marque aux parties de
la génération, de virus vénérien.

Le malade assuroit n'avoir couru aucun risque
pour le contracter, bien plus qu'il n'avoit jamais eu commerce avec aucune femme. Cependant on le fit baigner deux fois par jour;
on lui couvrit, dans l'intervalle des bains, la
tumeur avec un cataplasme de farines émollientes. On le saigna deux fois du bras;
il fit un grand usage de boissons adoucissantes
et légèrement rafraîchissantes; la tumeur se

ramollit, elle suppura, et elle fournit un pus
verdâtre très-abondant : le malade parut revenir à la santé. Cependant, me défiant toujours
qu'il existoit en lui un virus vénérien, je lui
conseillai de recourir aux frictions mercurielles, à quoi il ne voulut jamais consentir;
et par un entêtement inconcevable, il assura
toujours ne pouvoir avoir en lui aucun vice
vénérien. Deux mois après, il lui survint un
gonflement à la glande maxillaire droite, un
autre gonflement aux glandes axillaires du
même côté; ces glandes se tuméfièrent de plus
en plus; le malade fut pansé par M. Côme
d'Angerville, pour lors gagnant maîtrise à l'Hô-
tel-Dieu. Ces glandes suppurèrent, mais la
fièvre devint continue, et prit le caractère de
la fièvre lente; le malade maigrit, la toux s'y
joignit et devint très-violente; il eut des
sueurs nocturnes, avec le dévoiement colliquatif, les pieds et les mains s'enflèrent :
enfin le malade étoit prêt à rendre le dernier
soupir, lorsqu'il nous avoua qu'il avoit eu une
gonorrhée, qu'il avoit arrêtée par une injection que lui avoit conseillé un charlatan.

J'assistai à l'ouverture du corps, qui fut faite
par M. Côme d'Angerville; toutes les glandes du
mésentère étoient très-gonflées et dures, les
glandes

glandes inguinales étoient enflées, les axillaires engorgées, celles du poumon étoient aussi affectées, plusieurs même étoient en suppuration; il y avoit un épanchement considérable dans les cavités droites de la poitrine : on découvrit deux petites exostoses au tibia droit, et une autre au sternum, deux vertèbres dorsales étoient très ramollies.

OBSERVATION III.

J'ai ouvert le corps de deux enfans nés de parens infectés de virus vénérien, et qui sont morts après avoir éprouvé tous les symptômes de la phthisie pulmonaire. L'un de ces enfans, mort à l'âge de cinq ans, n'avoit eu aucun symptôme apparent de vice vénérien. On trouva divers corps glanduleux dans ses poumons, qui étoient rongés et détruits par la suppuration, les glandes du mésentere étoient à-peu-près dans l'état naturel.

Dans le corps de l'autre enfant, mort vers l'âge de trois ans, on découvrit extérieurement de véritables pustules vénériennes. Les glandes du col étoient gonflées; celles du mésentere, des aines et des aisselles étoient obstruées et pleines d'une humeur blanchâtre,

X

et de la consistance de la bouillie : le poumon
droit étoit presque entièrement détruit par la
suppuration : il y avoit quelques abcès dans le
lobe supérieur du poumon gauche , et le reste
de la substance des deux lobes inférieurs étoit
dure, et endurcie comme du cuir raccorni : l'artère pulmonaire et les cavités du cœur droites
étoient très-dilatées , et la substance musculaire
des ventricules étoit singulièrement ramollie.

*Quelques traitemens heureux, et remarques
sur la phthisie vénérienne.*

Morton dit (82) , qu'il est moins surpris que
la phthisie survienne à la maladie vénérienne ,
qu'il ne l'est de voir cette maladie exister
long - tems sans phthisie ; tant il est persuadé
que les poumons sont susceptibles d'être altérés par le vice vénérien. En effet , le tissu de
ce viscère est pourvu de tant de vaisseaux et
d'un si grand nombre de glandes lymphatiques,
qu'il paroît étonnant que la lymphe puisse être
long-tems altérée par le vice vénérien , dans les
glandes inguinales , et dans celles des parties
de la génération , sans que l'altération se

____

(82) *De phthisi à lue de venerea, lib . 3 , cap. VII.*

communique au poumon ; c'est cependant ce
que l'expérience journalière confirme. La maladie vénérienne est d'abord locale : il est des
sujets qui en sont très long-tems infectés,
sans que leur poitrine s'en ressente (83) ; mais
aussi il y en a d'autres chez lesquels le vice
vénérien affecte bientôt la poitrine, et il paroît que c'est dans ceux qui ont quelque
disposition à la phthisie, comme Fernel et
d'autres célèbres médecins l'ont déjà remarqué. J'en ai vu qui ont toussé peu de jours
après avoir contracté la maladie vénérienne ;
bientôt la toux a augmenté, ils ont maigri,
et ils ont éprouvé successivement les divers
symptômes de la phthisie confirmée, dont ils
sont morts.

J'ai observé cette fâcheuse terminaison dans
deux hommes maigres de constitution, dont
l'un étoit âgé d'environ trente ans, et l'autre
d'environ cinquante ; chez eux la maladie vénérienne ne s'étoit déclarée que par des chan-
cres assez légers autour du gland ; ils en
négligèrent le traitement environ un mois,

---

(85) *Certe ad luem illam non rare phthisim tandem
se adjungere, tum medicinam, tum anatomiam exer-
centes non ignorant. Morgagni, epis. XXII, art. II.*

et ils devinrent phthisiques, avant d'avoir encore pris aucun remède anti-vénérien. J'ai aussi vu une jeune femme d'une constitution assez forte, qui devint phthisique, après avoir long-tems éprouvé un mal de gorge affreux, mais sans affection vénérienne apparente aux parties génitales. Elle avoit même vécu avec un homme qui n'avoit point contracté le vice vénérien : cependant le voile du palais s'ulcère, les os palatins furent atteints de carie, et rongés, au point qu'il y eut une ouverture de communication entre la bouche et les narines : on arrête les progrès de ce mal par les frictions mercurielles , mais la malade continua de tousser : elle maigrit de plus en plus ; l'expectoration devint abondante , muqueuse d'abord , ensuite puriforme et avec des stries de sang : la fièvre devint continue, les sueurs nocturnes furent abondantes, la diarrhée survint, et elle périt.

Cette phthisie étoit sans doute vénérienne, quoique le vice ne se fût pas démontré aux parties de la génération. L'effet du mercure, qui avoit arrêté l'ulcération des parties molles et la carie des os de la bouche, le prouveroit, si d'ailleurs on n'avoit tant d'autres exemples qui prouvent que la maladie vénérienne peut occasionner diverses altérations dans le corps, sans se montrer par ses signes ordinaires dans les parties de la génération ; mais de tous les maux vénériens de ce genre, ceux qui ont leur siége dans la gorge sont les plus communs, et la phthisie peut bien en être la suite par la communication.

D'une autre part, le vice vénérien, soit qu'il affecte les parties génitales et les glandes inguinales, soit qu'il ne les affecte pas, agit si fréquemment sur les glandes lymphatiques du mésentère, sur celles de la bouche, du col, des aisselles, qu'il ne doit pas paroître extraordinaire qu'il agisse aussi sur les glandes lymphatiques du poumon, et qu'il termine par donner lieu à la phthisie.

On n'est point surpris de voir cette maladie succéder à la vérole, lorsque celle-ci s'est manifestée par ses symptômes ; mais ne peut-il pas arriver que ce vice se porte quelquefois uniquement sur les glandes du poumon, sans affecter les autres glandes lymphatiques. Il paroît qu'on peut le croire d'après le résultat des observations consignées dans les auteurs.

Plusieurs des phthisies, que l'on a guéries par le mercure, dans des personnes qu'on ne croyoit nullement atteintes de maladie véné-

rienne, en étoient elles réellement exemptes?
On sait que M. Dessault, Médecin de Bordeaux,
l'a préconisé contre cette maladie ; et ne peut-
on pas croire, avec quelques probabilités, que
les phthisiques qui ont été guéris par l'usage du
mercure, avoient quelqu'affection vérolique?

La suppression des écoulemens vénériens
par des injections stiptiques dans l'urètre, a
plus d'une fois donné lieu à la phthisie pulmonaire : on en a vu trop d'exemples pour
qu'il soit utile d'en rapporter. (Obs. II, p. 319).
Je citerai cependant encore ici celui d'un jeune
homme qui s'étoit injecté de l'eau de M. de
Milly, pour arrêter l'écoulement d'une gonorrhée ; il y réussit en effet, mais environ trois
mois après il maigrit, toussa, cracha du sang,
et eut de vives douleurs à la poitrine. Quelqu'un lui conseilla de boire des eaux de Passy,
ce qu'il fit pendant plusieurs jours ; l'écoulement revint, et dans peu la toux et la douleur
de poitrine cessèrent. Il fut traité de sa gonorrhée. Il prit ensuite le lait d'ânesse et il
termina par recouvrer une bonne santé.

Dans la phthisie vénérienne, les malades
rendent, par l'expectoration, une abondante
quantité de matière visqueuse. Il paroît que
cette excrétion provient tantôt de la gorge et

tantôt du poumon , quelquefois des deux endroits à la fois ?

Les amigdales , le voile du palais , et les
autres parties de la gorge , sont ordinairement
gonflées , rouges , quelquefois enflammées ;
on les a vues ulcérées.

Les matières visqueuses que les malades
rendent par une continuelle expectoration ,
sont souvent mêlées avec le pus.

Une excrétion à peu-près pareille peut provenir des poumons ; mais alors la maladie est
infiniment plus grave, et elle est tellement
dangereuse , qu'il est fort douteux qu'on en ait
jamais guéri aucune de cette seconde espèce.
Aussi quelques médecins ont-ils pensé que les
phthisies vénériennes, avec crachement de pus ,
qu'on croyoit avoir guéries , étoient de la
première espèce. M. de Sauvages (84) le dé-
cide ainsi , et il est dans l'opinion qu'on n'en a
jamais guéri d'autres dans ces climats. C'est
probable , mais cela n'est pas rigoureusement
démontré.

Lorsque la matière expectorée provient des
poumons, il y a ordinairement plus ou moins
de toux , sur-tout avant l'expectoration. Le

---

(84) Nosol. de Sauvages , t. II, p. 457.

malade éprouve plus de difficulté de respirer,
il y a plus de gêne dans le pouls, et plus de
continuité dans la fièvre que lorsque la gorge
fournit la matière des crachats, quand bien
même ils seroient purulens.

Dans une maladie de cette espèce, que j'ai
vue, on ne trouvoit presque point de fièvre :
le malade rendoit du pus mêlé avec les crachats visqueux et gluans, qui étoient fort
abondans, et on reconnut plusieurs fois du
pus dans les selles : sa bouche étoit enflammée, et on distinguoit une ulcération au fond
du gosier. Cependant la toux étant survenue,
et le malade ayant considérablement maigri,
on le crut phthisique au troisième degré. Plusieurs médecins furent consultés ; il y eut
divers avis : quelques-uns le crurent incurable, et conseilloient des remèdes prophilactiques, etc. , etc. D'autres médecins jugèrent
que le mercure étant le seul remède qui peut
le guérir, il falloit promptement y recourir,
sans cependant oser concevoir de grandes espérances du traitement : ils conseillèrent les
frictions mercurielles à petites doses, qu'on augmenteroit ou qu'on rapprocheroit à proportion, si les forces du malade le permettoient.
Cet avis fut suivi : le malade reçut d'abord une

friction de demi-gros, tous les deux jours,
d'onguent mercuriel fait par moitié : bientôt
on put lui en donner une d'un gros, et enfin
de deux gros tous les deux ou trois jours :
il étoit en même-tems à la diette blanche ; on
lui donnoit quelquefois le soir trois ou quatre
grains de pillules de cynoglosse, d'un grain
chacune, et avec ce traitement, le malade, qui
avoit été réputé phthisique au dernier degré,
fut radicalement guéri.

On a sans doute heureusement traité d'autres phthisies vénériennes ; mais on peut douter
que le siége de cette maladie ait alors résidé
dans le poumon. Tout annonce que celle dont
nous venons de parler avoit le sien dans
l'arrière-bouche.

J'ai vu un autre exemple de phthisie vénérienne guérie radicalement. Un enfant,
héritier présomptif d'un royaume, fut infecté du virus vénérien par sa nourrice ; il
étoit alors âgé de dix-neuf mois. Huit jours
après que cet enfant eut teté cette femme,
on s'apperçut qu'il dépérissoit ; sa peau devint
plus jaune, ses yeux se cavèrent, ils devinrent
fixes et comme éteints ; les tempes s'enfon-
cèrent, toute la tête représentoit *celle d'un*

mort (85) , et l'on vit paroître en plusieurs endroits du corps des ébullitions sur la peau. On remarqua de l'endurcissement dans quelques glandes de la bouche et du menton ; sa tête grossit , et les os parurent se gonfler aux articulations. Cependant la toux survint ; elle étoit comme intermittente. Cet enfant éprouvoit quelquefois des chaleurs brûlantes : il maigrit de jour en jour , au point qu'on craignoit de le voir tomber dans le marasme ; et ce qui faisoit encore plus craindre pour son état , c'est qu'il commençoit à éprouver de la diarrhée : tout annonçoit en lui une phthisie vénérienne.

Ses parens crurent devoir consulter les médecins de Paris et de Montpellier : le mémoire me fut adressé : je consultai , à Paris , avec MM. Bouvard , Borie et Guenet. Notre avis fut que le vice étoit vénérien , qu'il falloit le combattre par le spécifique reconnu , par le mercure , et que la meilleure manière de le transmettre à l'enfant étoit de l'administrer à la nourrice : en conséquence , nous conseillâmes de conserver à cet effet celle qu'il avoit , à moins qu'il ne fût dégoûté de son lait , et

---

(85) Ce sont les expressions du mémoire à consulter.

qu'alors on devoit lui en donner une autre,
qu'on soumettroit aux frictions mercurielles,
de la même manière, que si elle avoit elle-
même la maladie vénérienne.

Toute préparation nous parut inutile, à
l'exception d'un seul purgatif qui devoit être
prescrit à la nourrice la veille de sa première
friction. Nous ordonnâmes que les frictions
seroient d'abord d'un gros d'onguent mercuriel fait par moitié, et qu'elles seroient données tous les deux jours, à moins qu'il ne survînt une légere salivation, ou même un gonflement des glandes salivaires; auquel cas, on
les éloigneroit. Nous prescrivîmes de conti-
nuer ces frictions sur les diverses parties du
corps, comme il est d'usage, jusqu'à ce qu'on
eût employé environ quatre onces d'onguent
mercuriel.

Les médecins de Montpellier, MM. Chaptal,
Lamure, Farjon, Fouquet et Tendon, prescrivirent à-peu-près le même traitement pour la
nourrice : ils conseillèrent de plus quelques
légéres frictions mercurielles pour l'enfant;
mais le traitement de la nourrice ayant opéré
son rétablissement, on ne crut pas lui devoir
faire aucun autre remède. Sa toux diminua
après que la nourrice eut reçu trois ou quatre

frictions : les démangeaisons cessèrent, les pustules de la peau diminuèrent par degrés et disparurent : enfin, sa maigreur extrême, ou plutôt l'atrophie, fut dissipée, et l'enfant s'engraissa : ses membres se développèrent et prirent de la régularité; il grandit, se fortifia, et il a terminé par se bien porter (86).

J'ai vu d'autres enfans rappelés des portes de la mort par un traitement antivénérien fait à leur nourrice; mais j'en ai vu aussi qui sont morts faute de ce traitement ou parce qu'on l'avoit administré trop tard.

J'en ai ouvert deux, dans lesquels j'ai trouvé les poumons très-gonflés et pleins de concrétions tuberculeuses, quelques-unes étoient steatomateuses; plusieurs étoient atteintes de suppuration : la trachée artère, les bronches et l'arrière-bouche étoient pleines d'une humeur visqueuse et puriforme, verdâtre; toutes les autres parties étoient saines, du moins il n'y avoit en elles aucune altération bien remarquable.

Une autre espèce de phthisie, dont nous devons parler ici, c'est celle qui survient à

______

(86) Cet enfant est mort, quelques années après, d'une maladie entièrement différente.

ceux qui ont fait un trop grand usage du mercure, quelque succès qu'il ait eu d'ailleurs contre le virus vénérien. Le plus efficace et le moins dangereux des remèdes anti-vénériens, lorsqu'il est prudemment administré, porté trop loin, occasionne une maigreur excessive avec un ptyalisme, souvent suivi de la toux, de la difficulté de respirer, et enfin des symptômes d'une vraie phthisie.

J'ai vu en 1788, à l'hôtel de Bretagne, rue Coq-Héron, un jeune homme auquel on avoit administré les frictions mercurielles, sans même qu'il eût de vrais signes de vérole. Il eut une hémoptisie considérable pendant le traitement qu'il ne discontinua pas; ce jeune homme est mort phthisique peu de temps après.

Un autre jeune homme d'environ trente ans, fut traité, par les frictions, de la maladie vénérienne trois fois sans interruption; il reçut ainsi environ quatorze onces d'onguent mercuriel fait par moitié. Tous les symptômes de la vérole, qui avoient résisté aux premiers traitemens, furent dissipés par le troisième; mais le malade ne put reprendre ses forces, ses jambes s'enflèrent, il lui survint des sueurs nocturnes considérables; sa voix devint rauque ; il y eut de la toux avec une expectoration très-abondante de matières muqueuses, sanguinolentes ; enfin le malade périt.

J'ai fait l'ouverture de son corps et j'ai trouvé le poumon adhérent à divers endroits de la plèvre ; il étoit plein de concrétions de différens volumes ; les unes n'étoient pas plus grosses qu'un petit pois, et il y en avoit de la grosseur d'une noisette ; elles étoient pleines d'une humeur visqueuse, épaise, blanchâtre, semblable aux stéatomes. Les vaisseaux du poumon étoient gorgés de sang, ainsi que ceux du cerveau ; les bronches et la trachée artère étoient pleines d'une humeur rougeâtre, et les glandes du larynx étoient très-gonflées.

Le mercure n'agit-il pas sur elles ainsi que sur les glandes bronchiques, comme sur les glandes salivaires ? et quand elles sont engorgées, ne peut-il pas en résulter des congestions dans le poumon qui peuvent donner lieu à la phthisie ? Le mercure ne produit-il point encore le ramollisement des parties molles, et celui du poumon en particulier ? n'atténue-t-il pas les humeurs, la lymphe principalement ? ne peut il pas exciter même une espéce de pléthore ? et de ces causes réunies, ne s'ensuit il pas que lorsqu'il n'y a pas de concrétions dans le poumon, ce viscère devient le réceptacle des humeurs extravasées, ce qui termine par donner lieu à la phthisie?

Ceux qui ont pris trop de mercure tombent dans une espèce de cachexie scorbutique ; on les connoit aux enflures des extrémités, au gonflement des gencives, qui saignent quelquefois, ou qui sont souvent très-pâles. Ils ont aussi des lassitudes extrêmes ; et de tous les remèdes, il n'en est pas qui leur soit plus favorables que les légers sudorifiques et que les sucs des plantes anti-scorbutiques, extraits de la chicorée amère, du trefle d'eau, du cresson de fontaine, par parties égales, et à la dose de huit ou dix onces, qu'on divise en deux ou trois doses pour la journée, et qu'on continue long-tems. On nourrit les malades avec les alimens les plus doux ; mais avec peu de viande, en leur permettant un peu de vin. On les met ensuite à l'usage des laitages, du lait d'ânesse, sur-tout; et dans la journée, on leur fait encore prendre quelques infusions théiformes des plantes légèrement sudorifiques : le lait coupé avec l'infusion de sassafras m'a très-bien réussi, sur-tout lorsqu'il étoit pris après des remèdes dépuratifs et diaphorétiques.

Mais il faut, dans la phthisie vénérienne,

comme dans toutes les autres, ne point attendre, pour administrer les secours, et surtout le traitement par les frictions mercurielles, que le malade soit tombé dans le dernier degré de la phthisie, car alors toute espèce de traitement ne peut la guérir ; et celui-ci ne pourroit qu'en accélérer les progrès : il faut même avoir l'attention de les cesser, lorsque le malade maigrit trop, et sur-tout lorsqu'il éprouve de la fièvre, quelque légère qu'elle soit.

Mais si les frictions peuvent, lorsqu'elles sont portées à une trop forte dose, occasionner des altérations dans le poumon, dont la phthisie est la triste suite, les autres préparations mercurielles, telles que le sublimé corrosif et les divers précipités, peuvent bien plus fréquemment les produire. On ne peut répondre de l'effet de ces remèdes. Les personnes de la plus forte constitution en ont été souvent maltraitées par de bien petites quantités : on peut dire que les accidens qui leur sont souvent survenus, étoient attachés à la nature du remède ; au lieu que les frictions ne sont dangereuses que par des accidens étrangers, pour ainsi dire, à elles-même ; lorsqu'elles sont mal administrées, et à quelques personnes nullement susceptibles de les recevoir.

Plusieurs

Plusieurs auteurs célèbres, qui ont blâmé dans leurs écrits, l'usage intérieur du sublimé corrosif, ont fondé leur opinion sur des résultats fâcheux de ce remède bien constatés. MM. Pibrac et Duplessis, chirurgiens de Paris, ont sur-tout prouvé qu'il donnoit souvent lieu à des fluxions de poitrine (88), lesquelles ont encore été observées par divers médecins-praticiens.

Nous pourrions ajouter que nous avons vu deux personnes périr phthisiques, après l'usage de ce remède. Mais comme cette maladie ne survient que long-tems après, il arrive souvent qu'on n'en reconnoît pas la cause, quoiqu'elle soit très-commune.

Les accidens que le sublimé corrosif occasionne, varient à beaucoup d'égards, mais relativement à la quantité que le malade en a prise. Est-elle très-considérable, il éprouve des cardialgies, des coliques affreuses, des vomissemens et des hémorragies par la bouche, par l'anus; il meurt, et l'on trouve dans l'estomac et dans les intestins des taches

---

(88) Mémoire de l'académie de chirurgie, tome IV, pag. 155.

gangreneuses, des escacres. La quantité prise de sublimé est-elle médiocre, les accidens en sont plus lents ; et alors c'est la difficulté de respirer qui survient avec oppression, le crachement de sang, enfin le malade périt de la fluxion de poitrine.

On a vu plusieurs de ces malades terminer par périr dans l'assoupissement, et même mourir apoplectiques. Alors on trouve les poumons engorgés et en supuration, les vaisseaux du cerveau pleins de sang raréfié.

Mais si les malades n'ont pris qu'une quantité de sublimé inférieure, ils peuvent maigrir, éprouver des douleurs dans les membres, toussser, enfin périr phthisiques par la suite du tems, et il n'y en a qu'un trop grand nombre d'exemples.

Cette espéce de phthisie doit être traitée par les humectans et adoucissans qu'on varie de toutes les manières ; ce sont des bouillons de grenouille, de l'eau de poulet, de l'eau de veau, des émulsions, du petit lait, de l'eau chargée de quelques gommes ; les bains tiédes sont aussi très-efficaces. On nourrit les malades avec des crémes de ris, d'orge, de purées légères végétales ; des fruits bien mûrs cruds, des laitages ; le lait d'ânesse surtout peut

être très-efficace. L'on évite soigneusement
tous les remèdes et tous les alimens qui
peuvent augmenter l'activité du sang, la sensibilité des nerfs, l'irritabilité des muscles;
point de ragoûts épicés, presque point de vin,
et toujours coupé avec beaucoup d'eau. Le
café, les liqueurs et autres boissons échauf-
fantes seroient funestes.

C'est par ce traitement qu'on a détruit les
premiers symptômes de la phthisie, occasionnés par un trop long usage du sublimé
corrosif. J'en ai retiré deux fois un succès
manifeste. Cependant j'ai été obligé de recourir à la saignée du bras dans un sujet (89)
auquel tous les remèdes dont nous venons de
parler ne pouvoient diminuer la fièvre, ni
calmer la toux continuelle qu'il éprouvoit;
mais après cette saignée, il y eut une heureuse détente, dont la moiteur générale fut
l'effet; on continua l'usage des bains, des boissons et des alimens adoucissans, rafraîchissans et relâchans, et le malade recouvra la
santé la plus parfaite.

Cet exemple, et d'autres qu'on pourroit citer,

____

(89) Voyez, sur cet objet, notre traité sur les poisons,
1785, in-8°.

prouve que les saignées sont quelquefois nécessaires dans le traitement des personnes qui
ont pris du sublimé ; elles éprouvent les symptômes de l'apoplexie la plus forte ; leur pouls
est gros ; elles ont le visage rouge et les yeux
enflammés avec une extrême chaleur ; leur
corps est souvent couvert d'échymoses : on
trouve, à l'ouverture de leur corps, du sang
écumeux dans tous leurs vaisseaux, et souvent
même s'épanche-t-il dans leurs diverses cavités,
sur-tout dans celles du péricarde et de la poitrine.

ARTICLE XI.

DE LA PHTHISIE PULMONAIRE,

QUI SUCCÈDE AUX FIÈVRES.

OUVERTURES DES CORPS.

OBSERVATION PREMIÈRE.

UN jeune homme de vingt-cinq ans avoit la fièvre quarte depuis deux mois. On parvint à la dissiper avec des remèdes peu convenables. Le bas-ventre s'enfla bientôt après, et il se forma une vraie ascite : on pratiqua l'opération de la paracenthèse, et l'on tira, par ce moyen, une grande quantité d'eau fétide. Le bas-ventre s'enfla de nouveau dans quinze jours, et le malade mourut tout d'un coup. Il faut observer qu'il ne toussa jamais, qu'il n'éprouva aucune difficulté de respirer, mais qu'il se couchoit fréquemment sur le côté droit.

Le bas-ventre étoit plein d'une eau trouble et fétide ; l'épiploon étoit presque rongé par la suppuration ; le foie, les intestins, et les autres viscères du bas-ventre étoient couverts d'une croûte gélatineuse et purulente ; le poumon droit, si l'on en excepte une très-petite portion qui ressembloit à une bande qui étoit adhérente au médiastin, étoit détruit, et le vuide étoit rempli par une sérosité purulente, la plèvre et le diaphragme étoient recouverts d'une matiére gélatineuse. Le poumon gauche étoit sain. (*Lieutaud*, *hist. anat. med. lib.* 11, *ob.* 360).

Observation II.

Un jeune homme, qui parcouroit sa dix-huitième année, étoit atteint d'une fièvre continue épidémique, avec des redoublemens, et une grande prostration de forces. Il se plaignoit d'une vive douleur de tête, et principalement à la partie antérieure. Il n'y avoit point de toux, ni de douleur à la poitrine, et sa respiration étoit libre. La fièvre cessa le dix-huitième jour, et le malade paroissoit dans le meilleur état, à l'exception d'une certaine foiblesse trop considérable pour son âge. Cependant la fièvre se ralluma tout d'un coup dans l'espace de huit jours, et il s'y joignit une très-vive douleur du côté gauche, avec une grande difficulté de respirer. Le malade mourut le troisième jour de cette récidive.

A l'ouverture du corps, on trouva le poumon gauche entièrement détruit par la suppuration. La cavité, qu'il remplit naturellement, étoit pleine d'une humeur purulente ; tous les autres viscères, soit de la poitrine, soit du bas-ventre, étoient à-peu près sains. (*Lieutaud, lib.* 11, *obs.* 361).

OBSERVATION III.

Un homme éprouva quelques accès de fièvre dont on le crut guéri, lorsque tout-à-coup la soif s'alluma, la respiration devint difficile, le malade ne pouvant respirer que la tête élevée, et éprouvant un sentiment de pesanteur vers le milieu de la poitrine ; il ne pouvoit se tenir couché sur le côté gauche, et si les pieds se fussent œdématiés, on eût pu soupçonner une hydropisie de poitrine.

La cavité gauche étoit remplie de pus ; le lobe supérieur du poumon gauche étoit quelque peu endurci ; les vésicules de ce vis-

cère, vers la clavicule, étoient extraordinairement agrandies, tellement que quelques-
unes auroient pu contenir une noisette; les
autres étoient beaucoup plus petites, certaines
avoient une figure globuleuse, les autres étoient
oblongues et ovales; toutes étoient remplies
d'air; une infinité de vaisseaux sanguins,
dont on distinguoit les anastomoses, serpentoient sur leur surface externe. Une seule fit
voir des trous très petits qui aboutissoient à la
face interne. (*Morgagni, tom II. Epistola XX.
de sputo sang. et puris*, n° 12, page 183).

OBSERVATION IV.

Une jeune fille de cinq ans, après une rougeole, eut une fièvre double-tierce, dans le
cours de laquelle elle étoit cruellement tourmentée d'une constipation continuelle; elle
éprouvoit une douleur vers la région du foie,
avec une grande difficulté de respirer. Ces accidens s'étant dissipés pendant quelque tems,
revinrent et furent plus violens, avec une
douleur atroce à l'estomac et au dos: la malade périt dans l'épuisement. L'épiploon étoit
descendu vers le bassin; le colon et l'estomac étoient également déplacés par en bas;
le poumon droit étoit à demi putrifié; le

gauche étoit entièrement détruit par la suppuration. (Plater). *(Lieutaud , lib.* 11 , *page* 550 , *obs.* 366 *).*

OBSERVATION V.

Un homme fut atteint d'une fièvre double-tierce, dont un des principaux symptômes étoit une petite toux , qui cependant n'étoit pas continuelle. La partie gauche du poumon étoit réduite en une sanie blanchâtre , contenue dans l'enveloppe du poumon, comme dans un sac , de manière qu'il n'y restoit plus aucun vestige de son parenchyme. (Bonet). *(Lieutaud , lib.* 11 , *pag.* 535 , *obs.* 386 *).*

OBSERVATION VI.

Un homme, sujet à des douleurs de colique très-aiguës , tomba dans une fièvre de la nature d'une double-tierce , accompagnée d'insomnie et d'une soif très-fâcheuse. Le septième jour il survint une diarrhée, qui dura jusqu'au quarantième ; il y avoit une petite toux , et le malade avoit peine à se coucher sur le côté. Le quarantième jour , la fièvre cessa et revint huit ou dix jours après ;

ensuite elle parut tous les deux jours, avec difficulté de respirer et anxiété au commencement de l'accès. Les symptômes diminuèrent pendant un mois, au bout duquel la fièvre se déclara avec plus de violence; les crachats épais étoient couverts et jaunâtres, les urines déposoient un sédiment épais; enfin, vers la fin du sixième mois, les choses allant de mal en pis, le malade périt.

Le foie étoit gonflé et décoloré : il y avoit cinq livres d'eau dans la cavité droite de la poitrine, dont le poumon étoit quelque peu putride et sanieux. On ne trouva du poumon gauche que la membrane qui étoit adhérente aux côtes. (Velschius) (*Lieutaud*, *lib.* 11, *obs.* 358, *pag.* 527).

Observation VII.

Une femme d'environ cinquante ans, mère de trois enfans, et d'une bonne complexion, fut atteinte d'une fièvre tierce, qui se changea ensuite en double-tierce. Elle employa en vain tous les remèdes que l'ignorance et les préjugés du peuple ont accrédités. Son état ne fit qu'empirer de jour en jour. Il survint des douleurs atroces au bas du ventre et à la

poitrine , avec une oppression qui acqué-
roit tous les jours de nouveaux degrés.
Ces accidens fâcheux furent bientôt suivis de
l'enflure de l'abdomen et de l'œdématie des
extrémités inférieures. Cette enflure céda cependant un peu à l'exercice continuel qu'elle
étoit obligée de se donner ; mais la respiration devint de plus en plus laborieuse, et la
malade , réduite dans un vrai marasme , périt
de suffocation.

L'inspection de l'abdomen fit voir le canal
alimentaire fort rétréci. La plupart des vaisseaux étoient gorgés de sang ; les intestins
grêles avoient à peine la grosseur du doigt ;
le colon n'étoit pas plus gros que ne le sont
ordinairement les intestins grêles ; le mésentère
et l'épiploon étoient entièrement dépourvus
de graisse ; le pancréas étoit plus dur que dans
l'état naturel, et la vésicule du fiel regorgeoit
d'une bile noire qui avoit imprimé sa couleur
aux viscères adjacens ; elle teignoit en vert
tout ce qu'elle touchoit , comme auroit pu
faire une dissolution de vitriol. Les viscères
de cette cavité étoient d'ailleurs dans l'état
naturel.

A peine eut-on ouvert la poitrine , qu'il en
sortit , en abondance , une matière purulente,

dont la cavité droite étoit entièrement remplie ; mais ce qui surprit bien davantage , ce fut de ne pas appercevoir de poumon de ce côté-là : on remarquoit seulement un corps blanchâtre adhérent au péricarde , ou plutôt au médastin , et revétu d'une membrane épaisse et comme calleuse , mais qui n'avoit aucune ressemblance avec le poumon , tant par rapport à la petitesse de son volume , que parce que l'air qu'on introduisoit par la trachée artère , ne parvint jamais à le distendre sensiblement , quoiqu'il pénétrât avec facilité dans le poumon gauche qui paroissoit sain ; cependant il avoit une légère adhérence avec les côtes supérieures , où , quoiqu'il eût conservé sa couleur ordinaire , il parut plus dur et plus compacte qu'ailleurs.

(*Haller, disput. ad morb. hist. t. II, pag.* 405 , *Vater.*)

REMARQUES ET TRAITEMENS HEUREUX.

Les fièvres continues et les fièvres intermittentes terminent quelquefois par dégénérer en phthisie ; c'est ce que prouvent les observations précédentes , ce que les médecins les plus habiles (90) ont observé, et ce que l'expérience journalière confirme; elles sont les unes et les autres occasionnées par des congestions qui peuvent avoir leur siege dans le poumon.

Parmi les fièvres continues, les malignes sont celles qui sont le plus souvent suivies de la phthisie. Il se fait presque toujours, dans ceux qui en sont atteints, un dépôt dans quelque partie, et il se fait dans le poumon plus fréquemment qu'ailleurs, comme les observations l'ont prouvé; cet accident, après les longues fièvres intermittentes, est encore très-commun. La même cause qui produit les obstructions abdominales, dont elles dépendent ordinairement, peut en occasionner dans le poumon; et celles-ci, une fois formées, donnent bientôt lieu aux divers symptômes de la phthisie pulmonaire.

On doit craindre cet accident fâcheux lorsque, pendant le cours de la fièvre, ou lorsqu'elle est dissipée, il survient de la toux et

---

(90) Voyez les ouvrages de Morton, de Verlhoff, de Senac, de Sauvages.

de la difficulté de respirer. La toux est d'abord
sèche , quelquefois elle n'a lieu qu'à quelques
heures de la journée , ordinairement le soir,
ou quelque tems après le dîner ; la peau devient aride, les mains sont chaudes, les yeux
acquièrent de la vivacité, les joues se colorent;
la fièvre s'allume plus ou moins vite , elle
continue toute la nuit, et termine ordinairement par des sueurs plus ou moins copieuses ;
l'expectoration devient abondante , phlegmatique d'abord , et ensuite purulente ; enfin ,
les divers symptômes de la phthisie se déclarent , et les malades meurent dans le marasme le plus complet.

Leurs poumons sont ordinairement durs et
engorgés en divers endroits ; leur surface extérieure est inégale , bosselée ; et quand on en
examine la substance interne , on la trouve
pleine de concrétions , dont plusieurs sont
dans une suppuration plus ou moins complette.
Dans quelques sujets , qui ont péri de la sorte ,
j'ai trouvé les poumons dans une espèce de
mortification parfaite , au point qu'on ne pouvoit point les toucher, qu'ils ne tombassent en
putrilage : c'est le résultat le plus général.

Souvent la nature se dégage, par les poumons , d'un reste de matière fébrile , et après

divers orages inquiétans, elle prend le dessus ;
c'est pourquoi on peut concevoir de plus heureuses espérances dans cette circonstance que
dans d'autres, quelque fâcheuses qu'elles soient
en apparence.

Parmi divers malades qui ont éprouvé, après
des fièvres continues, les symptômes de la
phthisie les plus décidés, et que j'ai traités,
je me souviens de M. Perduls, négociant d'Ams-
terdam. Il eut, en 1783, une fièvre continue
avec des redoublemens, pendant lesquels il
toussoit et éprouvoit de la difficulté de respirer. La coction parut se faire, et le malade
sembloit se rétablir, lorsqu'il lui survint de
nouvelles oppressions, de la toux, des insomnies, de la fièvre tous les soirs, des sueurs
dans la matinée ; enfin, une expectoration
abondante d'une matière d'abord muqueuse,
et qui eut ensuite toutes les apparences du pus,
sur-tout celle qu'il expectoroit dans la matinée.

Cette expectoration continua plusieurs semaines ; le malade maigrit de plus en plus,
le pouls étoit inégal, redoublé ; la voix étoit
rauque, le visage bouffi, les sueurs considérables, et sur-tout la nuit ; en un mot, on avoit
tout à craindre qu'il n'y eût une vraie suppuration dans le poumon. Cependant les vésica-

toires furent mis aux deux bras ; on prescrivit
les sucs épurés de pariétaire et de bourrache ,
auxquels on ajoutoit ou du kermès , ou de
l'oxymel scillitique , suivant les circonstances.
On tira du sang des veines hémorroïdales deux
fois , et à une certaine distance , par le moyen
des sang-sues ; le traitement finit par quelques
doux purgatifs , avec un succès qu'on n'auroit
osé espérer.

Je pourrois rapporter d'autres exemples de
phthisie heureusement terminée ; et combien de fois les médecins praticiens n'en
ont-ils pas observé de semblables ! Le célèbre
de *Haen* (91) , entr'autres , en a cité plusieurs
dans ses écrits. Ce médecin croyoit que le pus
se formoit quelquefois dans le sang , et qu'il
pouvoit s'évacuer par les crachats , comme
par une espèce de dépuration. Mais reste à
prouver si , en pareil cas , c'est du vrai pus que

------

(91) *Si igitur in phthisi v. g. pulmonali, pus co-
piosum, diuturno tempore, ore exumatur nec apto
post mortem, quâ genitum locatum que fuerit, sedes
inveniatur, necesse est illud ab ipso sanguine imme-
diatè secretum fuisse, cum aliud nihil quod cum
pulmone communicet, assignari possit. De Haen Rat.
med. tom. I, part. II, cap. II, pag. 106.*

Ies

les malades expectorent ; et quand cela auroit
lieu, ce qui pourroit bien être, devroit-on
en tirer quelque conséquence sur la nature
et sur le traitement de la phthisie essentielle,
et de plusieurs autres espèces de phthisie ?
Dans celles-ci, la suppuration est le terme de
l'altération des poumons, amenée par une
suite de degrés dont presque toujours la mort
seule arrête le cours (92).

On peut donc moins regarder le pus comme
cause de la mort, que comme l'effet de la
cause qui tue réellement le malade (93) ; au
lieu que dans l'espèce de phthisie dont parle
M. de *Haen*, le poumon, nullement altéré,
reçoit le pus comme une éponge dans laquelle il se dépose, d'où il transude dans les
bronches, et est ensuite rendu par l'expectora-

---

(92) Nous avons rapporté précédemment l'histoire de
plusieurs personnes qui sont mortes, après avoir éprouvé
tous les divers symptômes de la phthisie, à l'exception
du crachement du pus, et dans les poumons desquels
on n'a trouvé aucune espèce d'ulcération.

(93) Voyez ce qui a été dit sur la phthisie sans ulcère dans le poumon, en plusieurs endroits de cet ouvrage, et principalement plus bas, dans le résultat
général des ouvertures des corps.

Z

tion ; et comme alors le poumon n'est pas malade , le sujet se rétablit parfaitement. On verra ailleurs qu'on n'a pas été toujours bien fondé à croire que ce soit le pus qui détruise le parenchyme du poumon ; puisque cette destruction ou érosion est l'effet de la même cause qui produit le pus , ce qui est bien différent (94).

Cependant la phthisie qui survient après les fièvres continues, avec crachement de pus , ne termine pas toujours aussi heureusement : je crois cependant que l'issue en est, en général,

---

(94) Quelques médecins ont cru que l'absorbtion du pus ne pouvoit pas même produire la fièvre hectique. Suivant Thomas Reid , *Phthisie pulmonaire, p.* 81 , la substance appellée pus , ou matière louable par les chirurgiens , est un fluide doux , bien mêlé , onctueux , blanc ou jaune , de la consistance de la crème , et tout-à-fait exempt d'acrimonie et de putridité ; que celle dont les malades se déchargent par la voie de l'expectoration dans la phthisie confirmée , pouvant être semblable , sous tous les rapports , à ce même pus louable des chirurgiens , ne participe pas davantage au caractère acrimonieux et putride , et qu'à raison de ces quotités , il est incapable d'exciter la fièvre hectique pulmonaire dans le cas même où il seroit absorbé et réuni à la masse totale des fluides en circulation.

moins fâcheuse que celle qui succède aux fièvres intermittentes.

Dans ces fièvres, il y a presque toujours des engorgemens dans le bas-ventre, et quelquefois les glandes du poumon s'obstruent, ce qui peut donner lieu aux symptômes de la phthisie ; elle se joint ainsi aux fièvres intermittentes, ou leur succède.

Les obstructions du poumon terminent par suppurer successivement, ce qui fait enfin périr le malade de la phthisie, si l'art ne s'occupe de bonne heure à en opérer la résolution.

Ce n'est point au quinquina qu'il faut recourir dans cette circonstance ; il faut, au contraire, le suspendre si on le donnoit déjà ; mais ce sont les fondans et les appéritifs qu'il faut conseiller au malade ; tels que les bouillons ou les sucs des plantes appéritives, qu'on aiguise avec la terre foliée de tartre, ou avec l'oximel scillitique, ou quelquefois avec le kermès minéral : ce sont des eaux minérales, sulphureuses, ou salines, qu'on fait boire au malade, en plus ou moins grande quantité.

On leur prescrit efficacement les pillules savoneuses et gommeuses, avec les extraits amers, et on a recours aux purgatifs doux, de tems en tems, etc. etc.

Z 2

C'est par un traitement pareil, soutenu d'un bon régime, qu'on dissipe les engorgemens du poumon, et qu'on empêche que les malades ne tombent dans une phthisie incurable.

Plusieurs médecins praticiens ont reconnu, par leur propre expérience, l'efficacité du traitement que je propose après eux, mais d'après ma propre expérience (95). Ils ont aussi reconnu que l'usage précipité du kinda pouvoit quelquefois donner lieu à la phthisie; et il est certain que lorsque la fièvre intermittente dépend des engorgemens des glandes du bas - ventre ou du poumon, il n'y a rien de plus mal vu que de suspendre les efforts que la nature fait pour les détruire par la fièvre : on arrête ainsi son travail salutaire; les engorgemens augmentent et terminent par la suppuration.

Il faut cependant prendre garde de ne pas laisser consumer le malade par des accès de fièvre inutiles qui le conduiroient au tombeau, en le réduisant au véritable état de la phthisie pulmonaire.

---

(95) Voyez la Nosologie de M. Sauvages, tom. II. lib. Senac, *de febrium natura recondita*, lib. I, cap. XVIII, pag. 115.

On doit donc soigneusement distinguer, lorsque cette maladie s'annonce par ses premiers symptômes, s'ils dépendent en effet des obstructions dont la fièvre n'est que l'effet, ou s'ils ne sont pas occasionnés par la fièvre elle-même, trop invétérée, qui peut exister, indépendamment des obstructions, laquelle, bien plus, pourroit terminer par les occasionner.

Alors il faut, sans tarder, recourir au quinquina, comme au véritable spécifique. Je l'ai vu guérir des phthisies qu'on croyoit incurables. M. de Montauzier étoit dans cet état en 1786 ; il eut d'abord une fièvre putride, à laquelle succéda une fièvre intermittente, qui devint ensuite rémittente. Il maigrit considérablement : la toux survint ; elle fut d'abord sèche, et elle termina par une copieuse expectoration de matières glaireuses, qui parurent dans la suite puriformes. La fièvre redoubloit tous les soirs, et les sueurs abondantes survenoient dans la matinée, lorsqu'elle se relâchoit ; il y avoit de l'enflure au visage et aux extrémités ; enfin les selles étoient liquides, copieuses, jaunâtres, fétides. On conviendra que cet état étoit bien ressemblant à la phthisie ; aussi croyoit-on que le malade étoit réduit au dernier degré de cette maladie. Je crus, à ma première visite, que M. de Montausier étoit perdu : cependant, ayant ensuite considéré qu'il n'avoit été réduit à ce triste état qu'après avoir éprouvé long-tems des fièvres très-irrégulières, nous crûmes, M. *Missa* et moi, que le quinquina, donné à haute dose, avec quelque sel neutre et quelques plantes incisives, sous la forme d'apozème légèrement laxatif, pourroit produire de bons effets. Le malade prit, pendant trois ou quatre jours, deux onces de kina par jour, en trois doses : la fièvre s'arrêta, les sueurs cessèrent, la toux et l'expectoration diminuèrent et finirent ; le quinquina fut continué pendant quelque tems, mais à moindre dose. Le malade passa ensuite à l'usage des sucs épurés de plantes légèrement anti-scorbutiques ; et lorsqu'on crut qu'il n'y avoit en lui aucune marque d'engorgement dans les viscères du bas ventre, on lui conseilla l'usage du lait d'ânesse, en continuant les mêmes sucs des plantes. Il se rétablit complettement.

De pareils exemples ont, sans doute, donné au quinquina la réputation qu'il mérite contre la phthisie pulmonaire, mais peut-être trop généralement ; car il faut en savoir restreindre l'usage : l'on ne doit pas l'administrer dans toutes les espèces de phthisie, du moins dans les premiers degrés, comme tant de médecins le font.

Il faut aussi prendre garde de ne pas confondre, soit pour le pronostic, soit pour le traitement, la fièvre rémittente hectique que les phthisiques éprouvent, avec la véritable fièvre rémittente humorale, ou autre. J'ai vu bien souvent les médecins se tromper à cet égard, et toujours au préjudice du malade. Il paroît que le quinquina ne réussit pas lorsqu'il n'y a point une rémittence ou au moins une rémission considérable de la fièvre ; alors on le donne ordinairement avec succès, sur-tout quand la fièvre a commencé par être intermittente. J'ai recueilli divers exemples de ce genre que je pourrois rapporter : il en est un qui m'a frappé davantage, et que je ne puis passer sous silence.

M. *de Pierrecourt*, âgé à présent de vingt-six à vingt-sept ans, fut atteint (en 1787) d'une fièvre intermittente dont les accès ne furent pas bien réglés ; il fut d'abord traité par M. *Geoffroi*, docteur-régent de la faculté de médecine de Paris, et l'un des plus célèbres et des meilleurs praticiens de cette capitale. Le traitement fut long ; les accès, non-seulement ne diminuèrent pas, mais ils se prolongèrent ; la fièvre devint continue, avec de la toux, de la difficulté de respirer, des sueurs continuelles, une maigreur excessive, des foiblesses extrêmes ; et comme il arrive souvent, dans de longues maladies, que les malades veulent changer de médecin, je fus appellé pour lui donner mes soins. A juger par la toux, par la fièvre, par les sueurs, par l'enflure des extrémités, par la bouffissure générale, et la diarrhée, j'eusse cru le malade au dernier degré de phthisie pulmonaire ; mais comme je savois que cet état avoit succédé à une fièvre humorale fort longue, d'abord continue, ensuite rémittente ; que les redoublemens ne venoient pas aussi régulièrement le soir, mais indistinctement, le matin, ou à toute autre heure, j'espérai que le quinquina pourrait, en pareil cas, produire de bons effets. Je le donnai sous forme d'apozème, à la dose de deux onces en vingt-quatre heures ; ce qui fut réitéré quelques jours, et le malade guérit fort heureusement.

ARTICLE XII.

DE LA PHTHISIE NERVEUSE, HYPOCHONDRIAQUE, HYSTÈRIQUE ET DE CONSOMPTION.

C'est dans cette classe que divers médecins célèbres (96) ont placé les phthisies, qui ont été précédées ou accompagnées d'un excès de sensibilité, soit dans le moral, soit dans le physique ; et comme les médecins ont varié sur la cause de cette affection, que les uns l'ont attribuée au seul agacement des nerfs, d'autres aux engorgemens des hypochondres, et quelques-uns à l'affection seulement de la matrice chez les femmes : ils l'ont tantôt appellée phthisie nerveuse, tantôt phthisie mélancolique, et quelquefois hystérique. Il en est enfin qui, ayant considéré l'extrême maigreur dont sont précédés quelquefois les symptômes de l'affection des poumons, ont cru devoir lui

---

(96) Morton, phthisiologia. Sauvages, nosol. method. classis X, ordo II.

donner le nom de phthisie de consomption, et quelquefois simplement celui de consomption.

Mais ces phthisies, dont ont a voulu faire plusieurs espèces, ne peuvent-elles pas se rapporter à une seule, dans laquelle il y a un agacement extrême du système nerveux ? et celui - ci n'est - il pas toujours subordonné à d'autres causes ? les nerfs peuvent - ils souffrir d'eux-mêmes, sans un agent qui les moleste ?

Mais d'où peut provenir cet excès de sensibilité ? On trouve, dans de pareils sujets, divers engorgemens dans le poumon, qui terminent par la suppuration. On peut encore dire que si l'irritation des nerfs peut donner lieu à la maigreur, et enfin à la phthisie, d'une autre part, on n'ignore pas que les personnes qui ont une constitution à devenir phthisiques, sont d'une sensibilité incroyable, ce qui fait que tantôt elle en est la cause, et tantôt l'effet, ce qui n'est pas aisé à distinguer ; mais il en est qu'on ne peut confondre : celles, par exemple, qui sont survenues après des frottemens long-tems continués d'une ou de plusieurs parties du corps. Nous avons vu quelques personnes qui se sont faites magnétiser long-tems, par contact, périr enfin phthisiques.

Quelque partie du corps que l'on frotte (97),
on en agace les nerfs ; cet agacement se transmet d'abord aux parties avec lesquelles celle
qui est frottée a une sympathie plus marquée,
et, enfin, à toutes les parties du corps humain, si le frottement est continué.

On voit par-là qu'il est possible d'exciter des convulsions générales, si l'on s'obs-
tine à frotter quelque partie du corps, même
peu sensible ; mais, à plus forte raison,
cet effet aura-t-il lieu si le frottement porte
sur l'une des parties qui ont le plus de sensibilité, sur la région épigastrique, par exemple,
pour n'en point nommer d'autres, sur lesquelles les magnétiseurs ont fait le plus souvent leurs frottemens.

Il y a quelque apparence aussi, cela soit dit
en passant, que certains frottemens sont bien
plus propres à agir sur les nerfs, que d'autres ;
ceux par un corps animé ne sont-ils pas différens des autres ? Il pourroit se faire encore
qu'un homme plein de chaleur vitale, fut plus

(97) L'irritation de l'estomac par des vers, a terminé
par donner lieu à la phthisie pulmonaire. Voyez *rat.
mediend. part. II.* du célèbre *Stoll.* Nous l'avons vue
survenir à la suite des coliques très-petites, mais fréquentes, à un homme de cinquante ans.

capable, égales frictions données et en même-
tems, d'exciter la sensibilité des nerfs, qu'un
autre qui seroit en langueur ; et sans doute
que ces frictions, opérées sur des jeunes gens
d'un sexe différent, peuvent produire des
effets qui se feront bientôt ressentir sur les
parties de la génération, en y excitant des
pollutions d'autant plus funestes, qu'elles seront fréquentes, et que les sujets seront débiles.

Sans même que ces frictions soient portées
à cet excès, les nerfs du poumon s'en ressentent sans doute ; le diaphragme est alors dans
une contraction forcée ; la respiration devient
courte, suspirieuse ; les vaisseaux du poumon
s'engorgent ; les glandes et le tissu cellulaire
de ce viscère s'abreuvent de la lymphe qui
est stagnante, et il en résulte enfin des tubercules, dont plusieurs suppurent ordinairement
avant la mort. C'est ainsi qu'ont péri plusieurs
personnes qu'on a ouvertes. Le fils de M. l'ambassadeur de Venise est mort à la suite de ces
frottemens prétendus magnétiques.

Plusieurs des individus qui ont péri de la
sorte, avoient le cœur extraordinairement
dilaté, entr'autres madame la Ferrière. Elle
éprouvoit depuis long - tems de la difficulté
de respirer, et elle étoit exposée aux divers

maux de nerfs, connus du moins sous ce nom :
el e éprouvoit, sur-tout, des mouvemens in-
ordonnés du cœur, fort effrayans ; cependant,
après voir consulté une multitude de médecins, et presque tou ours ceux que des systê-
mes singuliers avoient accrédités, elle recourut aux magnétiseurs. Ils s'en emparent. Pendant le jour, on la soumet à des frictions im-
médiates ; pendant la nuit, ou lorsqu'elle pa-
paroît dormir, on la magnétise à une certaine
distance, et tant mieux pour elle si on s'étoit
borné à cette espèce de magnétisme. Je fus appellé plusieurs jours avant sa mort ; je me ré-
criai sur la méthode brutale des frictions et des
frottemens ; je voulus qu'on opposât aux mouvemens violens, convulsifs qu'elle éprouvoit,
des bains et des boissons relâchantes, et à la
suffocation imminente qu'elle ressentoit, et
qui étoit évidemment occasionnée par la plénitude des vaisseaux, la saignée, des sang-sues
à l'anus ou à la vulve, d'autant plus que la malade avoit une suppression de règles depuis
quelques mois ; je conseillai encore des potions anti-spasmodiques les plus légères. Mes
avis furent rejettés ; le magnétisme seul devoit guérir cette malade. Plusieurs magnétiseurs l'entoureat ; et tantôt agissant à-la-fois

pour renforcer, disoient-ils, le magnétisme, et tantôt se succédant les uns aux autres, ils n'abandonnèrent madame la Ferrière que lorsqu'elle fut morte. Je fus appellé à l'ouverture du corps, qui fut faite par M. Coste, habile chirurgien de Paris, le 7 novembre 1784. On trouva l'estomac et les intestins enflammés, et même, en quelques endroits, atteints de gangrène ; la matrice étoit dure et comme cartilagineuse, d'un volume double de son état naturel ; il y avoit près de deux pintes d'eau épanchées dans les cavités de la poitrine ; la substance du poumon étoit endurcie en plusieurs endroits ; le péricarde étoit distendu par le cœur, cet organe étoit d'un gros volume et plein de sang, sur-tout l'oreillette droite, dont la capacité étoit énorme.

La masturbation chez les hommes, et la nymphomanie chez les femmes, peuvent encore donner lieu à la phthisie ; car, indépandamment de l'irritation que les nerfs éprouvent alors, il se fait une déperdition forcée de liqueur prolifique, ce qui occasionne bientôt une excessive prostration de forces, la maigreur, la toux, et enfin les divers symptômes de la phthisie.

Combien de jeunes personnes n'ont elles pas

été la victime de leur malheureuse passion !
Les médecins en voyent tous les jours qui restent imbécilles, ou tellement énervées dans le
physique et dans le moral, qu'elles ne trai-
nent plus qu'une malheureuse existence; d'autres périssent dans le marasme, et plusieurs
meurent d'une vraie phthisie (98).

L'excrétion de la liqueur prolifique est
encore bien plutôt suivie des mêmes accidens dans les jeunes personnes qui n'ont
pas pris leur accroissement. Il n'y a donc
rien de plus dangereux que de les marier
trop tôt ; c'est cependant ce qu'on fait
tous les jours : aussi, combien n'en voit-
on pas qui périssent de la phthisie peu
de tems après leur mariage ! Les maris restent souvent impuissans, s'ils échappent à
cette maladie, et si les jeunes femmes con-
çoivent, ou elles font de fausses couches, ou
elles ont des accouchemens et des suites de
couches funestes; d'autres restent avec des
incommodités incurables, et l'une des plus
communes est la stérilité.

Les vapeurs histériques sont souvent le pré-

---

(98) Voyez le traité intéressant de l'onanisme, par
M. Tissot.

lude de la phthisie ; le système nerveux est
alors d'une sensibilité excessive, le pouls est
petit, serré, et le sang se ramasse dans les vaisseaux de la poitrine.

Cette congestion doit bien augmenter pendant l'accès hystérique. Alors les muscles sont
dans une contraction extrême, ce qui donne
lieu nécessairement à la compression des vaisseaux sanguins du tronc et des extrémités ;
le sang les pénètre en moins grande quantité,
tandis que les vaisseaux des parties intérieures, sur-tout ceux du poumon, s'engorgent de
plus en plus ; cet effet doit être encore déterminé par la contraction violente dans laquelle
se trouve alors le diaphragme ; l'artère aorte
en est légèrement comprimée, ce qui retient
nécessairement une partie du sang dans la partie
supérieure de cette artère ; le cœur ne se vui-
dant pas assez dans la systole, reste plein de
sang et ne reçoit plus qu'incomplettement celui que les veines pulmonaires lui apportent ;
celles ci se remplissant de plus en plus et de
proche en proche, il en résulte une pléthore extrême des vaisseaux sanguins du poumon. La
lymphe elle-même croupit dans ses couloirs,
ou s'extravase, ainsi que le sang, hors de ses
vaisseaux, ce qui termine par donner lieu à
une

une disposition imflammatoire , et enfin à la suppuration du poumon.

Les mémes observations peuvent être faites à l'égard des hommes mélancoliques ; comme ils ont la même affection dans les nerfs, il peut en résulter les mémes suites et pour le moral et pour le physique. On peut croire que les nerfs sont fréquemment affectés chez les femmes , par l'action de l'utérus ; mais la mélancolie peut provenir, dans les deux sexes , de toute autre cause qui agit sur les nerfs , particulièrement par un engorgement des hypochondres , selon l'opinion des anciens et selon le résultat des observations modernes.

Les contentions d'esprit continuelles avec inquiétude , anxiété, les veilles opiniâtres qui en sont une suite ordinaire , sont bientôt accompagnées d'une respiration courte , génée, entrecoupée , ce qui détermine une stagnation des humeurs dans le poumon ; et dans peu, les spasmes, les crampes surviennent dans les muscles du tronc , et sans doute dans le diaphragme lui-même ; la circulation devient plus difficile et moins abondante, comme nous l'avons dit précédemment , ce qui augmente la congestion pulmonaire, et donne lien à la phthisie. Les malades en sont ordinairement long-tems menacés, et quand elle est une fois caractérisée, elle a encore ordinairement une marche si lente, qu'il y a peu de phthisies aussi longues, sur-tout chez les vieillards. Les malades ont, pendant long tems, une expectoration copieuse de matières phlegmatiques, visqueuses, et comme cette expectoration est plus ou moins facile, leur respiration est à proportion plus ou moins gênée.

La maigreur est chez ces malades le symptôme le plus frappant ; s'ils crachent du sang, ce n'est souvent qu'en petite quantité et à de longs intervalles ; les redoublemens de la fièvre sont moins violens, les sueurs nocturnes moins abondantes que dans les autres phthisies, et le dévoiement colliquatif n'a pas une marche aussi rapide. Ces symptômes sont d'autant moins violens, qu'ils durent plus long-tems, mais ils ne conduisent pas moins les malades à leur ruine; ils terminent enfin par mourir phthisiques.

Parmi les diverses altérations qu'on trouve dans les phthisiques de ce genre, il en est une qui est commune à toutes les autres espèces de phthisies, c'est la suppuration du poumon ; les autres altérations sont plus propres à cette espèce ; telles sont les indurations de

la portion des poumons qui n'est point atteinte
de suppuration; elle est souvent très-endurcie,
comme du lard racorni. Il y a très-peu de
sang dans le cœur et dans leurs vaisseaux,
et le foie et la rate sont ordinairement malades
à-la-fois ou séparément.

Si le volume de ces viscères n'est pas augmenté par des obstructions, leur texture est
endurcie et compacte; delà vient, sans doute,
que cette phthisie est souvent devancée ou
accompagnée de la jaunisse. Les altérations
du foie sont, d'ailleurs, indiquées par les symptômes de la maladie; les inquiétudes, les an-
goisses, les insomnies, l'ennui de la vie ne
sont-ils pas l'effet de la bile, laquelle, par
l'obstacle qu'elle trouve, reflue sur les nerfs
et les agace? Cette cause produit ces effets
dans les fièvres malignes : pourquoi ne les pro-
duiroit-elle pas dans cette maladie, puisqu'elle a également lieu? On peut d'ailleurs
ajouter que presque tous ceux qui sont atteints
de consomption, ont un tein jaunâtre ou
plombé, qu'ils éprouvent des tiraillemens dans
la région épigastrique, comme ceux qui ont
des embarras du foie; mais dans la phthisie
de consomption, les altérations ne se bornent
pas au foie; la rate, le mesentère s'obstruent

quelquefois d'une manière bien sensible ; le poumon termine par être affecté , ce qui donne lieu à la phthisie , qui finit enfin leur malheureuse existence.

Si dans toutes les espèces de phthisie , il ne faut pas perdre de vue l'extrême sensibilité des nerfs , il faut y faire bien plus d'attention dans celle ci , sans cependant méconnoître les engorgemens qui existent déjà , ou qui se formeront dans la suite , soit dans le bas ventre , soit dans le poumon ; et ces indications peuvent se concilier dans le traitement.

Les humectans, les rafraîchissans doux (99), les appéritifs, les amers et quelquefois les légers calmans , secondés du régime et de l'exercice, sont les remèdes les plus efficaces. C'est de ce dont nous nous sommes convaincus par diverses observations , dont le résultat a été heureux. Mais il s'agit d'administrer ces remèdes avec ordre et choix convenables. J'ai quelquefois commencé le traitement en faisant dégorger les veines hémorroïdales , par

____

(99) Voyez les observations de M. Dumas , sur le traitement de cette espèce de phthisie , qui viennent à l'appui de celui que nous proposons, d'après notre propre expérience. De la phthisie , par Thom. Reid, traduct, françoise , p. 352.

le moyen des sang-sues, aux personnes pléthoriques, à celles qui avoient des hémorroïdes sèches, où chez lesquelles les hémorroïdes
ne fluoient pas suffisamment. Cette saignée locale m'a bien réussi, et on est d'autant plus en
droit d'en attendre alors de bons effets, qu'elle
dégorge directement les veines des hypochondres, et quelle facilite aussi l'action des remèdes que l'on prescrit après.

La nature nous donne, à cet égard, une
leçon dont nous devons profiter. Les personnes auxquelles elle accorde de tems en tems
un reflux hémorroïdal, sont moins sujettes
que les autres à cette sorte d'embarras des
viscères. On ne peut mieux faire que de l'imiter, en recourant aux sang-sues; plusieurs fois,
s'il est nécessaire, et a des distances plus ou
moins éloignées, suivant l'état de la phthisie
sanguine. (100).

On fait ensuite baigner les malades dans de
l'eau presque froide, ou seulement dégourdie
deux ou trois fois la semaine, le matin, à jeun,
pendant trois quarts-d'heure ou une heure.

---

(100) Voyez plus bas l'article concernant le sang des
phthisiques.

On leur prescrit, pendant quinze ou vingt jours, une chopine de petit-lait ou d'eau de veau très légère; si le petit-lait pesoit sur l'estomac, on pourroit le couper avec un tiers d'une infusion de fleurs de tilleul; on pourroit encore y ajouter un ou deux gros d'eau de fleurs d'orange, avec une once et demie de sirop de chevre-feuille ou de stœchas, ect. Le malade prend cette boisson en deux ou trois doses froides, le matin, à jeun.

A l'usage de ces boissons qui adoucissent, calment et humectent, on fait succéder celui des bouillons légèrement appéritifs; enfin, on a recours aux sucs dépurés de chiendent, de trefle d'eau, de chicorée sauvage, ou d'autres plantes de cette nature. Il est utile que le malade continue l'usage de ces sucs pendant un mois ou six semaines au printems, et autant à l'automne. Pendant la saison des eaux, il peut recourir à celles qui sont gazeuses, telles que celles de Spa, de Seltz, de Bussang, prises sur les lieux, s'il est possible, et secondées en même-tems des bains domestiques tièdes, plutôt relâchantes que toniques.

Les pillules savonneuses avec les martiaux et les extraits amers, le fiel de bœuf, peuvent aussi être très - efficaces, mais administrées avec la plus grande circonspection.

Je les ai vues réussir quelquefois dans des phthisies compliquées de jaunisse, et qui avoient été précédées de tous les symptômes de la consomption. J'ai aussi prescrit, avec succès, les pillules altérantes d'ipécacuanha à la dose de demi grain, ou encore mieux, avec deux ou trois grains de rhubarbe, incorporée avec un peu de beaume du Pérou.

On varie ainsi l'usage des divers appéritifs doux, en les combinant avec les relâchans et les humectans; sans cette précaution, non-seulement ils ne rempliroient pas l'effet qu'on en attend, mais ils deviendroient contraires, en excitant l'irritation et le spasme de l'estomac; c'est ce que j'ai souvent vu arriver, lorsqu'on les a prescrites à trop haute dose, ou qu'on a donné les appéritifs trop actifs. Ce sont alors de vrais poisons; ils accélèrent la mort, que l'on viendroit à bout d'éloigner par des remèdes contraires, comme l'observe M. Dumas (101). Mais nous ne pensons pas que dans le traitement de cette même espèce de phthi-

---

(101) Traduct. du traité de la phthisie de Reid, p. 352.

sie, il faille toujours se borner à prescrire les émolliens. La grande difficulté est de déterminer le tems où on peut prescrire les appéritifs, toujours plus ou moins irritans.

C'est contre cette phthisie nerveuse que les voyages conviennent particulièrement ; mais il faut qu'ils soient doux et agréables, autant qu'il est possible. Il faut que les malades qui habitent des lieux humides et froids, comme ceux qui vivent dans des climats trop chauds, les abandonnent, pour se rendre dans les pays secs et tempérés ; qu'ils montent tous les jours à cheval deux ou trois heures le matin, et une ou deux heures l'après-midi.

L'équitation est non-seulement utile par le mouvement qu'elle procure aux parties intérieures, en facilitant leur dégorgement ; mais encore elle produit une dissipation agréable de l'esprit, par une diversion heureuse des tristes pensées aux malades, qu'une affreuse mélancolie poursuit ordinairement. Plusieurs ont retiré le plus grand avantage des voyages sur mer, comme on peut le voir dans l'ouvrage de M. Gilles Christ, célèbre medecin d'Ecosse. Aretée avoit aussi recommandé cette sorte de voyages pour les phthisiques, mais d'une manière trop générale (102), comme l'ont fait depuis tant d'autres médecins.

Il faut que les malades vivent des alimens les plus faciles à la digestion ; les viandes légeres , bouillies et rôties ; les végéteaux cuits ou cruds , comme les fruits bien mûrs leur conviennent ordinairement. Les ragoûts trop épicés, les laitages et autres alimens incrassans ne leur réussissent pas , et même leur sont nuisibles : c'est ce que diverses observations confirment.

On doit voir par là combien estpe u fondée l'opinion de ces médecins , qui prescrivent à ces malades l'usage du lait , soit d'ânesse ou autres, ou qui leur conseillent encore les divers bouillons incrassans , les farineux , ect. L'engorgement qui existe déjà en eux , augmente , et bientôt ils sont dans un état de phthisie incurable; j'en appelle au témoignage des médecins qui ont traité , sans préjugé , ces sortes de maladies.

---

(102) Voyez ce que nous avons dit ci-dessus , p. 314.

ARTICLE XIII.

DE LA PHTHISIE A LA SUITE DES COUCHES.

OUVERTURES DES CORPS.

OBSERVATION PREMIÈRE.

UNE femme en couche, qui éprouva une suppression des lochies, fut bientôt tourmentée d'une toux cruelle, laquelle fut suivie d'une douleur de poitrine avec oppression. La fièvre survint, et la malade devint hectique.

A l'ouverture du corps, on trouva les poumons atteints de putréfaction et adhérens aux côtes; on remarqua un sac plein de pus sous les clavicules. (Cattier. Lieutaud, hist. anat. t. I, p. 522, n° 339.)

OBSERVATION II.

Madame *de Baschy* étoit accouchée assez heureusement : il n'y eut point d'accident notable après ses couches ; elle parut se rétablir ; cependant ses règles ne revinrent pas, sa respiration étoit laborieuse : il y eut des crachemens de sang, les remèdes ne les arrêtent point ; ils reviennent fréquemment, la toux est continue, la fièvre s'allume et redouble tous les soirs ; la diarrhée, les sueurs colliquatives et le dévoiement terminèrent cette maladie.

L'ouverture du corps fut faite par M. *Try*, maître en chirurgie de Paris ; j'y assistai avec M. *Bordeu*. Nous trouvâmes les poumons adhérens, en divers endroits, à la plèvre, soit sous les côtes, soit sur le diaphragme. Il y avoit divers tubercules dans les poumons, et des foyers purulens dans l'intérieur de leur substance.

Les viscères du bas-ventre étoient en bon état, à l'exception de la matrice, qui étoit rappetissée et un peu durcie, très-dure, compacte, et un peu racornie.

OBSERVATION III.

Madame *de Sully* avoit joui d'une assez bonne santé jusqu'à son mariage. Quelque tems après, elle maigrit ; ses règles se dérangèrent ; elle eut de la difficulté de respirer, et sur-tout beaucoup d'oppression lorsqu'elle montoit un escalier. Elle devint grosse : ces accidens parurent plus supportables au commencement de la grossesse, mais ils redoublèrent les derniers mois. Malgré cela la malade n'eut pas une couche trop fâcheuse ; cependant elle eut bientôt de la fièvre, et elle s'alluma de plus en plus ; les lochies furent peu abondantes, les seins se gonflèrent peu ; la toux, légère à la vérité, qu'elle éprouvait depuis long-tems, redoubla, et devint continue. La malade rendit par l'expectoration des filets de sang ; la langue devint limoneuse ; il y eut peu de sueurs, et la peau fut très-brûlante dès les premiers jours. MM. Vernage et Bordeu, ses médecins, employent les remèdes qu'ils croyent le mieux indiqués, entre autres, après un grand usage de délayans, les purgatifs, les bains et les vésicatoires aux jambes : mais les symptômes ne diminuent point. La poitrine paroît de plus en plus s'embarrasser ; la toux est violente, continue, l'oppression extrême ; les mains et les pieds se tuméfient. Comme les sueurs surviennent abondamment, les uns espèrent que le lait se dissipera par cette voie, et d'autres les regardent comme colliquatives et comme un indice de l'affection des poumons. Le ventre s'ouvre, et bientôt il y a du dévoiement; on croit reconnoître du lait dans les selles; cependant la malade meurt le dix-septième jour de sa couche.

L'ouverture du corps fut faite le 15 octobre 1772, et voici ce qu'elle offrit :

1°. A la tête, la dure-mère, le cerveau et les ventricules dans l'état le plus naturel.

2°. Au bas-ventre, toutes les entrailles météorisées, fort boursoufflées, et nageant dans une grande quantité de liqueur aqueuse et trouble; il y avoit beaucoup de flocons laiteux, comme de morceaux de lait caillé; le corps de la matrice en étoit entouré : d'ailleurs cette partie étoit, pour le volume et la couleur, entièrement dans l'état naturel, soit dans l'intérieur jusqu'au vagin, soit dans l'extérieur, les reins, le mésentère et les autres parties dans l'état naturel.

3°. A la poitrine, le poumon gauche adhérent, dans plusieurs points, à la plèvre et au médiastin; le poumon droit libre, point de tubercules dans leur substance, un épanchement considérable de sérosité laiteuse dans ces cavités; le cœur et les autres parties dans l'état naturel.

Signés, Vernage, Bordeu, Dufouart.

L'histoire de la maladie et le procès-verbal de l'ouverture du corps que je viens de rapporter, me furent communiqués dans le tems, par M. Vernage (103), alors le médecin praticien de Paris le plus employé, et auquel je dois tant de reconnoissance pour les bons offices qu'il m'a rendus à mon début dans la pratique de la médecine.

Cette observation ne prouve-t-elle pas que dans les femmes en couche dont la poitrine est déjà affectée, le lait s'y porte facilement, et termine par y déterminer l'épanchement?

Observation IV.

En 1783 la fille d'un marchand frippier des pilliers de la halle, mourut environ deux mois après une couche qui avoit paru fort heureuse, d'une phthisie confirmée. Elle avoit été depuis long-tems avant sa grossesse, menacée de cette maladie, crachant fréquemment du sang, et étant presque toujours tourmentée d'une toux sèche.

A l'ouverture du corps, on trouva diverses glandes au col très-apparentes; celles du mé-

---

(103) Voyez le juste et bel éloge funèbre qu'en a publié M. Maloet, savant médecin de Paris, son ami et son disciple.

sentère étoient aussi très-gonflées. Le poumon étoit plein de concrétions lymphatiques, stéatomateuses; la substance de ce viscère étoit en quelques endroits dure comme du cuir, et il y avoit dans le lobe supérieur gauche, un foyer plein d'une humeur filandreuse, blanchâtre, mêlée d'un pus grisâtre; la malade n'avoit eu aucun crachement qui eût pu paroître purulent. La matrice étoit presque aussi petite que celle d'une femme qui n'a pas fait d'enfant, ou du moins qui est accouchée depuis long-tems; elle étoit un peu plus compacte qu'à l'ordinaire.

OBSERVATION V.

Mademoiselle Langlois, célèbre danseuse de l'opéra, d'un tempéramment fort et vigoureux, âgée de 18 à 20 ans, assez mal réglée, cracha du sang après s'être livrée à l'exercice violent de la danse. Je lui conseillai de se faire saigner du pied. Le crachement de sang et les autres accidens cessèrent; elle devint grosse. Elle continua cependant de paroître sur le théâtre de l'opéra. La toux survint. Il y eut de l'oppression. Je voulus la faire fréquemment saigner pendant la grossesse : mes conseils ne furent pas suivis. Cependant mademoiselle Langlois accoucha heureusement ; mais la toux et le crachement de sang et de pus survinrent, et elle périt d'une phthisie décidée, en 1771.

On a mille exemples qui prouvent que l'omission des saignées en pareil cas a été suivie de la phthisie pulmonaire.

TRAITEMENS HEUREUX.

OBSERVATION (A).

Madame Dubertrand, jeune et belle marchande de la rue Saint-Denis, accoucha en 1781 d'un garçon, et très-heureusement. Ses lochies cependant eurent un cours irrégulier, et elles furent peu abondantes. Les seins se gonflèrent et s'affaisèrent plusieurs fois subitement ; cependant elle parut se rétablir ; elle fut purgée deux fois vers le vingt-un ou le vingt-cinquième jour de la couche : deux mois après, elle éprouva une légère toux qu'elle négligea. Elle eut un crachement de sang, de la difficulté de respirer, et telle, qu'elle étoit obligée de laisser les fenêtres ouvertes dans le mois de mars ; il lui falloit plusieurs oreillers pour lui tenir

le

le tronc et la tête relevés, ses crachats étoient abondans, très-glutineux, avec quelques points grisâtres qui paroissoient purulens ; le pouls étoit très-plein et très-fréquent, avec de légères intermittences ; les jambes étoient un peu enflées, le visage bouffi et les urines épaisses et peu abondantes ; la malade étoit parvenue au cinquième mois après la grossesse, sans retour de règles.

Je commençai par lui faire mettre des sangsues à la vulve et à l'anus, opération qui fut répétée dans huit jours. Il s'établit un suintement, et bientôt un écoulement lymphatique par les voies génitales ; les urines furent un peu plus abondantes. La malade fit usage d'une tisanne appéritive, avec les racines de persil, de garence, d'éclaire, des feuilles de scolopendre, de bourrache, de verveine ; les urines augmentèrent, la toux ne fut pas plus vive. La malade joignit à l'usage de la tisanne appéritive, une boisson légèrement diaphorétique. Elle prit l'apozème de Weiss purgatif, un peu adouci : les excrétions par les selles la soulagèrent. L'enflure des jambes, la bouffissure du visage disparurent, et il n'y eut plus de crachement de sang, la respiration fut plus facile ; cependant lorsqu'on se flattoit d'un

heureux rétablissement, les accidens redoublèrent. Je fis remettre les sang-sues aux
parties génitales : la saignée fut abondante,
les régles parurent, elles revinrent le mois
suivant, et très-abondamment; elles conti-
nuérent réguliérement tous les mois, et la
malade termina par guérir, après avoir fait
un long usage des sucs des plantes chicoracées, de purgatifs assez souvent réitérés, des
eaux de Bonnes, et enfin du lait d'ânese.

O B S E R V A T I O N (B).

Madame Goussu, âgée d'environ trente ans,
d'une constitution délicate, accoucha heureusement le 14 juillet 1770, et parut se
rétablir parfaitement ; cependant le retour
des régles n'avoit pas encore eu lieu le cin-
quiéme mois de sa couche. Une toux fréquente est survenue, sa voix s'est considérablement affoiblie, le visage s'est bouffi ; il y
a eu quelques filéts de sang dans les crachats;
la respiration est devenue très-laborieuse; divers remédes ont été faits sans succès : l'application seule des sang-sues à l'anus, a fait
cesser tous les accidens ; on les a remises deux
ou trois fois à diverses époques. La malade

a fait usage de quelques boissons légèrement
emmenagogues, mais sans succès. Les règles
ont été long-tems supprimées; on y a suppléé
detems en tems par les sang-sues. Elle jouit
aujourd'hui de la meilleure santé (104).

Que de faits de ce genre ne pourrions-
nous pas rapporter? mais ne seroient-ils pas
superflus? Les médecins praticiens n'en ont-
ils pas tous les jours sous les yeux (105)? Nous
n'avons cité ceux-ci que pour donner par des
exemples, même souvent communs, un tableau des diverses espèces de phthisies, qu'elles
aient bien ou mal terminé.

REMARQUES.

Combien de jeunes personnes débiles, et
dont la poitrine n'étoit point encore bien développée, sont devenues phthisiques à leur
première grossesse : c'est sur-tout fréquent

---

(104) Nous avons confié cette malade, ainsi que plusieurs autres dont il est question dans cet ouvrage, aux
soins de M. Pierre Portal, docteur en médecine, mon
parent et mon prosecteur d'anatomie.

(105) Voyez sur-tout le traité de la phthisie pulmonaire, par M. Raulin.

dans celles qu'on marie trop jeunes , avant leur entier développement , et malheureusement cela n'est que trop commun ; souvent alors la phthisie se manifeste par ses premiers symptômes , et elle termine par être mortelle plus ou moins de tems après la couche ; rarement portent-elles leur enfant jusqu'au neuvième mois : ordinairement elles accouchent au septième , et fréquemment elles font de fausses couches.

J'ai vu à Paris , avec M. Baudelocque , une dame portugaise , madame de Menezès , dont la poitrine étoit très-resserrée , qui crachoit du sang très-facilement , et qui avoit perdu une sœur phthisique. Elle avoit déjà fait trois ou quatre fausses couches ; elle devint grosse ; je fus consulté ; mon avis fut qu'indépendamment du repos le plus sévère , il falloit recourir à la saignée (c'étoit vers le troisième mois de la grossesse) , et qu'il faudroit réitérer la saignée plusieurs fois pendant le cours de cette grossesse. Madame de Menezès , malgré son air de foiblesse et de délicatesse ; fut saignée quatre fois à divers intervalles , elle observa un grand repos pendant tout le tems de sa grossesse. Elle

accoucha heureusement , et elle termina ,
après la couche , par se porter infiniment
mieux qu'elle n'avoit fait jusqu'alors. Elle est depuis accouchée une autre fois avec les mêmes
précautions.

Cette méthode de traiter les jeunes femmes
grosses , fluettes et d'une constitution la plus
foible , sur-tout avec une disposition apparente à la phthisie , m'a réussi plusieurs fois.
Cependant nous pourrions citer plusieurs exemples de ce genre plus ou moins heureux , que
notre pratique nous a fournis , ou que nous
avons recueilli dans celle de nos confrères.
Ils prouveroient : 1°. que de jeunes personnes
sont devenues phthisiques à leur première
grossesse , et qu'elles ont péri peu de tems
après leur couche (106) ; 2°. que d'autres femmes grosses ou en couche , moyennant des
saignées pratiquées suivant leur état pléthorique , soutenues d'un régime humectant et
adoucissant , ont été préservées de la phthisie ;
3°. que certaines se sont ensuite mieux portées , après avoir allaité leur enfant. Mais en

---

(106) Voyez les observations ci - dessus , I , II , III ,
IV , etc.

ce genre , les conseils sont fort difficiles ; car certaines femmes nourrissent avec un égal succès , et pour elles et pour leurs enfans , et d'autres ne pouvant pas y suffire , se sont exténuées, et sont mortes plutôt de la phthisie pulmonaire.

Dans l'incertitude du résultat , et consultant l'avantage de la mère , sans nuire à l'enfant, il m'est arrivé plusieurs fois de consentir que de jeunes mères nourrissent , non leur débile enfant , mais celui d'une nourrice mercenaire , plus âgé et plus fort. Celui-ci pouvoit , sans inconvénient , tetter la jeune accouchée quelques semaines ; et lorsqu'elle étoit entièrement délivrée de son lait , si je la voyois dépérir le moindre peu , je lui faisois suspendre sa nourriture.

Cependant la grossesse produit souvent un résultat bien différent. Combien de personnes menacées de la phthisie pulmonaire, crachant du sang fréquemment , respirant avec peine, n'a-t-on pas vues se rétablir à proportion que la grossesse avançoit , ou après une heureuse couche.

Cette différence me paroît provenir de ce que les premières ont été mariées avant que leur matrice fût suffisamment développée ; car cet organe ne parvient pas également vite dans toutes les filles, même dans celles qui paroissent bien conformées, et dans l'état de puberté, au même degré de développement. Alors les vaisseaux de cet organe ne pouvant contenir assez de sang, il reflue dans ceux du poumon ; et si la capacité de la poitrine n'est pas suffisamment ample, si le poumon, et autres viscères qu'elle renferme, n'a pas une certaine force qu'on ne peut trop définir, la personne devient phthisique, sur-tout si on néglige de recourir aux saignées (107), pour suppléer, en quelque manière, au flux menstruel.

Au contraire, si dans les jeunes personnes, dont la poitrine est trop chargée de sang, la matrice vient à se développer convenablement par la grosesse, elle s'en dégage à proportion, la respiration devient plus libre, et les dispositions à la phthisie disparoissent.

Le développement de la matrice, dans les jeunes personnes, m'a paru mériter, des anatomistes, la plus grande attention. On sait

______

(107) Voyez l'observation III et l'obs. IV.

bien que les organes de la génération ne se développent qu'au tems de la puberté ; mais cet âge est bien variable. Les ouvertures des corps m'ont souvent appris que la matrice étoit quelquefois rouge et bien formée avant l'âge de douze ans, et que d'autre fois elle ne l'étoit pas après vingt ans ; et ce qu'il y a de plus intéressant à remarquer, c'est que dans de telles jeunes personnes, la partie extérieure du bassin, et même la charpente osseuse de la poitrine, paroissoient dans leur développement parfait ; or, alors il n'est pas étonnant qu'une grossesse prématurée, au développement de la matrice, donne lieu à la phthisie pulmonaire, ainsi qu'il a été dit.

On peut concevoir que si, après des couches, la matrice reste racornie, flétrie, souvent par une cause inconnue, au point que le sang menstruel n'en puisse plus pénétrer les vaisseaux, que les règles soient supprimées, lors même qu'il y a une grande pléthore ; il faut qu'alors ce sang se ramasse dans le lieu où il trouve le moins de résistance, ce qui arrive souvent dans la rate (108), comme

____

(108) Baillou a remarqué que chez les personnes qui éprouvent une suppression du flux hémorroïdal, on dé-

on le prouvera ailleurs, ou enfin dans les poumons, ce qui devient la cause d'une phthisie incurable. Voyez, à ce sujet, les observations que nous avons rapportées précédamment (109).

Elles tendent à prouver (110) qu'on a prévenu la phthisie par des saignées faites périodiquement, pour suppléer aux règles. On eût pu rapporter un plus grand nombre d'observations de ce genre, s'il eût été nécessaire; car il n'est rien de plus facile que de les receuillir, cette sorte d'accidens étant malheureusement trop communs.

Il ne faut pas confondre cette espèce de phthisie, provenant seulement du défaut des règles après une couche, avec celle qui vient d'un dépôt laiteux dans les poumons. Dans

---

couvre souvent, par le tact, un gonflement de la rate, et qu'on l'observe encore bien plus fréquemment chez les jeunes filles qui sont sur le point d'être réglées. Ce célèbre médecin explique même par-là pourquoi elles sont quelquefois très-pâles, au lieu d'être jaunes, comme celles qui ont le foie engorgé. Consil. med. t. II.

(109) Obs. II.

(110) Obs. C.

la première , la matrice , seule malade , peut
donner lieu au défaut d'excrétion menstruelle ;
dans la seconde, la matrice peut être très-
saine , et même les règles peuvent avoir lieu ;
mais le lait n'ayant pas été suffisamment éva-
cué par les voies utérines , par les seins ,
par la transpiration, par les urines et même
par les selles , peut-être si abondant encore
dans les vaisseaux sanguins ou dans le tissu
cellulaire , qu'il termine par se déposer dans
le poumon seulement , ou dans d'autres parties à la fois , et la personne peut périr phthisique , plus fréquemment encore de l'hydropisie de poitrine ; malheureusement les exemples n'en sont que trop communs (111).

Ces accidens peuvent sans doute arriver
aux personnes les mieux conformées, mais
ils sont bien plus fréquens dans celles qui ont
déjà quelque disposition à la maladie de poitrine (Voyez l'observ. V). Or, on comprend que
dans ces cas différens, quoique tous deux suites
de couches, il y a des différences réelles dans
le traitement. Il faut sans doute, en tâchant
de prévenir la suppuration de la poitrine par

----

(111) Obs. III.

les saignées, sur-tout par celles qu'on opère
moyennant les sang - sues à la vulve, par les
boissons émollientes et légèrement appéritives,
par les vésicatoires quelquefois, ne point perdre de vue que, dans le cas de dépôts laiteux,
les purgatifs sont plus nécessaires que dans
aucun autre.

Nous avons vu, à Paris, M. Weiss, médecin allemand, purger de pareils malades avec
son apozéme anti-laiteux, lorsque des médecins habiles parloient de les saigner (112); et
à notre grande surprise, M. Weis a eu des
succès décidés. Nous l'avons quelquefois imité
dans notre pratique avec un avantage manifeste; mais sans doute qu'il ne faut purger, malgré cela, que lorsqu'il n'y a pas trop
de chaleur et trop d'érétisme, mais peut - être,
avec un peu moins de précautions, que dans

---

(112) Madame de Choiseul-Gouffier, actuellement ambassadrice à la Porte, eut, après une couche, une douleur violente et un gonflement dans la région épigastrique.
M. Bouvart et autres médecins célèbres, vouloient faire
saigner la malade, et plusieurs fois. Celle-ci, d'après le
conseil de ses amis, appella M. Weiss, qui, non-seulement blâma les saignées et le traitement émollient,
mais qui prescrivit son apozéme, purgea la malade à
diverses reprises, et la guérit.

beaucoup d'autres circonstances; il n'y a que l'expérience qui puisse autoriser un pareil précepte, et nous la croyons constatée. Nous prescrivons à la malade, alors, des apozèmes altérans, avec les racines appéritives, les feuilles émollientes, les fleurs légèrement diaphorétiques, ajoutées à la fin de l'ébullition, avec addition d'un sel purgatif, comme un gros de sel d'Epson, pour deux verres d'apozème, qu'on rend purgatif tous les quatre à cinq jours, avec un gros de plus de ce même sel, un ou deux gros de follicules de séné, seulement infusés, et deux onces de manne ou deux onces de sirop de roses pâles. Souvent, à proportion que les urines deviennent laiteuses ou que les selles sont abondantes et aussi laiteuses, la poitrine devient plus libre et la toux diminue. On a quelquefois opéré, par ce procédé, des cures étonnantes de maladies de poitrine ; méthode bien éloignée, sans doute, de celle qui se borne aux incrassans, aux humectans, et qu'on redouble à proportion que la toux devient plus violente ; aussi voit-on les symptômes de la maladie augmenter à proportion qu'on augmente sa cause ; l'empâtement des poumons.

ARTICLE XIV.

Quelques observations sur la phthisie qui succède à des contusions et à des blessures de la poitrine.

OUVERTURES DES CORPS.

OBSERVATION PREMIÈRE.

UN maçon, agé d'environ trente ans, qui travailloit au bâtiment du collège royal en 1774, fit une chûte d'une hauteur assez considérable. Sa poitrine fut contuse. Il vint me consulter le surlendemain de son accident, après avoir craché beaucoup de sang; il avoit encore beaucoup de difficulté de respirer, de la toux, et ses crachats étoient quelquefois sanguinolens. Je lui conseillai de se faire saigner deux ou trois fois, et de suivre un régime et un traitement raffraîchissant. Je l'adressai, à cet effet, à M. Martin, mon prévôt; mais il ne s'y rendit point. Cet homme négligea d'abord le soin de sa santé; sa toux diminua, et il respira avec moins de difficulté. On lui conseilla de se purger, ce qu'il fit deux ou trois fois. Un mois après sa chûte, il éprouva une aug-

mentation de toux, la respiration devint gênée, le crachement de sang eut lieu, la fièvre
s'alluma et la phthisie en fut la suite.

A l'ouverture du corps, qui fut faite par
M. Martin, il trouva le poumon droit très-adhérent à la plèvre, mais sain ; le poumon gauche étoit aussi adhérent à la même membrane ;
il étoit très-endurci et comme schirreux en
deux ou trois endroits de sa substance, il y
avoit aussi plusieurs foyers purulens dans son
tissu et beaucoup d'eau épanchée dans la cavité gauche de la poitrine.

Observation II.

Un jeune homme tomba dans la phthisie
à la suite d'une plaie pénétrante à la poitrine, et en périt. On trouva tout le lobe du poumon droit tellement détruit, qu'il n'en restoit
pas le moindre vestige, et qu'on eût dit qu'il
n'y en eût jamais eu de ce côté là. (Diemer-
broeck). (Voyez aussi Haller. *Disput. ad mob.
historiam, tom. II, pag.* 399, *dissertat. de
Schacher*).

Observation III.

Un jeune homme de vingt-trois ans mourut
au bout de deux jours d'un coup d'épée à la
poitrine, qui avoit ouvert de gros vaisseaux.

Il n'avoit jamais éprouvé ni difficulté de respirer, ni toux considérable. Voici ce qu'on trouva à l'ouverture du corps.

Le poumon droit étoit adhérent au thorax par une infinité de fibres solides et longues ; le poumon gauche étoit entiérement libre. On trouva dans le poumon droit un schirre de la grosseur d'une noisette, adhérent d'un côté à la surface du poumon, qui étoit rongée en cet endroit. Ce poumon avoit presque la consistance et la solidité des reins, et contenoit, dans sa partie moyenne, une mucosité tenace, avec quelques petits grains tophacés. Ce jeune homme, au rapport de ses parens, ne s'étoit jamais plaint de difficulté de respirer, et on ne lui avoit jamais remarqué de toux considérable.

Alb. Haller. disput. ad morb. hist., tom. *II*, pag. 382, *Sthal*, *dissert.*

On pourroit rapporter d'autres observations qui prouveroient, comme les précédentes, que la phthisie est souvent la suite des chûtes et des plaies à la poitrine. Sans doute que dans l'un et dans l'autre cas, le sang s'extravase dans le tissu du poumon, soit par la dilatation forcée de leurs extrémités capillaires ou de leurs anastomoses, soit par leur rupture, il en résulte un engorgement inflammatoire dans le poumon, d'autant plus que s'il se fait quelque espèce d'absorbtion du sang épanché, il s'en épanche d'autre par la mauvaise disposition des vaisseaux. La suppuration survient dans le poumon, le malade périt de la phthisie, laquelle parcourt ses divers périodes plus ou moins vite, selon la nature de la plaie, de la contusion et selon la disposition du sujet.

On sait qu'en pareil cas, les saignées copieuses sont les meilleurs remèdes (113); il faut y recourir promptement et les réitérer, suivant l'intensité de la toux, de la difficulté de respirer, et selon l'embarras et la plénitude du pouls.

En même-tems qu'on pratique les saignées, on fait prendre au malade des boissons adoucissantes, rafraîchissantes et très légèrement discussives. On termine par lui prescrire, s'il n'y a ni crachement de sang, ni fièvre, l'usage des sucs édulcorés des plantes nitreuses, de bourrache, de buglosse, de chicorée, ect., et enfin, les eaux de Baréges ou autres de ce genre. C'est le traitement le mieux éprouvé en pareil cas.

---

(113) Voyez dans tous les ouvrages de chirurgie, comme il faut se conduire dans le traitement des plaies à la poitrine, et quelles sont les suites de l'omission des saignées en pareil cas.

Fin de la première partie.

SECONDE

SECONDE PARTIE.

OBSERVATIONS GÉNÉRALES

SUR LA PHTHISIE PULMONAIRE.

Nous avons parlé des diverses phthisies pulmonaires, qu'il seroit dangereux de confondre, soit pour le pronostic, soit pour le traitement. Nous allons maintenant les considérer d'une manière générale, afin que, par un court rapprochement, on puisse encore les mieux connoître ; et d'abord nous traiterons de leurs symptômes : nous verrons ensuite si toutes les phthisies ont une même marche ; si elles sont aussi dangereuses à tous les âges ; nous ferons quelques observations sur le sang des phthisiques ; nous considérerons après les désordres que cette affreuse maladie occasionne le plus fréquemment, et nous rapprocherons les observations que nous avons séparément faites en traitant des diverses espèces

C c

de phthisies , afin qu'après les avoir vues en détail, on en puisse prendre une plus parfaite connoissance , étant réunies sous le même tableau.

Nous ferons aussi quelques observations générales sur divers remèdes recommandés, ou qui sont employés contre la phthisie, et dont la plupart sont indistinctement prescrits dans toutes les espèces, tant lorsqu'elles commencent, que lorsqu'elles finissent ; car il faut avouer, que dans cette partie de la médecine, on n'a point encore porté l'ordre et la méthode dont elle est susceptible.

ARTICLE PREMIER.

*Des symptômes de la phthisie en général , et
de ceux qui peuvent faire reconnoître ses
espèces.*

LES différences de la phthisie pulmonaire,
si bien prouvées par les observations nombreuses, rapportées précédemment , sont infiniment plus marquées au commencement de
la maladie, lorsqu'elle est curable, qu'elles ne
le sont lorsque la phthisie a fait des progrès,
et qu'elle est ordinairement incurable ; sans
doute qu'à proportion que les altérations du
poumon augmentent, ses fonctions étant plus
lésées , les accidens qui en résultent, sont
mieux exprimés, et lors même que les indices
des premières causes , qui ont affecté le poumon, disparoissent. En effet, si les phthisies
présentent , relativement à leurs causes , au
commencement, des différences notables, faciles à distinguer , et essentielles à bien connoître pour pouvoir prescrire le traitement
approprié , elles terminent par se ressembler si
fort dans les derniers tems , qu'on ne pourroit

point connoître leurs diverses espèces, si on n'étoit instruit de ce qui a précédé ; et comme les remèdes doivent être prescrits d'après les symptômes, il en résulte que le traitement de toutes les phthisies, au dernier degré, doit être à peu-près le même ; l'altération du poumon est alors si forte, qu'il n'est plus permis, pour diminuer la férocité des symptômes, que de conseiller des palliatifs et des adoucissans.

On voit par là combien il importe de bien connoître la phthisie pulmonaire, lorsqu'elle s'annonce par ses premiers symptômes, puisque ce n'est qu'alors qu'on peut la traiter avec succès ; mais malheureusement, dans ce premier état, la maladie se présente souvent par des signes si équivoques, qu'il n'est que trop commun de les méconnoître ; et bien loin que le malade aide alors le médecin à établir un juste diagnostic, toujours porté à se faire illusion sur une maladie qu'il redoute, il cache plutôt qu'il ne découvre tout ce qui pourroit concourir à faire connoître son véritable état. Cette observation n'est peut-être pas générale, mais elle bien commune.

Les médecins méthodistes prétendent que le caractère de la phthisie pulmonaire consiste en une émaciation du corps, avec la fièvre lente, accompagnée ordinairement de la toux, de la difficulté de respirer, et, pour l'ordinaire, du crachement de pus (1). Mais cette définition ne convient qu'à la phthisie confirmée, c'est-à-dire, à-peu-près incurable, et ne concerne nullement la phthisie commençante, qu'il est d'autant plus essentiel de connoître, qu'on peut la guérir.

Aussi les médecins ont-ils cru, pour la faire mieux connoître, devoir donner une exposition des symptômes de la maladie, plutôt qu'une simple définition ; ils l'ont considérée sous trois états différens. Le premier état ou commencement est indiqué par le crachement de sang, la toux sèche, des bâillemens fréquens, les crachats gluans, par la maigreur, la fièvre lente, la chaleur et la sécheresse à la peau en général, mais sur-tout à la paume des mains et à la plante des pieds, par la rougeur des joues et même des lèvres, qui est ordinairement alors très-augmentée.

Dans cet état, les urines sont presque tou-

____

(1) Sauvages, nosol. metho. classis X, ordo primus, species II.

jours claires et abondantes, le sommeil est interrompu, la voix est rauque, quelquefois presque éteinte; il y a de la chaleur à la gorge; l'appétit reste, il est même quelquefois alors plus grand qu'il n'est naturellement.

Dans le second état de la maladie, les symptômes énoncés sont augmentés; s'ils paroissent quelquefois s'adoucir, c'est pour recommencer avec plus de force; les crachats deviennent plus visqueux, copieux, sanguins; la toux est plus opiniâtre, la difficulté de respirer plus grande, les urines moins abondantes, et d'une couleur plus foncée; le malade éprouve du dégoût pour les alimens qu'il aimoit le mieux : il survient aussi quelquefois des vomissemens.

Dans le troisième état, la fièvre est plus vive, la maigreur va en augmentant, les crachats deviennent mauvais de plus en plus, la difficulté de respirer est extrême; le malade éprouve de grandes sueurs, et sur-tout pendant la nuit; elles sont visqueuses, fétides : le dévoiement se joint à ces symptomes; les urines sont rares, très-rouges; les pieds, les chevilles ou malléoles, les mains, le visage s'enflent, et souvent il y a de l'enflure sur l'un des côtés de la poitrine : le foie fait quelquefois une grande saillie. Les malades ont peine à respirer, lorsqu'ils sont couchés horizontalement ; leurs cheveux tombent, les ongles s'allongent, deviennent crochus, prennent une couleur bleuâtre ; il y en a qui crachent des matières concrètes qui ressemblent à de parcelles de poumon ou à des concrétions membraneuses, polypeuses, pierreuses ; enfin, ils meurent au moment où ils s'y attendent le moins, et souvent lorsque les médecins eux-mêmes n'auroient pas cru pouvoir le craindre.

Tel est le tableau le plus connu et en même-tems le plus généralement exact que les médecins donnent des symptômes de la phthysie pulmonaire (1).

Mais c'est par l'ensemble, ou du moins par la réunion de plusieurs symptômes énoncés, qu'on peut avoir le diagnostic le moins incertain de la phthisie pulmonaire ; car il en est peu (s'il y en a) qui puissent la caractériser suffisamment, pour la faire connoître d'une

---

(1) **Voyez** { Observationes Lommii ;
Les commentaires de Van-Swiéten ;
Lieutaud, sinopsis medic. pract.
Et sur-tout la nosologie de Sauvages.

manière certaine, (1) encore souvent, par la réunion même de ces symptômes, n'est-elle pas suffisamment prononcée ; c'est ce qui nous détermine d'en soumettre quelques-uns à un examen un peu critique.

Maigreur. A commencer par celui qui frappe ordinairement le plus, la maigreur, elle n'a pas également lieu dans toutes les espèces de phthisies, quoique bien confirmées ; mais, en général, la phthisie pulmonaire est d'autant moins curable que le sujet est maigre. Cette maigreur est toujours moins considérable dans les phthisies qui passent rapidement du premier dégré aux autres ; et ce qu'il y a de remarquable, c'est que toujours toutes les parties du corps ne perdent pas également et à-la-fois leur graisse ; je ne dis pas seulement en apparence, mais même réellement. Les ouvertures des corps nous ont souvent fait voir de grandes concrétions de graisse autour du cœur des phthisiques, dans le médiastin, dans les in-

---

(1) Un signe, dit Thomas Reid, unique et détaché, me paroît emporter trop d'incertitude pour imprimer un caractère vraiment distinct. Essai sur la nature et sur le traitement de la phthisie, Trad. françoise, par MM. Dumas et Petit d'Arson, p. 7.

terstices des muscles des extrémités, quoique les autres parties du corps fussent réduites au dernier point de maigreur; tandis qu'en d'autres sujets, ces parties en étoient dépourvues (1), lorsque l'épiploon ou le médiastin en étoient surchargés. Peut-être qu'il est des circonstances qui me sont inconnues, qui font que cette congestion graisseuse se conserve, tandis que les autres parties du corps maigrissent.

On comprend d'ailleurs que les phthisiques doivent être d'autant plus ou moins dépourvus de graisse à leur mort, qu'ils ont été plus longtems et plus violemment affectés de la maladie qui les a fait maigrir, et que ceux qui sont morts des accidens fréquens dans cette maladie (2), seront moins consommés que ceux qui n'ont péri que de la phthisie elle-même, de la consomption.

Dans plusieurs maladies, c'est la fièvre seule qui occasionne la maigreur, elle la précède

---

(1) Hist. anat. med. de Lieutaud. *Concretiones adiposæ in variis phthisicorum corporibus et cor adipe obrutum.* Pars II, obs. 466.

(2) Voyez plus bas, article de la durée de la phthisie pulmonaire.

ordinairement dans la phthisie pulmonaire ; mais lorsqu'elle survient, alors elle augmente considérablement et en peu de tems. On ne peut concevoir quelquefois combien elle est rapide ; alors la peau se ride, devient dure, rude au tact ; elle est d'une chaleur âcre, souvent jaunâtre. Il est inutile de dire que, dans beaucoup de phthisiques, la maigreur ne paroît pas ce qu'elle est par l'infiltration qui remplit le tissu cellulaire au défaut de graisse.

La toux. Nous devons faire quelques remarques sur la toux. On sait qu'elle peut être continue dans des sujets qui ne sont pas atteints de phthisie ; mais on ne sait pas assez que cette maladie peut exister sans apparence de toux ; les poumons ont été détruits par la suppuration, dans des phthisiques qui n'en ont jamais ressenti les moindres atteintes (1), mais ils ne sont pas communs. Ordinairement la toux a lieu dans la phthisie pulmonaire, et presque toujours c'est un des premiers symptômes qui paroît lorsque la fièvre survient ;

---

(1) Voyez Lieutaud, hist. anat. med. lib. II, sect. I, obs. 584. — Morgagni de sedibus et causis morborum epist. XIX.

elle augmente pendant le frisson et à l'entrée de la nuit ; elle diminue dans la matinée, lorsque les sueurs surviennent, et alors l'expectoration est plus facile.

Dans les affections catarrhales, la toux est infiniment plus opiniâtre et plus continue que dans les autres espèces de phthisie ; elle est même quelquefois alors de la plus grande violence, et avec la fièvre la plus forte, sans pour cela que les poumons soient affectés d'une manière incurable : bien plus, la toux est quelquefois, pendant les redoublemens des fièvres catarrhales, si vive, si atroce, que plusieurs personnes réputées phthisiques incurables, ont été parfaitement gueries, quoiqu'elles eussent rendu, par l'expectoration, des matières gluantes qui avoient l'aspect du pus (1).

Il faut bien prendre garde à l'espèce de toux qui domine, car elle pourroit même exister sans aucune lésion du poumon. On connoît les belles observations du célèbre *de Haen*, sur

----

(1) Voyez l'article de la phthisie catarrhale, page 289.

la toux, par des vices du bas-ventre (1), et dont plusieurs ont été constatées par les nôtres, par des vers dans le canal intestinal (2), par des affections du foie (3), par un calcul biliaire (4), par une affection de l'estomac (5), des intestins, du mésentère (6), des reins, de la vessie, dont les médecins, et sur-tout les anatomistes modernes, ont rapporté tant d'exemples. « Je n'ai jamais observé, dit le » célèbre *de Haen*, une toux plus âcre, plus » opiniâtre, plus rebelle à tout remède, que » celle qu'éprouvoit une jeune fille, et qui » n'en fut guérie que par la sortie d'un corps » oblong et calleux hors de la matrice » (7).

Willis avoit autrefois parlé de ces sortes de toux sympatiques, et d'autres encore dont les observations ont constaté la réalité, telles

---

(1) Ratio medendi, t. III, p. 375.

(2) Andry, de la génération des vers.

(3) Voyez notre mémoire à l'académie des sciences, sur les maladies du foie, qu'on peut confondre avec celles du poumon. 1777.

(4) Lieutaud, hist. anat. med. Pars II, p. 899.

(5) Morgagni, épist. XIX, art 57.

(6) Lieutaud, hist. anat. med. Pars. I, obs. 1578.

(7) Rat. med. t. III, p. 375.

que de la toux par des vices du cerveau (1),
des sinus frontaux (2). *Sauvages* (3) a parlé
de la toux occasionnée par l'irritation du conduit audif externe , ainsi que *Morgagni* , de
celle qui a été produite par l'affection du pharinx , du larinx , de la trachée artère : enfin ,
personne n'ignore que la toux précède quelques
éruptions , sur-tout celle de la rougeole ; qu'elle
est souvent occasionnée par le refroidissement
du corps , en général , et même de quelque
partie séparément , des bras sur-tout ; qu'elle
est aussi occasionnée fréquemment par le reflux des humeurs âcres de la peau sur le poumon (4) ; enfin , qu'elle peut être produite
par toute espèce d'irritation qui peut se faire
ressentir aux nerfs du poumon (5) , sur-tout
à ceux de la membrane interne de la trachée
artère et des bronches : aussi la moindre cause
morbifique , quand elle a son siége dans ces

---

(1) Voyez les belles observations de M. Morgagni ,
sur ce sujet. Ibid. art. 54.

(2) Lieutaud, Hist. anat. p. 292.

(3) Nosol. meth. classis VII.

(4) Sauvages , ibid. Tussis à scabie repulsa , t. I, p.
654 , classis V.

(5) Voyez , pour ces sortes de sympathies , principalement les ouvrages de Witt, etc.

lieux, produit-elle la toux la plus vive; et si jamais cette toux n'a pas eu lieu dans des maladies du poumon, avec destruction de sa substance, c'est certainement lorsque les altérations étoient éloignées des voies aériennes, et sur-tout de la membrane interne des bronches, qui est si sensible; mais celles-ci peuvent être affectées par communication, le siége de la maladie étant éloigné; la toux peut être encore l'effet du reflux du sang dans le poumon; il devient alors le stimulus des nerfs, comme cela a lieu souvent dans certains tems de la fièvre, et dans quelques femmes grosses, ou chez les filles ou femmes, lesquelles, sans être grosses, ont quelques dérangemens dans les règles, et ont une toux opiniâtre qu'on ne peut arrêter que par la saignée, comme plusieurs heureuses expériences nous l'ont appris. *(Obs. c. page* 119*)*

La rougeur aux pommettes, celle des lèvres, du voile du palais, difficulté d'avaler. La rougeur au visage, sur les pommettes, est assez commune aux phtihsiques; souvent elle précède la maladie, et en est comme une espèce de signe indicatif, dans la phthisie de constitution sur-tout : d'autres fois, elle n'a lieu que lorsque la phthisie est confirmée, même avancée,

comme dans les phthisies vénériennes , scorbutiques , rhumatismales, par métastase (1) ;
et non-seulement les vaisseaux cutanés des
joues sont alors plus pleins de sang , d'où
vient cette couleur rouge , mais encore les
lèvres , les gencives , la langue, le voile du
palais, ont une couleur rouge bien plus vive ;
il semble que leurs vaisseaux sanguins sont
injectés et pleins de sang ; les yeux sont plus
saillans , plus gonflés , souvent arrosés de larmes , la conjonctive est d'un rouge plus vif,
et le tissu des paupières plus gonflé ; elles sont
quelquefois noirâtres extérieurement , échymosées, comme chez les jeunes filles , au moment où elles vont être réglées ; et cet état
précède souvent les premiers symptômes de la
phthisie.

C'est sans doute à la gêne que le sang
éprouve dans le poumon qu'il faut attribuer
cette pléthore des vaisseaux des parties supérieures ; les artères pulmonaires, plus ou moins
rétrécies par la compression générale ou partielle qu'elles éprouvent, ne sont plus égale-

---

(1) Voyez les observations rapportées précédemment aux articles mentionnés.

ment perméables au sang ; le ventricule droit
ne se vuide plus avec la même facilité, l'or-
reillette droite, la veine cave supérieure sont
engorgées de sang, et de proche en proche,
les veines jugulaires et leurs vaisseaux en sont
plus pleins, ce qui occasionne nécessairement
une plénitude des vaisseaux supérieurs au poumon, sans en excepter ceux des bras. L'expérience a plus d'une fois démontré que des
phthisiques avoient non-seulement le visage
bouffi, mais encore le tronc, et les extrémités
inférieures tuméfiées, ce dont il sera question
ailleurs.

Combien de fois n'a-t-on pas vu ces rou-
geurs, ces gonflemens même diminuer, disparoître après quelque évacuation naturelle de
sang, comme après des saignemens de nez
considérables, des crachemens de sang ; après
l'évacuation menstruelle chez les femmes, ou
après le flux hémorroïdal dans l'un et dans l'autre
sexe, après des saignées faites en pareil cas. (1)
D'autres fois ce sont des fontes catarrhales, des

---

(1) Voyez les observations rapportées articles phthisie pléthorique, p. 99. Phthisie exenthématique, p. 153.

expectorations

expectorations copieuses , qui dégorgent les voies aériennes. La circulation devient plus facile dans les poumons et l'engorgement des parties extérieures diminue. La couleur des lèvres , des pommettes redevient moins foncée ; souvent à un rouge vif , succède rapidement une pâleur remarquable. J'ai vu un jeune homme qui avoit depuis long-tems le teint très-animé ; les paupières et les lèvres plutôt noires, échymosées, que rouges ; il avoit de la difficulté de respirer , le pouls très-serré ; on craignoit pour la phthisie la plus prochaine ; cependant , il éprouva une toux catarrhale affreuse, et rendit par le nez et par l'expectoration, une quantité énorme de matières muqueuses, gluantes, parsemées de stries de sang. Il fût saigné deux fois du bras, une du pied ; on lui mit ensuite un grand vésicatoire à l'un des bras. Il fit d'abord usage des doux incisifs et des boissons humectantes ; on prescrivit, dans la suite, des incisifs un peu plus forts ; les symptômes se calmèrent, la poitrine parut en meilleur état ; enfin, le jeune malade termina par jouir d'une bonne santé. Il dût ainsi à l'abondante excrétion des matières catarrhales , le dégorgement des poumons. Ce

D d

jeune homme resta , pendant long-tems , d'une pâleur extrême ; mais ayant fait un long usage des doux anti-scorbutiques , et ayant suppléé au vésicatoire par un cautère , il termina par jouir de la meilleure santé.

Souvent la phthisie est précédée de maux de gorge plus ou moins inflammatoires , qui disparoissent pour revenir bientôt. J'en ai vu divers terminer par la phthisie pulmonaire. Celle qui est d'origine ou scrophuleuse, en est souvent aussi précédée. Voyez l'histoire de madame *de Gisors*, observ. V, art. de la phthisie d'origine ; celle de madame *de Palerne* , que j'ai rapportée dans mon mémoire lu à l'académie des sciences (1).

Douleur à la poitrine. Combien de malades , qui n'ont point eu de douleur à la poitrine, et qui sont cependant morts phthisiques. Nous en avons rapporté divers exemples (2), et notamment celui de feue madame la dauphine, qui mourut de la suppuration du poumon la plus complette , sans avoir éprouvé

---

(1) Année 1780, p. 330; et plus bas, dans cet ouvrage, p. 481.

(2) En divers endroits de cet ouvrage.

la moindre douleur à la poitrine. (1) ; celui
de M. de Fenouil, chez lequel on ne trouva
que le poumon gauche, et qui n'avoit point
éprouvé de douleur à la poitrine, du moins
notable (2).

L'engorgement des glandes du poumon est
fréquemment sans douleur, lors même qu'il
tourne à la suppuration ; Diémerbroeck avoit
déjà fait la même observation ; ayant ouvert,
dit-il, plusieurs phthisiques qui n'avoient
éprouvé aucune douleur notable à la poitrine,
j'ai remarqué des ulcères si considérables dans
les poumons, qu'ils en étoient presque détruits. (3) Des phthisiques se sont plaints quelquefois au commencement, mais plus souvent
encore dans les derniers tems de cette maladie, d'une douleur plus ou moins vive dans
telle ou telle partie de la poitrine, qu'on a
ensuite trouvée parfaitement saine (4). Il faut

---

(1) Nec minimo dolore pectoris querebatur. *Lieutaud*,
hist. anat. t. II.

(2) Article de la durée de la phthisie pulmonaire.
Voyez aussi celui de la phthisie arthritique, p. 251.

(3) Anat. de Thorace, lib. II.

(4) On peut voir, à ce sujet, notre mémoire à
l'académie des sciences, 1789, sur la pleurésie et sur

même bien observer dans quel état restent les personnes qui ont éprouvé de pareilles douleurs à la poitrine , et qu'ils cessent de ressentir sans raison apparente. C'est alors souvent que le poumon s'affecte, comme le célèbre *Baillou* l'a observé, après Hippocrate , « *qui* » *dolores pectoris nec purgatione , nec venæ* » *sectione sedantur, eos necesse est in suppu-* » *rationem verti.* »

Le plus grand nombre des phthisiques éprouve des douleurs à la poitrine , entre les épaules , dans la région épigastrique , quelquefois en divers points de la circonférence du bas-ventre ou dans quelque point seulement; j'en ai vu qui rapportoient le siège de leurs douleurs au-dessous du nombril et profondément vers la colonne vertébrale , et d'autres les sentoient vers les lombes , ou comme ils le disoient, dans les reins ; enfin, le plus grand nombre éprouve de la douleur dans le pharinx et dans le larinx , au point que la déglution en est gênée , et même douloureuse. J'ai vu des malheureux phthisiques qui ne pou-

---

la péripneumonie , dans lequel on prouve que le point douloureux ne désigne pas toujours le lieu qui est affecté.

voient avaler aucun liquide, sans souffrir des
douleurs inouies ; chez les uns , on n'observoit aucune altération dans le gosier , et
chez les autres , on distinguoit une rougeur
avec ou sans gonflement du pharynx. Il y a
des phthisiques chez lesquels des ulcéres surviennent à la gorge ; quelquefois même ils précèdent cette maladie , sur-tout dans ceux qui
ont quelque vice vénérien.

La différence dans le siége de la douleur
chez les phthisiques a fixé mon attention ;
je me suis occupé à découvrir , par l'ouverture des corps , si elle ne proviendroit pas de
la différence du lieu qui étoit affecté dans le
poumon ou dans les parties voisines , et j'ai
quelquefois trouvé premièrement le diaphragme adhérant avec les poumons , dans une
étendue plus ou moins grande , avec plus ou
moins de connexion , dans des phthisiques
qui avoient éprouvé des douleurs cruelles dans
la région épigastrique, et vers la portion dor-
sale de la colonne épinière ; j'ai même trouvé
plusieurs fois, en pareil cas , le diaphragme
enflammé en divers endroits.

2°. j'ai trouvé le poumon adhérant à la plévre , fréquemment vers les endroits de la circonférence de la poitrine , où le malade avoit

éprouvé de la douleur, et alors, presque toujours, le poumon étoit encore engorgé, enflammé, ou même en suppuration dans le lieu correspondant.

3°. Mais le siége de ces adhérences du poumon avec la plévre dans les endroits où les phthisiques rapportent leurs douleurs, n'est pas assez constant pour qu'on puisse établir l'existence de l'un par la présence de l'autre. J'ai pris plusieurs fois une note exacte des endroits où les malades avoient rapporté leurs douleurs, pour pouvoir m'assurer ensuite, par l'ouverture de leur corps, si les altérations du poumon, et notamment les adhérences avec la plévre, correspondoient avec les points douloureux; mais je les ai trouvés très-souvent sains dans ces endroits.

4°. Rien n'est plus commun, que de trouver des adhérences nombreuses et très-fortes du poumon avec la plévre, dans des sujets qui n'ont eu aucune douleur à la poitrine, et qui n'ont pas même éprouvé de la difficulté pour respirer. Plusieurs anatomistes ont déjà fait cette observation, et principalement M. Lieutaud; bien plus, ce médecin croyoit les adhérences si peu capables de donner lieu à la douleur de la poitrine et à la difficulté de respirer, qu'il pensoit qu'il étoit plus commun

de les trouver dans les cadavres , que de ne
pas les rencontrer. J'ai remarqué qu'elles
étoient plus communes dans les vieillards que
dans les jeunes personnes.

5°. Mais si les adhérences du poumon aux
parties voisines, ne sont pas la cause bien réelle
des douleurs , dont le siège est si variable , ne
pourroit on pas la trouver dans le poumon
même , dont les nerfs sont très-nombreux dans
quelques parties et manquent dans d'autres ?
Plusieurs observations que j'ai recueillies , pa-
roîtroient du moins le confirmer. Dans quelques phthisiques , qui n'avoient point ressenti
de douleurs dans la poitrine , et qui en avoient
éprouvé de très-vives en divers endroits du bas-
ventre, on a trouvé des congestions ulcérées à
la partie postérieure des poumons , là où sont
situés les plexus des nerfs , et les viscères du
bas-ventre parfaitement sains.

Du crachement du sang. Quant au crachement de sang, aucun médecin n'ignore que
s'il précède souvent la phthisie pulmonaire ,
long-tems avant qu'elle se manifeste par ses
vrais signes, il a lieu quelquefois en même-
tems que les premiers symptômes de la maladie
paroissent ; que d'autres fois il ne survient
que lorsque celle-ci est parvenue à un degré

très-avancé, et enfin que diverses personnes ont péri de la phthisie, sans avoir jamais craché du sang (1).

Toutes ces différences, si fréquemment observées, méritent sans doute quelque attention de notre part, tenant à des causes particulières, dont la connoissance peut être utile, tant pour le prognostic, que pour le traitement de la maladie. Peut-on avoir trop de lumières à ce sujet?

Il paroît que le crachement de sang devance souvent la phthisie dans les jeunes personnes habituées à un saignement de nez, et qui ne l'éprouvent plus, depuis quelque tems ; aux jeunes filles qui sont au moment d'être réglées, et qui ne le sont pas encore, ou qui le sont mal ; aux personnes de tout âge, sujettes à un flux hémoroïdal, et chez lesquelles cette évacuation n'a plus lieu, ou est très-diminuée ; et

______

(1) Voyez les observations de ce genre rapportées par Morgagni, et celles de Plater, d'Argentier. Voyez hist. anat. Lieutaud, liv. I, obs. 208, p. 489. Obs. 579, p. 583. Nous en avons rapporté divers exemples dans cet ouvrage. Voyez les observ. N°. III, art. phthisie héréditaire, et plusieurs autres observ. de Lieutaud, hist. anat. liv. II, sect. I, Autre observation du même genre, la dernière du même ouvrage. On pourroit citer une multitude de faits semblables.

enfin aux femmes qui n'ont pas tous les mois
les règles aussi abondamment qu'il le faut pour
désemplir convenablement leurs vaisseaux, ou
chez lesqu'elles encore il y a une suppression accidentelle, ou amenée par l'âge vulgairement appellé critique (1).

Enfin, toutes les causes qui peuvent augmenter la pléthore des vaisseaux du poumon,
peuvent donner lieu au crachement du sang;
mais alors souvent, ce crachement, bien loin
d'augmenter la phthisie, parvient à en arrêter
ou à en diminuer le cours (2); souvent même des
crachemens de sang assez considérables sont
moins fâcheux que lorsqu'ils sont petits, habi-
tuels et accompagnés d'autres symptômes qui
dénotent un embarras du poumon (3) : c'est
ce que l'expérience confirme tous les jours.
On peut avancer que les personnes qui ont
passé cinquante ou soixante ans, périssent

____

(1) Voyez les observations rapportées à l'article de
la phthisie pléthorique, pag. 102, obs. III, IV et V.
obs. A, B, C, D.

(2) Voyez notre mémoire à l'académie des sciences,
1780.

(3) Magnas excretiones sanguinis ex pulmone, minus
esse periculosas quam parvas. Ballonius, lib. III, p. 81.

plus souvent de la phthisie sans avoir craché du sang , ou du moins que lorsqu'elles le crachent, la phthisie est déjà bien avancée ; chez elles le poumon étoit plus affecté, et si elles sont habitués à cracher du sang depuis long-tems , rarement elles deviennent phthisiques (1).

Les phthisiques , à la suite du scorbut, sont sujets à une expuition de sang, qu'il ne faut pas confondre avec l'expectoration de sang , qui est chez eux bien plus rare. Le sang alors ne provient pas du poumon, mais de la luette du voile du palais , des amigdales, des gencives, de la langue. Il coule plutôt par dissolution, que par vraie pléthore (2). J'ai vu des phthisiques dont le sang sortoit de ces parties , comme d'une éponge dans laqu'elle il auroit croupi pendant long-tems , mais sans toux , et sans aucun effort de la poitrine.

Les anciens médecins prétendoient que la phthisie devoit quelquefois sa naissance à une

---

(1) Sputo cruento obnoxius erat saturnius , apud plinium et tamen nonagesimum annum attigit. Ballonius, lib. III , p. 481. Nous pourrions citer des exemples presque semblables que nous avons observés.

(2) Voyez ci - dessus nos observations sur la phthisie scorbutique, p. 303..

matière âcre qui découloit de la tête dans le larinx et sur les poumons, dogme que nous ne refuserons pas d'admettre, dit Morgagni, si par tête on entend la voûte du pharinx et les narines internes ; car l'érosion qui survient dans ces parties semble assez prouver que la membrane glanduleuse qui les revêt, filtre quelquefois une liqueur corrosive. Plusieurs médecins, et nous-mêmes, ajoute M. Morgagni (1), avons observé que le crachement de sang provenoit quelquefois de ces parties ; ce qui pourroit en imposer à des médecins qui ne feroient pas assez d'attention aux signes décrits par Hippocrate, Aristote, Cælius Aurelianus, Helvétius, et par Detharding, et qui pourroient penser que ce sang vient du poumon.

La phthisie scrophuleuse est plus souvent précédée par le crachement de sang. Les congestions qui se forment alors dans les poumons (2), opposent une résistance plus ou moins grande au sang ; par la pression et par le rétrecissement des vaisseaux ; il reflue dans

____

(1) Epist. XXII, tom. II ; p. 190.

(2) Voyez l'article de la phthisie scrophuleuse, p. 63 et suiv.

ceux qui sont plus libres, les dilate et s'épanche par leurs anastomoses dans les voies aëriennes (1).

Les hémorragies occasionnées par le vice d'une partie du poumon, qui détermine le sang, qui devroit y passer, dans les vaisseaux du reste du poumon encore sain (2), doivent donc être d'autant plus fortes, qu'il y a une plus grande portion du poumon d'altérée, et qu'il y en a moins de sain. On voit par-là que les hémorragies doivent singulièrement varier.

Ces sortes d'hémorragies ont du rapport avec celles qui proviennent de la compression des poumons, soit que la cause existe dans la poitrine, comme dans les hydropisies de cette cavité, de celle du médiastin, du péricarde, soit qu'elle dépende des extrêmes dilatations du cœur, des oreillettes, des gros vaisseaux artériels ou veineux, soit encore qu'elle existe dans le bas-ventre, et provienne d'un gonflement excessif de ses viscères en général, ou de quelqu'un d'eux en particulier,

---

(1) Voyez notre mémoire à l'académie des sciences, année 1780, p. 522.

(2) Voyez l'observation VIII, article phthisie d'origine, page 368.

du foie, de la rate, du mésentère, de la matrice ; enfin d'une excessive quantité d'eau ramassée dans le bas-ventre, comme dans l'ascite. On peut ajouter les trop fortes pressions du bas-ventre, par les corps trop étroits dont les femmes font un usage si abusif. Dans toutes ces circonstances, et peut-être encore dans beaucoup d'autres, les poumons étant plus ou moins comprimés, le sang ne peut couler que dans les plus gros vaisseaux, ce qui le force de s'épancher dans les voies aériennes, et de là les hémoragies plus ou moins grandes.

Nous pouvons encore placer ici cette disproportion qu'il y a quelquefois dans les jeunes personnes, entre l'excès de volume des parties contenues dans la poitrine et le défaut de capacité de cette cavité, d'où résulte nécessairement une compression des poumons qui donne lieu à l'hémopthisie, et enfin à une phthisie incurable.

Cette disproportion entre les parties contenantes et les parties contenues, a évidemment lieu quelquefois dans les phthisies qui surviennent aux jeunes gens d'environ seize à vingt ans, l'accroissement se faisant chez eux très-rapidement en longueur, la cavité de la poitrine reste étroite. On voit à l'œil, qu'il

y a une disproportion ; elle est sur - tout
remarquable chez les rachitiques. Le sang ne
trouve-t-il pas alors beaucoup de difficulté à
circuler dans le poumon , et beaucoup plus
encore pour pénétrer le cœur , dont les forces
n'ont peut-être pas augmenté à proportion de
l'excessif accroissement du sujet.

Quelquefois chez les scrophuleux , la charpente osseuse paroît parfaitement régulière ,
la poitrine très-ample , et cependant le poumon est plein de concrétions stéatomateuses ;
elles compriment les vaisseaux sanguins , et
donnent souvent lieu à des crachemens de
sang , que le malade supporte pendant long-
tems sans éprouver d'autres symptômes fâcheux.

J'ai disséqué des poumons dans lesquels les
vaisseaux qui serpentoient sur les glandes
bronchiques étoient si dilatés qu'ils paroissoient variqueux ; j'ai conservé pendant long-
tems dans de l'esprit-de-vin , le poumon d'un
jeune homme de vingt-cinq ans , qui avoit
craché du sang plusieurs fois tous les mois ,
pendant plus de deux ans , et qui mourut d'une
fièvre putride , à la suite d'un dépôt dans la tête ;
les glandes bronchiques de ce poumon étoient
aussi grosses qu'une noisette ; elles étoient

couvertes de vaisseaux sanguins très-dilatés,
et il y en avoit plusieurs qui étoient béans dans
la cavité des bronches. Les glandes lymphatiques de ce poumon et le reste de la substance
étoient dans l'état naturel. Il y a apparence
que si, dans le jeune homme qui fait le sujet
de cette observation, les vaisseaux qui serpentent dans les glandes bronchiques, ne s'é-
toient pas ouverts dans les bronches même,
ils l'auroient été dans d'autres endroits; le
sang se seroit épanché dans le tissu du poumon, et il seroit survenu une phthisie qui auroit fait périr le malade. Ainsi l'on peut dire
que les crachemens de sang sont alors plus
favorables que dangereux.

Ces espèces d'hémorragies, si fréquentes
dans les phthisies par engorgement scrophuleux
du poumon, ne doivent pas être confondues
avec celles qui sont l'effet de la seule pléthore.
Celles-ci peuvent être très-considérables sans
danger, souvent avec un grand soulagement
du malade (1); mais les hémorragies qui arrivent lorsque la phthisie est parvenue à un
degré avancé, sont d'autant plus dangereuses,
qu'elles sont souvent l'effet de l'érosion des

____

(1) Voyez phthisie pléthorique, p. 99.

vaisseaux sanguins , et que le malade peut mourir subitement d'hémorragie (1).

Quelquefois de petits vaisseaux ouverts donnent lieu à une hémorragie affreuse, et d'autres
fois les plus gros vaisseaux ont été détruits en
même-tems que de très-grandes parties du
poumon , sans qu'il y ait eu presque ou point
d'hémorragie (2); ce qui prouve que le prognostic de cette sorte d'accidens ne peut être
le même dans tous les cas. On peut conclure
que, généralement, ce ne sont pas les crachemens de sang qui dépendent de la seule pléthore, qui sont fâcheux ; mais que ceux qui sont
produits , ou du moins qui sont accompagnés
de quelque altération du poumon , en sont un
effet inévitable , plutôt que la cause ; et c'est
bien dans ce cas que l'expectoration du pus
succède à celle du sang. *A sanguinis sputo,
puris sputum ;* sans doute parce que la matière
de l'embarras , *l'infarctus* du poumon , qui a

---

(1) Voyez l'article sur la durée de la phthisie pulmonaire.

(2) Voyez l'article suivant , résultat des observations
générales faites à l'ouverture des corps des phthisiques ;
voyez aussi les mémoires de l'académie des sciences ,
1780 , p. 324.

donné

donné lieu à ce crachement de sang, a terminé
par la suppuration, et non le sang épanché
dans le tissu de ce viscère (1) ; ce qui a été
avancé d'autant plus gratuitement, qu'on ne
voit point les échymoses des autres parties du
corps terminer, ou plutôt être suivies de suppuration, à moins qu'il n'y ait d'autres causes
qui la déterminent.

Il est des personnes qui rendent par l'expectoration, sans éprouver aucune maladie du
poumon, *des matières noirâtres*, fort semblables à du sang dont la couleur seroit très-foncée. J'en ai vu plusieurs qui, tous les matins,
avoient dans leurs crachats des corps plus ou
moins solides, quelquefois arrondis et noirs (2),
souvent filandreux, et semblables à ceux qu'expectorent les hommes qui ont respiré pendant
long-tems des vapeurs noires, soit du charbon,

---

(1) Pus à sanguine effuso non fit. Morgagni, epist.
V, art. 3, epist. XIII, n° 23.

(2) *Willis* parle de crachats noirs comme de l'encre,
et *Petr. Salius diversus*, dans ses commentaires sur Hippocrate, dit que dans quelques malades dont il rapporte
l'histoire, *saliva crassa et fuliginosa tussi rejicitur*.
Voyez Morgagni, de sed. et caus. morb. t. I, epist. XXII,
de sputo sang. p. 189.

E e

soit de la suie, etc. Plusieurs personnes ont eu de pareilles expectorations toute la vie, sans aucun inconvénient. J'en pourrois citer qui vivent encore et qui se portent bien ; mais j'en ai connu d'autres qui ont terminé par périr phthisiques.

Cette expectoration noire est-elle toujours de la même nature, dans tous les sujets ? C'est ce qu'il faudroit décider ; mais cela est d'autant plus difficile, qu'on n'en connoît pas bien ni la qualité, ni la source.

J'ai jetté ces matières noirâtres dans de l'eau chaude, et je les ai vues quelquefois se dissoudre dans l'instant, en colorant plus ou moins le liquide, comme eût fait de l'encre. D'autres fois, elles étoient bien plus difficiles à se dissoudre, et se précipitoient sous la forme d'une poudre noire, jamais bien globuleuse, presque toujours filandreuse, sans colorer, ou presque point, l'eau ; semblable à cette matière noirâtre que rendent par l'expectoration, par le vomissement, ou par les selles, les personnes atteintes de la maladie noire : ce qui, joint à d'autres raisons encore, m'a fait voir qu'il ne falloit pas confondre ces deux expectorations noires ; la première pouvant exister sans aucun danger , et l'autre ayant presque toujours des suites fâcheuses.

L'origine des matières noirâtres de la première espèce n'est pas absolument bien connue. Plusieurs anatomistes ayant observé que les glandes placées à la bifurcation des bronches étoient quelquefois pleines d'une humeur noirâtre, n'ont pas hésité d'avancer que l'expectoration dont nous venons de parler en provenoit; c'étoit l'opinion de M. Senac (1). Mais M. Morgagni a cru que la source de cette humeur étoit dans les glandes mêmes de la membrane qui tapisse les bronches.

Qu'il nous soit permis de dire, après ces grands hommes , que nous avons souvent trouvé les glandes bronchiques très gonflées et pleines d'un suc noir comme de l'encre , et que, dans le cadavre d'une femme sexagénaire, qu'on porta dans mon amphithéâtre en 1773, les bronches et la surface interne de la trachée artère étoient enduites d'une liqueur également colorée (2). On voyoit ce suc noir découler

---

(1) Voyez le traité du cœur, à la fin du deuxième volume, première édition.

(2) Voyez les mémoires de l'académie des sciences, 1780, p. 318.

des glandes bronchiques, quand on les comprimoit légèrement, par plusieurs ouvertures,
dans l'une desquelles il nous fut aisé d'introduire une soie de cochon, et de la pousser
jusques dans la cavité de la glande bronchique,
qui contenoit encore beaucoup d'une liqueur
si noire, qu'ayant mis dans un verre d'eau
un morceau d'éponge, qui en étoit imbue,
l'eau en fut très-colorée. Cette liqueur avoit
beaucoup de ressemblance à la liqueur noire
de la choroïde.

Il n'est pas étonnant, après cela, que les personnes chez lesquelles les glandes bronchiques
filtrent une pareille liqueur, rendent les crachats aussi noirs, et même davantage que le
seroient ceux des personnes qui crachent le
sang, accident qui est assez commun dans
la vieillesse, pour qu'on y fasse attention dans
la pratique de la médecine. Un vieillard fut
saigné plusieurs fois pour cette cause, et on
ne discontinua les saignées que lorsqu'on l'eût
réduit à un tel degré de foiblesse, qu'on craignit qu'il n'y succombât. Ses crachats conti-
nuérent d'être teints de la même couleur plusieurs mois : cet homme périt d'une colique
néphrétique. J'en fis faire l'ouverture en ma
présence, par M. Marchand, mon prevôt, pour

voir en quel état étoient les poumons. Leur substance parut parfaitement saine ; mais les glandes bronchiques étoient très-grosses, et pleines d'un suc noirâtre, comme celui dont les bronches étoient teintes ; il paroissoit, en pressant ces corps glanduleux, qu'ils étoient la vraie source de cette humeur colorante. La membrane interne des bronches étoit saine, et les petites glandes dont elle est pourvue ne laissoient suinter aucune goutte d'humeur noire.

Ces deux observations, jointes à plusieurs autres que j'ai faites, mais sur des sujets dont la maladie qui les a fait périr m'étoit inconnue, ne démontrent-elles pas que le suc noirâtre que certaines personnes rendent par les crachats, et dont on trouve la trachée artère enduite après la mort, tire son origine des glandes bronchiques, et ne sont-elles pas contraires à l'opinion de Morgagni, et favorables à celles de M. Senac?

Il ne faut pas confondre cette expectoration noire avec celle qui a avec elle quelque ressemblance, celle-ci est sanguine ; aussi se manifeste-t-elle ordinairement par la plénitude du pouls, et plus fréquemment par la difficulté de respirer, par la toux, etc. Elle est, bien plus fréquemment que l'autre, suivie de crachemens de sang plus ou moins abondans ; sans doute qu'alors les vaisseaux sanguins du poumon, et sur-tout les vaisseaux capillaires, sont remplis d'un sang qui transude dans les cavités bronchiques ; qu'il peut s'y figer, et devenir comme une espèce de poussière plus ou moins grossière, filamenteuse, fort ressemblante à celle qui vient par les selles et par le vomissement dans la maladie noire. Dans les personnes qui rendent une pareille matière sanguine, il y a une pléthore partielle ou générale des poumons, qui les dispose à devenir promptement phthisiques.

Expectoration de pus et d'autres matières. L'expectoration de pus, qu'on regarde comme un signe si constant de la phthisie confirmée, est sujette à de grandes variations, et peut même ne pas avoir lieu, comme nous l'avons observé après de bons Médecins. Quelquefois il n'y a pas de suppuration dans le poumon, et alors il n'est pas étonnant que les malades ne crachent pas du pus ; mais quelquefois ce crachement n'a pas lieu, quoique les poumons soient pleins de foyers de suppuration.

Tametsi, dit Arêtée (1), *pulmo non suppuret, humorum tamen veluti concretorum plenus est.* Sydenham a déjà observé que, dans une phthisie qui étoit commune à Lancastre, les poumons se desséchoient plutôt qu'ils ne suppuroient, et non-seulement chez de tels malades, il n'y a point eu d'expectoration purulente, mais même, à l'ouverture des corps, on n'a point trouvé de traces de suppuration dans le poumon (2). *Raro*, dit ce grand médecin, *aut nunquam pulmones confodiuntur... ægri è medio tolluntur pulmonibus non ulceratis.* On trouve dans *Bonnet* divers exemples de phthisie du même genre (3). Sans citer tant d'autorités, quelques respectables qu'elles soient, nous n'avons qu'à rapporter nos propres observations. Voyez celles que nous avons exposées à l'article de la phthisie de naissance et à celui de la phthisie scrophuleuse (4), et

––––––––––––––––––––––––––

(1) Arêtée, de pulmonariis, de caus. et signis morb. lib. I, cap. XII.

(2) De phthiseos speciebus et causis, cap. II.

(3) Theatrum Tabidor.

(4) Articles phthisie d'origine, p. 12, et phthisie scrophuleuse, p. 63 et ailleurs, dans cet ouvrage. Voyez encore une autre observation de ce genre, rapportée par M. Dumas, à la suite du traité de M. Reid, sur la phthisie, note 1, page 343.

E e 4

vous serez convaincu que diverses personnes ont péri, après avoir éprouvé tous les symptômes caractéristiques de la phthisie, sans avoir craché du pus et sans qu'on en ait trouvé de traces dans leur poumon ; l'ouverture du corps ayant été faite avec le plus grand soin, et par des anatomistes non prévenus et habitués à de pareilles recherches.

On ne doit pas être surpris qu'en pareil cas les malades n'ayent pas craché du pus, mais on auroit lieu de l'être davantage, s'ils n'en avoient pas craché, ni rien qui pût lui ressembler, et que cependant on eut trouvé leurs poumons pleins de suppuration ; or, c'est cependant ce qui est arrivé, comme le prouve le résultat des observations les mieux faites et les mieux constatées, rapportées par divers anatomistes. On pourroit encore s'en convaincre, en lisant entr'autres l'*histoire anat. médicale* de M. Lieutaud (1), si nous n'en avions pas nous-mêmes receuillies plusieurs de ce genre fort intéressantes, et qui prouvent incontestablement que le poumon peut contenir des foyers de suppuration, sans qu'il y

____

(1) Voyez lib. II, sect. I, obs. 384 ; obs. 379. *Plateri*, obs. 393 de l'anatole.

ait le moindre crachement de pus. Voyez entr'autres l'observation que j'ai rapportée à la fin de l'ouvrage de M. Lieutaud (1), dont feue madame la dauphine a été l'objet : elle n'avoit jamais craché du pus pendant sa maladie ; ce qui fit croire à M. *Tronchin*, et sans raison, qu'elle n'étoit point phthisique ; mais l'ouverture du corps prouva le contraire, et confirma le jugement que MM. *Senac*, *Fernage*, et autres médecins célèbres, en avoient porté. On peut voir ce que Morgagni et Lieutaud ont dit sur des phthisiques sans expectoration de pus, et ce que *Baillou* avoit observé long-tems auparavant (2).

D'autres phthisiques n'ont craché du pus qu'au moment de leur mort, ou peu de tems auparavant. Plusieurs, même, ont péri subitement, sans avoir éprouvé les derniers symptômes de la phthisie, ayant pour ainsi dire été suffoqués. Sans doute que le pus s'épanchant alors subitement et en grande quantité dans les bronches, les remplit et les obstrue au point d'intercepter le passage à l'air, ce qui suffit pour occasionner une prompte suf-

---

(1) Lieutaud, tome II, obs. 364. Operis, obs. ultima.

(2) Libr. III, Consili. III.

focation. D'autres malades périssent subitement sans cracher du pus, même au moment
de leur mort, quoique leurs poumons en soient
pleins (1).

« Une jeune fille de trois ans fut atteinte
d'une fièvre quarte chronique qui l'emporta subitement. On trouva les poumons tellement
desséchés, qu'il n'en restoit pas le moindre
vestige, à la membrane près, remplie de pus,
quoique, chose étonnante, la malade n'eut
jamais eu de toux, ni craché du pus. »

Il y a, à cet égard, des variétés incroyables,
et qui méritent cependant d'être observées.
On a vu des phthisiques qui ont d'abord craché
du pus et qui n'en ont plus craché pendant
le cours de la maladie. Un homme, dont parle
Vater (2), avoit craché du pus pendant long-
tems ; cette excrétion diminua et cessa ; bientôt surviennent les divers symptômes de la
phthisie pulmonaire ; enfin, la mort. A l'ouverture du corps, on trouva le poumon gau-

____

(1) Lieutaud, hist. anat. medi. lib. II, obs. 590.
Voyez l'observation de M. Lieutaud, que nous avons
citée, article de la durée de la phthisie.

(2) Dissert. de empyemate. Voyez Heister. disput.
ad morb. hist. t. II, p. 418.

che presque détruit par la suppuration. On y
voyoit une communication avec les bronches,
par le moyen d'un trou fistuleux. Nous pourrions citer plusieurs exemples, que notre pratique nous a fournis, ou qui sont rapportés
par les auteurs, des personnes qui ont craché
pendant long-tems du pus sans ressentir d'autres symptômes de la phthisie, et chez lesquelles les accidens se sont rapidement développés dès qu'elles n'ont plus craché du pus.

Quelquefois ce pus rendu par l'expectoration provient d'autres parties que du poumon,
et comme il est aisé de se méprendre sur le
lieu d'où il vient, et qu'on en fixe fréquemment la source dans le poumon, quoiqu'elle
n'y soit pas, on s'est plusieurs fois trompé à
cet égard. M. Lieutaud cite l'exemple d'une
personne qui éprouvoit depuis long-tems une
très-vive douleur de tête; elle toussoit et rendoit de tems en tems du vrai pus avec la matière de l'expectoration; les médecins ne doutoient pas qu'il n'y eût un abcès dans le poumon. Le malade mourut. A l'ouverture du
corps, les poumons furent trouvés parfaitement sains ; mais les sinus frontaux et occipitaux étoient pleins de pus (1).

---

(1) Cette observation est de M. Lieutaud lui-même.

Souvent ces abcès ont lieu dans le fond de la gorge, et les malades qui rendent du pus par l'expectoration sont réputés phthisiques sans l'être ; mais ce qui rend alors le diagnostic plus embarrassant, c'est que très-souvent les phthisiques ont aussi l'arrière-bouche gonflée, car rien n'est plus commun que de voir ce symptôme se joindre aux autres : ce que le praticien ne confondra pas, et ce qui doit être en effet soigneusement distingué.

Le pus rendu par l'expectoration peut aussi provenir de l'œsophage, de l'estomac (1), des intestins grêles et d'autres parties qui communiquent ou peuvent, par état contre nature, communiquer avec les premières voies ; il est bien vrai qu'alors les malades rendent plus souvent le pus par le vomissement que par l'expectoration : mais cela peut cependant arriver quelquefois, comme diverses observations l'ont bien prouvé ; et si

---

Voyez hist. anat. med. lib. IV, obs. 48. Il y a apparence que M. Lieutaud a entendu par sinus occipitaux, les sinus postérieurs du nez, les sphénoïdaux, etc.

(1) Lieutaud, hist anat. med. lib. I, obs. 113, de Blasius, qui dit qu'un ulcère du pilore avoit été précédé d'une expectoration, *modo cruenta, modo purulenta.*

alors on ne démêle pas avec beaucoup de sa-
gacité les symptômes qui accompagnent ou qui
ont précédé cet état, de ceux qui caractérisent une vraie phthisie, on peut être facilement
induit en erreur.

Il est bien plus aisé de confondre encore
les suppurations qui ont leur siége dans le larinx et dans la trachée artère, avec celles qui
ont leur siége dans le poumon. On a souvent,
en pareil cas, porté des prognostics fâcheux
qui ne se sont pas réalisés, et l'on a aussi souvent cru, sans raison, avoir guéri de véritables phthisies, quoique les poumons n'eussent
même pas été affectés (1).

Cette sorte de suppuration est ordinairement
la suite des esquinancies ou des maux de gorge
inflammatoires, qui laissent après eux de l'engorgement dans les parties où ils ont leur
siége; d'où résulte une expectoration tantôt
muqueuse, tantôt purulente, quelquefois sanguine, et souvent cette excrétion est composée de toutes ces matières; mais à moins que
les poumons ne terminent par s'affecter,
comme cela arrive quelquefois en pareil cas,

____

(1) Morgagni de sedibus et causis morborum de
sputo sanguinis et puris. Epist. XXII.

cette suppuration n'est pas toujours aussi fâcheuse (1): cependant, si les maladies du larinx, de la trachée artére se terminent par affecter le poumon, on peut aussi dire que celles du poumon portent souvent leur impression sur le larinx, sur la trachée artére , sur le pharinx et sur le voile du palais (2), et occasionnent un changement dans la voix, et plus ou moins de difficulté dans la déglution, comme on le verra plus bas. Dans presque tous les cas de suppuration intérieure, comme dans la phthisie, il y a une fièvre continue et qui redouble ordinairement le soir ; souvent il y a de la toux, et sur-tout, quand la maladie a son siége près du diaphragme, dans l'estomac et dans le foie ; quelquefois la difficulté de respirer est extrême , comme lorsque le foie ou la rate sont excessivement gon-

-----

(1) Voyez les belles observations de M. Morgagni, de sed. et caus. morb. de sputo. sang. et puris epit. XXII , art. 17.

(2) Voyez une observation de M. Lieutaud , lib. IV , obs. 68 , d'un jeune homme phthisique, qui avoit été long-tems enroué , dans le larinx duquel on trouva un abcès; les poumons étoient presque détruits par la suppuration.

flés. Il y a même aussi, en pareil cas, de l'enflure aux extrémités inférieures sur-tout, et
du dévoiement presque toujours à la fin de
la maladie. Qu'on voie donc combien il est
facile de se méprendre sur son siége : la vérité
est alors bien difficile à reconnoître.

Cependant un anatomiste peut alors recourir au tact, et rechercher s'il n'y a pas quelque
dureté, quelque point douloureux dans les
viscères abdominaux ; encore faut-il qu'il
sache que quelquefois dans les maladies du
poumon, le foie et la rate sont repoussés dans
le bas-ventre, et qu'ils y font une plus grande
saillie (1) ; qu'il examine s'il n'y a point de
pus parmi les matières fécales, encore devra-
t-il prendre garde que ce ne soit point du pus
qui du poumon ait passé dans l'œsophage par
la déglution, comme cela arrive sur-tout chez
les enfans ; mais alors il ne donne à ce signe
quelque poids, qu'autant qu'il est appuyé par
d'autres signes concomitans ; il voit aussi si le
malade a plus de peine à inspirer qu'à expi-
rer. Dans les engorgemens abdominaux qui

______

(1) Voyez notre mémoire à l'académie des sciences,
1773.

troublent la respiration, l'expiration est plus
aisée et l'inspiration plus difficile. L'inspection
des urines peut aussi donner des lumières.
L'état de la respiration dans telle ou telle situation de la poitrine et celui du pou's, doivent
encore être considérés. Le médecin doit, en
pareil cas, jetter un coup-d'œil sur le prélude
de la maladie; On lui apprendra de quelle manière elle a commencé; si la toux a été l'un des
premiers symptômes, ou si elle n'est survenue
que tard, si les vomissemens au contraire ne
l'ont pas devancée; si le malade n'a point eu
de jaunisse, de coliques avant tout : en un
mot, plus les examens sont difficiles, plus il
faut que le médecin y porte d'attention, pour
ne point être induit en erreur.

Mais quelquefois, et cela n'est pas rare,
les maladies dont le siége existe dans le bas-
ventre, terminent par la phtisie pulmonaire
la plus décidée (1), et alors les symptômes
de l'affection ventrale se joignent à ceux de
la phtisie pulmonaire.

____

(1) Voyez les observations sur les phthisies compliquées d'affections des viscères du bas-ventre, et celles
qui succèdent aux affections hypochondriaques, article
XII, p. 576.

On

On voit par ce que nous venons de dire,
1°. que la phthisie pulmonaire peut exister sans
ulcération des poumons; 2°. que les phtisiques
peuvent périr d'un, et même de plusieurs abcès
dans le poumon, sans cracher du pus; 3°. que
quelques-uns n'en crachent qu'au moment de la
mort; 3°. que l'expectoration peut être purulente
sans provenir du poumon ; ce qui peut d'autant
plus facilement induire le médecin en erreur.

Tel est le résultat bien constaté des ouvertures de corps ; et en cette matière est - il
rien de plus consolant que d'avoir la démons-
tration de ses opinions sous les yeux ! Ceux
qui croient que des malades ont pu rendre du
pus par l'expectoration, sans qu'on ait trouvé
après leur mort aucune trace d'ulcération ,
ni dans les poumons , ni dans les parties qui
communiquent naturellement ensemble , ou
qui pourroient y communiquer par état de
maladie, n'ont-ils pas adopté et soutenu une
opinion hazardée? Celle du célèbre de *Haen*
n'est-elle pas telle? Peut - on croire avec lui
et avec quelques autres médecins , qu'un malade puisse rendre, par l'expectoration, du vrai
pus , sans qu'il existe aucun foyer purulent,
sans même lésion de continuité ; enfin sans
l'affection morbifique dans les poumons , sem-

blable à celle qui le produit dans les autres
parties du corps humain? Peut-on croire que
ce pus provienne seulement des anastomoses
vasculaires des poumons, ou que les vaisseaux
lymphatiques ou les vaisseaux sanguins, pour
ainsi dire, s'en dépurent par une espèce d'excrétion : il est bien difficile, si cela est possible, de le prouver.

Sans doute que dans les maladies du poumon, tant inflammatoires que catarrhales,
il survient un dégorgement de matières quelquefois extrêmement abondantes ; mais peut-
on les prendre pour du vrai pus (1)? Peut on
prendre les concretions coëneuses qu'on observe sur le sang des peripneumoniques pour
du pus?

Nous ne croyons pas qu'on puisse les ré-
puter de même nature, quoiqu'elles ayent
quelquefois, à la vue, des ressemblances
frappantes ; en effet, quand le pus est léger,
sans odeur, sans stries sanguines ni parenchy-
mateuses, qui pourra le distinguer d'avec des
excrétions pulmonaires, nazales, gutturales,
qui ont plus ou moins séjourné dans les voies
aériennes, sur-tout dans les sinus du nez, et
encore dans ceux du larinx ; comme le pus,

____

(1) Voyez l'article IV, phthisie catarrhale, p. 189.

elles peuvent être plus ou moins fétides, d'une couleur laiteuse, grise, brune, roussâtre; comme le pus, elles peuvent être sans odeur, ou en exhaler une très-fétide, mais qui ne peut jamais servir d'indice pour les différencier.

L'expérience que l'on fait en les versant dans de l'eau, pour savoir si elles surnagent ou si elles s'enfoncent, si elles colorent l'eau ou non, n'est pas plus concluante, puisque les matières de l'expectoration des personnes les plus saines se mêlent quelquefois avec l'eau aussi intimement que le fait le pus, et que quoique d'une nature bien diverse, elles peuvent également donner à l'eau une couleur laiteuse; et soit que les crachats surnagent, ou soit qu'ils s'enfoncent dans l'eau salée ou douce, contenue dans un vaisseau de cuivre ou d'autre matière, on n'en peut induire aucune conséquence sur leur nature; car les crachats des personnes les plus saines s'enfoncent quelquefois, et du vrai pus, expectoré de la poitrine, surnage quelquefois aussi; cela dépend absolument de leur gravité spécifique qui est très-variable.

Le pus peut être clair et si léger qu'il surnage, et l'expectoration de l'homme le plus sain peut être telle qu'elle s'enfonce promptement dans l'eau ; et fût elle de mer , dans laquelle les anciens ont voulu que cette expérience fût faite , parce que cette eau est plus dense que l'autre , et par conséquent plus propre à soutenir la matière de l'expectoration.

J'ai versé plus d'une fois dans de l'eau des excrétions pulmonaires des phthisiques bien reconnus et des matières expectorées par des personnes qui jouissoient de la meilleure santé, et je les ai vues se mêler également à l'eau , en troubler la transparence , la blanchir également ; cette expérience réitérée plusieurs fois m'a offert les mêmes résultats.

D'autres fois j'ai vu ces matières se précipiter également au fond du vase , même plein d'eau salée , soit celles qu'on ne croyoit point être purulentes , soit celles qui devoient naturellement l'être , à en juger par l'état du malade qui les avoit expectorées ; de sorte qu'il ne me paroît pas qu'on puisse encore rigoureusement distinguer , par cette expérience , cette espèce d'excrétion. Une femme , dont parle de *Haen*, qu'on croyoit phthisique , crachoit depuis long-tems des matières épaisses et copieuses , d'un jaune tirant sur le vert; jettées dans un vase plein d'eau salée , elles se précipitoient au fond , de sorte que les médecins ne doutoient pas que cette femme ne crachât du pus, et que les poumons n'en fussent pleins. On s'assura cependant par l'ouverture du corps qu'il n'y avoit pas vestige de suppuration dans ce viscère (1).

Un praticien juge souvent mieux par l'inspection que par toutes ces expériences ; aussi plusieurs médecins , anciens et modernes (2) n'ont voulu s'en rapporter qu'à cette seule observation oculaire. On ne peut cependant se dissimuler qu'elle ne puisse être souvent trompeuse ; ce n'est que lorsque le pus est bien formé , souvent au dernier degré de la maladie , qu'on peut prononcer sans équivoque sur sa nature. Assurément on ne peut pas se méprendre lorsqu'il est ichoreux , et

____

(1) Voyez l'ouvrage de M. de Haen. Rat. med. , et l'hist. anat. de M. Lieutaud , où cette observation est rapportée , part. II, obs. 404.

(2) Quicumque vero aut igne , aut aquâ humiditates explorant ac notant ; hi haud ita multum phtoem mihi dignoscere videtur , namque visio quolibet alio sensu certior est , non modo his quæ rejiciuntur intuendis , sed etiam ægrotantis specie consideranda. Aræteus , Lib. I , de phthisi , cap. VIII , de causis morbor. diuturnor.

avec des stries sanguinolentes , et avec des débris célullaires du poumon.

Mais avant qu'il ait acquis cet état caractéristique, on peut facilement se tromper sur sa nature ; cette suppuration étant le résultat de plusieurs affections , et souvent provenant de diverses parties des voies aériennes ou qui y aboutissent, n'a pas toujours les mêmes qualités extérieures , étant communément blanchâtre et grumeleuse dans les phthisies scrophuleuses ; dissoute , rougeâtre dans les phthisies scorbutiques, etc. Et sans doute qu'il y a encore d'autres différences dans la suppuration du poumon relatives à d'autres cachexies , et même au tems plus ou moins avancé de la maladie.

On peut confondre le pus avec d'autres excrétions nazales , gutturales , laringées , bronchiques , pulmonaires, soit qu'elles soient simples et viciées , soit qu'elles soient mêlées ensemble ; car elles sont alors d'autant plus difficiles à distinguer : et comment , au milieu de cet amas de matiéres , pourra-t-on connoître s'il y a quelque goutte de pus ?

J'ai vu des malades qui expectoroient habituellement tous les matins sept ou huit onces de matières glaireuses , pituiteuses ; quelques-uns ont continué de vivre sans aucune affection morbifique ; d'autres sont morts dans le marasme. On n'a trouvé à l'ouverture du corps de quelques-uns d'eux aucune trace de suppuration ; leurs poumons étoient seulement durcis, engorgés ; d'autres avoient des foyers purulens dans le poumon, et cependant on n'avoit pas distingué dans leur expectoration aucune trace de pus. Il faut donc être bien circonspect quand on prononce sur la nature de pareilles excrétions.

Le médecin doit établir son diagnostic, son prognostic et son traitement sur les autres symptômes qui doivent exister, et dont la réunion de plusieurs fournit des indices plus assurés de la maladie, que l'existence d'un seul qui est si variable.

L'excrétion fréquente, habituelle, et plus ou moins copieuse de la salive, peut être un indice de l'affection du poumon, même celle de la salive la plus saine en apparence, sans qu'elle soit globuleuse, dense, comme quelques médecins ont voulu qu'elle fût, pour être d'un mauvais caractère. J'ai noté l'histoire de trois phthisies qui ont été annoncées par des salivations d'abord légères, ensuite plus abondantes, à proportion que les symptômes de la phthisie se déclarèrent ; mais qui n'ont jamais été accompagnées d'excrétions purulentes. M. Maritan, professeur à l'école militaire, jouissoit d'une très-bonne santé ; il éprouva une augmentation sensible dans la sécrétion de la salive ; il n'y fit pas d'abord beaucoup d'attention ; cependant il maigrit ; il vint me consulter. Le traitement que je lui fis fut inutile, l'expuition continua et dura plus d'un an, la maigreur fut extrême, les malléoles s'enflèrent, le visage se bouffit, la respiration fut gênée, le malade ne put se coucher dans son lit sans avoir plusieurs oreillers, la fièvre devint continue, le dévoiement termina cette maladie.

D'autres observations qu'on pourroit citer, prouveroient que l'expuition fréquente et involontaire peut être un signe précurseur et concomitant des symptômes de la phthisie ; la cause qui affecte les glandes salivaires, agit alors sans doute également sur celles du poumon ; il y a une grande correspondance de la bouche et l'arrière-bouche avec les voies pulmonaires. La sécheresse, la rougeur du gosier ont été quelquefois des symptômes avant-coureurs de la phthisie pulmonaire ; quelquefois ce sont des aphtes dans la bouche qui précèdent ou qui se joignent aux symptômes de la phthisie. Nous pourrions rapporter plusieurs exemples de ce genre (1) ; mais revenons à l'expectoration des phthisiques.

Elle est quelquefois chargée de diverses concrétions plus ou moins solides, et dont la nature paroît très-variable ; elles ont quelquefois la forme d'une membrane, d'autres fois d'un ligament, souvent d'une concrétion charnue ; leur consistence est quelquefois pierreuse, osseuse ; on en a vu qui avoient la forme de vrais vaisseaux.

Les auteurs ont longuement disserté sur cette matiére, mais nous nous abstiendrons, pour plus grande brièveté, de rapporter ici leurs avis, qui ne sont pas toujours réunis.

Nous croyons que la plupart de ces excrétions ne sont autre chose que l'humeur qui enduit les voies pulmonaires, naturellement

---

(1) Entr'autres celui de M. Milton, que j'ai vu en dernier lieu avec M. Fourcroy, mon célèbre et savant confrère, lequel est mort après avoir éprouvé tous les symptômes de la phthisie pulmonaire, qui a succédé à une éruption énorme d'aphtes dans la bouche et dans l'arrière-bouche.

fluide, qui s'est endurcie par l'état morbifique. Elle acquiert la forme d'une membrane
ou d'un ligament, suivant le lieu des bronches où elle a séjourné, et suivant sa quantité plus ou moins grande ; on l'a quelquefois prise pour des vers ; quelquefois elle enduit les voies aëriennes, et paroît y former
une nouvelle membrane interne bien plus
épaisse que l'autre. Or ce sont ces concrétions que les malades rendent par l'expectoration, et que l'on a souvent prises pour des
vraies portions de la membrane, du larynx,
de la trachée artère ou des bronches (1).

Quelquefois ces concrétions rendues par
l'expectoration, sont terminées par une ou
plusieurs productions, qu'on a regardées
comme autant de branches ou racines polypeuses, quoique assurément elles n'en ayent
que la forme la plus grossière ; et c'est ainsi
qu'il faut entendre M. Leidenfrost ; il dit
avoir vu des phthisiques qui ont expectoré,
après les plus violentes toux, des corps polypeux. Ce médecin a d'ailleurs soutenu, après

____

(1) Voyez plus bas, article ouvertures des corps,
et notre mémoire a l'académie des sciences, année 1780.

plusieurs autres, qu'ils n'étoient pas seulement muqueux, mais qu'ils étoient pourvus de véritables vaisseaux sanguins, dont il a vu découler le sang (1).

Tulpius a été bien plus loin; il a dit avoir vu un phthisique qui avoit craché de pareilles concrétions dans lesquelles il avoit distingué de vraies ramifications vasculaires (2): mais n'est-ce pas plutôt une substance spongieuse, pleine d'une humeur rougeâtre, plus ou moins concrète, qu'il aura pris pour de vrais vaisseaux sanguins; les ouvertures du corps ne nous ont rien fait voir de semblable. La plupart de ces concrétions macérées dans l'eau se réduisent en un corps spongieux cellulaire, et quelquefois s'y dissolvent entièrement; elles s'épaisissisent ordinairement dans l'esprit-de-vin. Nous croyons donc que Ruysch avoit raison de ne regarder ces prétendus polypes que comme des concrétions formées par l'épaisissement des humeurs bronchiques (3);

---

(1) *Dissertatio de asthmate*, p. 41.

(2) Voyez son recueil d'observations, auxquelles on ne peut pas toujours ajouter foi, et notre histoire de l'anatomie, article *Tulpius*, t. II, p. 565.

(3) Epist. respons. VI, fig. 4.

ce que M. Morgagni a également cru (1).

On peut encore dire que les embarras formés dans le poumon opposent un obstacle plus ou moins grand à la circulation ; que le sang séjourne plus ou moins dans ses vaisseaux (2) ; qu'il en force les extrémités capillaires , et qu'il s'épanche, soit par sa partie rouge, soit par sa partie blanche, dans les voies aëriennes ; qu'il s'y épaissit encore davantage , et qu'il y acquiert la forme la plus variée. Or , si l'on fait attention que dans cet état le sang est extrêmement concret , étant dans une disposition fluxionnaire, on ne sera pas surpris que lorsqu'il aura séjourné dans les voies pulmonaires, il y ait acquis la tenacité d'une éponge , des excroissances polypeuses, des membranes, des ligamens, et enfin de tant de corps auxquels on a voulu comparer cette sorte de concrétions. Il n'est donc pas étonnant que les malades les rendent ensuite par l'expectoration en entier ou par parcelles qui en imposent, et qu'on prend

____

(1) De sedibus et causis morb. epist. XXI, art. 20. Voyez aussi notre mémoire à l'académie des sciences, année 1780 , p. 520.

(2) Voyez la thèse de Boehmer , *de præcavenda polyporum generatione*. XXII, halo 1759.

si souvent pour des débris du poumon ; et comme elles ont contracté plus ou moins d'adhérence avec la membrane interne du larinx, de la trachée artère ou des bronches, le malade fait des efforts d'autant plus violens pour les expectorer. Ces concrétions sont quelquefois teintes de sang, et on conçoit que cela peut provenir de diverses causes, sans pour cela qu'elles soient pourvues de vaisseaux sanguins, comme Tulpius disoit l'avoir vu, et comme d'autres auteurs l'ont cru.

Indépendamment de ces corps concrets que les phthisiques rendent par l'expectoration, on ne peut douter qu'il n'y en ait quelquefois qui sont des débris du poumon ; mais alors, c'est d'une manière bien moins apparente : les crachats des phthisiques contiennent des corps filamenteux qui proviennent du parenchyme du poumon, lesquels ne se dissolvent pas dans l'eau, et qui ne se coagulent pas non plus dans l'esprit-de-vin. Mais nous n'avons jamais vu des flocons du poumon rendus par l'expectoration, comme quelques médecins l'ont avancé (1). Si les phthisiques rendent des

____

(1) Voyez des observations de ce genre, rapportées par Tulpius, obs. medic.

corps pareils, ce sont, ou du sang concret (1), ou
des matiéres semblables à celles dont nous venons de parler, qui peuvent contenir quelques
filamens du tissu célullaire du poumon, mais,
pour ainsi dire, réduits dans leurs derniers
élémens.

Cependant on a quelquefois distingué, parmi
les crachats, des matières aussi dures et qui
avoient la forme des os. Des personnes dignes
de foi, dit Morgagni, m'ont assuré avoir vu
un phthisique rendre un petit os par l'expectoration (2); sans doute quelque portion des
bronches ou des vaisseaux du poumon ossifiés,
comme cela a quelquefois lieu dans la vieillesse; peut-être des ligamens, des fragmens,

---

(1) Vitus Reidlinus (eph. n° C. dec. 3 A. 7,
obs. 120), dit avoir trouvé des particules d'un sang
grumeleux, d'une consistance presque pierreuse dans
la trachée artère d'un vieillard qui, à la suite d'une
chûte violente, avoit d'abord ressenti de la douleur
dans cette partie, et en avoit ensuite conservé une
difficulté permanente de respirer. *Morgagni*, lib. II,
de morb. thoracis, epist. XV, art. XVIII, XIX,
page 12.

(2) De sed. et caus. morbor. epist. XXI, tom. II,
p. 190.

des demi-anneaux de la trachée artère (1).
Mais cela est plus douteux. Nous n'avons rien
vu de semblable dans notre pratique, même
dans les personnes chez lesquelles, après leur
mort, on a trouvé plusieurs lobes du poumon
détruits (2). Il paroît qu'alors les bronches
mêmes, qui ont naturellement, comme l'on
sait, une consistance cartilagineuse, se ramollissent et se détruisent par la suppuration ;
mais nous ne nions pas pour cela que certains
phthisiques n'ayent pas rendu de vraies concrétions cartilagineuses ou osseuses. *Quan-
doque*, dit Arétée, *et fragmenta visceris ex-
pelluntur* (3). Mais si cela arrive quelquefois,
ce que nous n'osons nier, cela doit être infiniment rare, et il aurait bien pu se faire que,
dans les circonstances dont on vient de faire
mention, on ait pris pour des portions osseuses
des concrétions qui étaient pierreuses, et que
des phthisiques ont en effet souvent rendues

------

(1) Bronchia, id est asperæ arteriæ circulos non
nunquam expui. Aræteus, capp. de pulmonaria.

(2) Voyez plus bas nos observations sur les grandes
destructions du poumon, art. ouvertures des corps.

(3) Voyez *Morgagni*, qui rapporte et discute savam-
ment ce passage. Epist. XXII, art. 15.

par l'expectoration. Morgagni témoigne ses regrets de n'avoir pas pu s'assurer de ce fait par l'ouverture du corps (1).

Quelquefois ces excrétions globuleuses sont unies, d'autres fois inégales et si dures, qu'elles ressemblent à des grains d'encens, à des concrétions pierreuses, et elles le sont quelquefois réellement, sur-tout dans ceux qui ont respiré trop long tems un air chargé de poussière, comme font les personnes qui vannent ou criblent le bled, les cardeurs de chanvre etc. (2).

Elles peuvent aussi, ces concrétions, se former dans les voies aëriennes par d'autres causes, par un virus arthritique (3), par exemple; mais il ne faut pas confondre cette sorte de matière pétrifiée avec les indurations de la substance même du poumon, et qui peuvent être de diverse nature, comme on le verra ailleurs (4).

---

(1) Voyez *Morgagni*, t. II, p. 190, edit Lovanii, in-4°, 1766.

(2) Voyez ce qui a été dit à ce sujet à l'article de la phthisie calculeuse, p. 285.

(3) Voyez l'article de la phthisie arthritique, p. 251.

(4) Voyez cet article plus bas, résultat des ouvertures des corps.

De

De la Fièvre. On peut tirer du pouls des notions plus ou moins certaines sur l'état des poumons; car non-seulement la fièvre, réunie à d'autres signes, peut indiquer la phthisie dont le malade est menacé; mais encore elle désigne la phthisie quand elle est confirmée. En effet, si un malade, qui éprouve depuis long-tems de la difficulté de respirer, vient à éprouver de la fièvre tous les jours, principalement le soir, quelque légère qu'elle soit, il est à craindre qu'elle ne dégénère bientôt en fièvre continue, et presque toujours elle désigne quelque collection, quelque embarras dans les voies pulmonaires. Si même, sans qu'aucun des symptômes énoncés ait eu lieu, la fièvre existoit toujours sans interruption, ou qu'elle revint dans un malade qui auroit eu une fièvre éruptive, une fluxion de poitrine ou autre maladie qui eut pu affecter les poumons, alors cette fièvre désigne presque toujours qu'ils le sont en effet; et quelque légère qu'elle paroisse, si elle revient tous les jours, sur-tout si elle est précédée de légers frissons, et qu'elle termine par de la moîteur, ordinairement dans la matinée, c'est d'un bien mauvais augure, et c'est alors qu'il importe le plus de recourir au traitement. Les frissons sont bien variables;

ils sont plus ou moins longs, et ont plus ou moins d'intensité ; quelquefois ils sont plus forts un jour que l'autre, ainsi que la chaleur qui les accompagne. M. Barthez a fait à ce sujet des observations importantes.

La phthisie pulmonaire est encore plus certaine lorsque la fièvre est continue, que ses redoublemens, sans être bien réguliers, sont plus ou moins nombreux, et qu'ils reviennent plus fréquemment sur le soir qu'en tout autre tems ; alors le pouls prend un caractère de fièvre lente qui m'a toujours frappé ; il est très fréquent, l'artère ne se vide plus aussi complettement qu'elle le fait pendant le tems de la *systole*; de sorte qu'on sent évidemment sous les doigts que l'artère du malade, avant de finir de se contracter, comme elle le fait naturellement, entre dans une nouvelle dilatation, ou en *diastole*. Il paroît par-là qu'elle est toujours plus ou moins pleine de sang, et que ses dilatations ne proviennent que d'un surplus de sang qui les pénètre ; le pouls bat comme par soubresaut ; on peut dire qu'il est *bis fe- riens*, puisqu'il frappe en effet rapidement deux fois les doigts du médecin. Le premier battement (ou la première dilatation) est un peu plus grand et un peu plus long que le suivant, qui est plus court et plus précipité, et ne soulève pas les doigts autant que la première fois ; ce sont les deux battemens qui forment la complette dilatation.

Peut-être que les embarras du poumon, empêchant que le ventricule droit du cœur se vuide complettement, donnent lieu à cette irrégularité du pouls ; et ne sont-ce pas ces mêmes obstacles qui s'opposent à la libre circulation dans le poumon, qui donnent lieu aux fréquentes dilatations du ventricule droit, et même à celles de l'oreillette droite qui lui correspond, que l'on remarque si fréquemment à l'ouverture des corps des phthisiques (1).

Quelquefois cet état du pouls, que nous venons d'exposer, en paroît une modification plus qu'une vraie fièvre ; ce qui a pu faire croire à des médecins que des phthisiques, réduits au dernier dégré, étaient sans fièvre. Je pourrais citer, à ce sujet, des exemples qui prouveraient cette sorte de méprise, si je ne craignois que de pareilles citations de ma part ne fussent regardées comme une critique des confrères respectables avec lesquels j'ai eu à

---

(1) Voyez l'article, résultat des ouvertures des corps.

ce sujet, auprès des malades, de légères discussions.

Comment, en effet, ne point regarder comme fièvreux cet état du pouls dont les pulsations sont redoublées, lorsqu'il est très-fréquent et embarrassé, sur-tout quand il s'y joint des frissons, des chaleurs, des sueurs qui se succèdent d'une manière plus ou moins irrégulière. Or c'est ainsi qu'étoit le pouls des phthisiques que j'ai vus, dans lesquels on n'a point voulu trouver de la fièvre. Nous ne pouvons cependant croire que de pareils sujets en ayent été exempts, quoique Sidenham, en parlant d'une espèce de phthisie sans ulcération des poumons, commune dans le pays de Lancastre, dise : *Haud ulceratis (pulmonibus) quibusdam etenim post tertium morbi decursum febris hecticæ symptoma non apparuit unum* (1). Nous n'avons rien vu de pareil, même dans les phthisiques sans ulcérations dans le poumon, que nous avons ouverts; ils avoient eu des serremens, des irrégularités dans le pouls qui nous avoient paru febriles, avec des spasmes, des frissons, et même des bouffées de chaleur, plus ou

---

(1) De phthisi, cap. II.

moins marquées ; mais , à la vérité , peut-
être pas autant que dans ceux dans lesquels
on a trouvé les poumons pleins de pus , alors
les frissons , la chaleur et les sueurs ont
été bien plus considérables ; mais comme on
dit que le plus ou le moins ne changent pas
l'espèce , nous ne croyons pas qu'on puisse
regarder les personnes qui n'éprouvent qu'un
léger effet de ces modifications fébriles comme
absolument sans fièvre , ainsi que l'ont avancé
divers médecins. On verra plus bas que les
personnes qui ont péri de la phthisie pulmonaire , et chez lesquelles on n'a trouvé aucune
marque de suppuration dans le poumon , mais
un très-grand engorgement , les symptômes
les mieux caractérisés de la maladie , ainsi que
la fièvre , avoient précédé la mort.

Je pense donc que , soit que la phthisie
existe sans ulcération du poumon , ou soit
qu'elle ait lieu avec ulcération de ce viscère , ce
qui est infiniment plus commun , il y a de la
fièvre chez les malades ; mais que dans le premier cas, plus fréquemment, le pouls est moins
régulièrement fièvreux ; qu'il est alors plus ou
moins serré ; qu'il y a moins de chaleur, sans
pour cela que les sueurs soient moins abondantes ; ce qui a pu faire croire que de tels

malades étoient sans fièvre ; on pourroit aussi ajouter que les progrès de cette espèce de phthisie sont en général moins rapides ; du moins, diverses observations semblent le prouver (1). Il nous a paru que les redoublemens de fièvre qui viennent chez les phthisiques tous les soirs, et qui se prolongent plus ou moins dans la nuit, pour terminer par d'abondantes sueurs, étoient moins réguliers, s'il y avoit chez le malade des engorgemens dans les viscères du bas-ventre (2); car alors, fréquemmtent, ces redoublemens ont des époques moins fixes, et souvent ils sont alternativement, de deux jours l'un, plus forts, ou quelquefois, à l'exemple des fièvres quartes, il y a deux jours avec le redoublement ordinaire, et le troisième jour, il survient un redoublement de fièvre extrêmement violent.

Il nous est impossible de rien dire d'absolument précis et d'exact à cet égard. Qu'il nous

----

(1) Voyez les exemples de phthisie sans ulcération dans le poumon, article précédent, Suppuration des poumons.

(2) Voyez les observat. sur la phthisie avec lésion des viscères du bas-ventre.

suffise de faire remarquer que la régularité de
la fièvre et de ses redoublemens n'a pas également lieu quand aux lésions du poumon,
suffisantes pour produire la phthisie pulmonaire ; il y a dans le bas - ventre d'autres lésions , ce qui est très commun , capables de
donner lieu à d'autres fièvres (1); alors celle qui
est essentielle à la phthisie se trouve pour
ainsi dire dénaturée par celle qui est produite
par les engorgemens abdominaux.

D'autres causes , indépendantes de la suppuration , peuvent donner lieu à des variations
dans la fièvre de la manière la plus marquée,
et souvent capables de tromper les médecins.
C'est la suppression du lait dans les femmes
à la suite des couches , pendant et après un
accouchement ; ce sont encore des fièvres dégénérées. La pratique m'en a fourni des exemples dignes d'être remarqués , et dont nous
avons fait précédemment un fidèle exposé (2).
On y voit évidemment , que des personnes

____

(1) Voyez les exemples rapportés des phthisies avec
lésion des viscères du bas-ventre , avec une suppression
remarquable de quelques évacuations sanguines , soit
utérines , soit hémorroïdales.

 (2) Voyez article phthisie laiteuse , page 578. Voyez
celui de la phthisie à la suite des fièvres , p. 341.

qu'on a crues atteintes d'une phthisie incurable,
ont été guéries, malgré le prognostic fâcheux
que l'on en avoit porté, ce qui prouve que
les symptômes de la phthisie pulmonaire peuvent survenir, sans qu'on trouve aucune marque de suppuration dans le poumon, et seulement par des engorgemens de ce viscère, bien
plus facilement curables que ne le sont les plus
légères atteintes de la suppuration de la substance du poumon.

Affections de la voix et de la déglutition.
L'enrouement et autres changemens contre
nature dans le ton et dans la force de la voix,
ainsi que la difficulté de la déglutition, qui
surviennent quelquefois sans cause apparente,
peuvent avoir des conséquences bien fâcheuses ; ils sont souvent occasionnés par un vice
du poumon, et l'on en chercherait vainement
alors la cause ailleurs. D'autres fois, ces symptômes se joignent aux maux de gorge, tels
que le gonflement des glandes, de la base de
la langue, des amigdales, du voile du palais
du pharynx, de l'œsophage, qui paroissent plus
ou moins rouges par la pléthore locale des
vaisseaux sanguins, ou par une extravasion
de sang dans leur tissu célullaire, avec ou
sans expectoration sanguinolente ; alors sou-

vent la bouche est pleine de salive, ou elle
est extraordinairement sèche (1) ; ce qui , dans
tous les cas , occasionne aussi de la difficulté
dans la déglutition. Tous ces accidens sont
fort graves , et presque toujours ils sont accompagnés des symptômes de la phthisie pulmonaire ; par conséquent , ils méritent une
grande considération de la part du médecin ,
pour le diagnostic et pour le prognostic de
la maladie.

J'ai vu plusieurs phthisies qui ont commencé
dans des personnes , en apparence, nullement
disposées à cette maladie , par l'extinction de
la voix , la toux , la rougeur ; les autres symptômes sont ensuite successivement arrivés.

J'en ai cependant vu d'autres chez lesquelles l'extinction de la voix , accompagnée même
d'autres symptômes de la phthisie , n'a point
eu de suites fâcheuses , et qui ont très-heureusement recouvré leur voix ordinaire (2) ;

---

(1) Sécheresse de la langue , avant le courenr de la
phthisie, Baillou , t. III , consil. II.

(2) M. Étienne Barruel , auteur d'un excellent ouvrage
sur l'instruction publique , m'en a offert en dernier lieu
un exemple remarquable ; il est naturellement maigre, et
il avoit maigri encore davantage. Il eut , l'hiver dernier ,
un rhume opiniâtre et beaucoup de gêne dans la respira-

et d'autres ne sont point devenues phthisiques, quoiqu'elles aient perdu la voix (1), c'est ce qui est arrivé à des femmes à l'approche ou à la suite de leur tems critique (2); mais en général lorsque cet accident a lieu, avec mal à la gorge ou non, s'il se prolonge, s'il a une certaine intensité, il faut craindre l'affection du poumon. Cela est bien prouvé par les observations que nous avons rapportées dans cet ouvrage, et par ce que nous avons dit à ce

---

tion, avec une extinction de voix qui lui a duré plusieurs mois, et telle qu'à peine on pouvait l'entendre. Je craignis beaucoup qu'il ne perît phthisique. Cependant la toux a cessé après un long usage de remèdes humectans et adoucissans. M. Barruel a pris pendant longtems les eaux de Bonnes, qui sont, comme l'on sait, sulphureuses, et il a recouvert sa voix et sa santé ordinaire.

(1) Madame de la Roquette à laquelle j'ai donné des soins avec M. de Laguerenne, mon confrère, nous a offert un exemple de ce genre.

(2) Voyez l'histoire d'une femme de Marly-la-Ville, qui perdit d'abord l'usage de la voix, et qui rendit ensuite des sons fort extraordinaires Un traitement adoucissant, humectant, relâchant, que je lui ai prescrit, termina enfin par la guérir. Voyez notre traité sur la rage, où cette observation est rapportée, p. 175.

sujet dans les Mémoires de l'Académie des Sciences (1).

» Les altérations dans la déglutition et les » changemens dans la voix, que les phthisi- » ques éprouvent, souvent sans aucune alté- » ration dans le pharinx, ni dans le larinx, » peuvent dépendre de l'irritation que les nerfs » de ces parties éprouvent ; laquelle est exci- » tée en eux, médiatement ou immédiatement » par les congestions morbifiques du poumon. » Nous avons eu occasion de faire sur cet » objet quelques remarques qui nous parois- » sent essentielles.

» Madame de Palerne maigrissait depuis » quelque tems ; il lui survint une douleur au » gosier qui fut bientôt suivie d'une extinc- » tion de voix. On dispute sur la cause de cette » maladie ; divers médecins sont appellés ; di- » verses opinions. On s'occupe beaucoup » du mal local, et il ne cède point aux » remèdes. Madame de Palerne meurt » J'assistai à l'ouverture de son corps avec M. Maloët, célèbre médecin de Paris, le 10 septembre 1779. Elle nous apprit qu'il n'y avoit aucune altération apparente dans

____

(1) Année 1780, page 330.

l'organe de la voix , ni dans celui de la déglutition ; mais qu'il y avoit un abcès et des congestions steatomateuses à la sommité du poumon gauche , et dans l'endroit même où se
répandent les principaux rameaux que les
nerfs recurrens de la huitième paire fournissent aux poumons. Voici un autre exemple
qui prouve bien que les altérations des nerfs
recurrens peuvent produire dans la voix tous
les accidens dont nous venons de parler.

Madame Saillant , mère de M. Saillant ,
mon confrère , éprouva une difficulté extrême d'avaler ; sa voix changea singulièrement ; tantôt elle était très-aiguë , tantôt elle
étoit très-grave , elle s'éteignit ; et comme elle
éprouvoit une fièvre des plus aiguës , on la
crut atteinte d'une esquinancie. Un médecin
très-connu lui administra les secours les plus
efficaces contre cette maladie ; mais ils furent
sans succès. Je me convainquis à l'ouverture
du corps , qui fut faite par M. Pichard le 25
décembre 1774 , que les organes de la voix
et de la déglutition étaient dans l'état naturel ,
et qu'il y avoit une grande inflammation dans
la portion du pericarde qui reçoit de nombreuses branches du nerf recurrent gauche.

Je pourrois rapporter plusieurs autres exem-

ples que j'ai recueillis , qui prouveroient également que les nerfs recurrens ont été affectés
dans les personnes qui ont éprouvé des altérations remarquables dans la voix , or cette
affection des nerfs occasionnant des contractions désordonnées dans les muscles de l'organe de la voix , les ligamens de la glotte ,
ou les cordes vocales sont plus ou moins
tendues ; l'ouverture de la glotte est plus ou
moins retrécie , ce qui donne lieu nécessairement aux changemens que les malades éprouvent dans la voix.

C'est par une pareille théorie que M. Ferrein a expliqué autrefois le méchanisme de
la voix naturelle. Elle reçoit un nouveau
degré d'évidence des observations tirées de
l'histoire des maladies ; des mouvemens dé-
réglés et convulsifs des muscles de la voix ,
qui tendent ou relachent les cordes vocales ; ce qui rend la voix ou plus grave ou
plus aiguë , lente , précipitée , entre-coupée ,
enfin ce qui la défigure au point qu'elle ne
ressemble plus à la voix humaine. Les convulsions des muscles du larinx ne doivent pas
nous paroître plus extraordinaires que celles
du muscle releveur de la paupière , maladie
convulsive si commune , ou que celle des

muscles des lèvres , qui occasionne le rire sardonien.

Quelque vraisemblable que cette explication me paroisse , j'ai cru cependant , pour lui donner un nouveau degré de certitude , devoir faire des expériences sur des animaux vivans ; j'ai pensé que je pouvais produire en eux de pareils mouvemens convulsifs dans les muscles de la voix , et seulement en irritant les nerfs recurrens. Le résultat de ces expériences a été conforme à mon opinion (1).

De la difficulté de respirer. La difficulté de respirer , si commune dans toutes les maladies de poitrine , a lieu ordinairement , avec plus ou moins d'intensité dans la phthisie pulmonaire. Il y a cependant à ce sujet des variations qui méritent d'être considérées. On voit des malades qui , dès le commencement de la maladie , souvent avant qu'aucun autre symptôme se soit déclaré , éprouvoient la plus grande difficulté de respirer. Ils ont la respiration courte , bâillent , haussent les épaules pour mieux respirer , et cette difficulté dans la respiration va toujours en augmentant jusqu'à la mort.

____

(1) Voyez , à ce sujet , notre mémoire lu à l'académie des sciences l'année 1780.

D'autres n'ont la respiration gênée que lorsqu'ils se couchent horisontalement dans leur
lit , ayant toujours besoin d'un ou de deux
oreillers pour maintenir leur poitrine élevée.
Quelques - uns peuvent respirer sur les deux
côtés , et ne peuvent rester sur le dos , ce qui
est rare. D'autres ne respirent que sur un côté
seulement , cela est commun. On a remarqué
que des phthisiques se couchoient plus facilement sur le côté malade que sur le côté
sain (1) ; mais il y a à cet égard beaucoup
d'observations dont le résultat a été contraire.
J'ai vu un phthisique qui aimoit à se coucher
sur le ventre pour respirer , disoit il , plus facilement ; la difficulté de respirer est bien
variable dans la phthisie ; la plupart des malades qui en sont atteints se plaignent moins
de suffocation , excepté quelquefois dans les
derniers tems , que cela n'a lieu dans beaucoup d'autres affections de la poitrine , comme
dans l'asthme , dans l'hydropisie de poitrine.
On a vu des phthisiques qui n'éprouvoient

---

(1) Hist. anat. , medic. lib. II , observ. 384—534.
Voyez aussi une observation intéressante de Valsalva ,
rapportée par Morgagni , et extraite par M. Lieutaud.
Livre I. , observ. 258.

de la difficulté de respirer que dans le tems
du frisson fébrile ; bien plus , il y en a
qui n'ont eu aucune gène dans la respiration
pendant tout le tems de la maladie (1) , de
quelque manière qu'ils aient été couchés ; ce
qui mérite d'autant plus d'attention , que plusieurs médecins ont regardé la difficulté de
respirer comme un symptôme caractéristique
de la phthisie pulmonaire.

D'autres, cela n'est pas rare , respirent avec
plus de facilité quand la maladie a fait des
progrès , lorsque la suppuration est formée,
qu'au commencement. Morgagni en rapporte
plusieurs exemples (2). Capper, cité par ce
grand anatomiste, a vu un phthisique dont la
respiration était si embarrassée, qu'il était obligé
de s'incliner au point de mettre sa tête entre
ses genoux pour ne pas suffoquer ; mais cet
état changea quelque tems avant la mort, au
point qu'il respirait dans son lit, couché horisontalement sans oreiller : à l'ouverture du
corps, on trouva ses poumons dans une en-

---

(1) Voyez l'histoire anat. de M. Lieutaud et les observations rapportées ci-dessus dans cet ouvrage.

(2) De sedibus et causis morb., tom. I, epit. de Sputo
sanguinis et puris, epist. XXII, pag. 184.

tière

tière putréfaction ; de pareils exemples ne sont
point rares ; il seroit facile d'en citer d'autres
que notre propre pratique nous a fournis ; je
pourrois même ajouter que quelquefois un pareil changement a été regardé comme favorable. Mais que peut-on espérer lorsque les autres symptômes de la suppuration persistent ?

Ce qui renverse aussi les idées générales ,
c'est qu'on a trouvé quelquefois les poumons
ulcérés du côté sur lequel les malades ne pouvoient se coucher, et qu'ils se couchoient sur
le côté sain , même sans qu'il y eût adhérence
du poumon malade avec la plèvre ; car alors ,
cela eût pu donner lieu à quelques réflexions (1).
Mais fréquemment les phthisiques se couchent
librement et indistinctement de chaque côté (2),
quoique les deux poumons soient pleins de
foyers purulens , ou de concrétions steatomateuses qui auroient suppuré , s'ils avoient

____

(1) Voyez Morgagni, de sed. et causis morb. epist.
XXII , de sput. sang. et puris.

(2) L'observation II , article phthisie scorbutique , ne
prouve pas le contraire. Le malade pouvoit se coucher
sur le côté gauche , quoiqu'il eût le côté droit du poumon
plus ulcéré que le gauche ; mais il avoit la rate énorme-
ment tuméfiée.

H h

vécu plus long-tems (1), pourvu toutefois qu'il n'y eût pas eu d'épanchement dans la poitrine ; car aucune observation ne nous a prouvé qu'alors le malade pût se coucher sur le côté opposé du mal, sur le côté sain.

Ne pourroit-on pas dire que puisque la respiration est d'autant plus libre, que l'air attiré ou poussé, dans le tems de l'inspiration, dans les poumons, les pénètre plus facilement et dans une plus grande étendue? La difficulté de respirer est d'autant plus grande, que des obstacles plus considérables s'opposent à cette libre introduction ; ils seront d'autant plus puissans, qu'ils agiront sur de plus gros vaisseaux aëriens, ou sur un plus grand nombre. De-là vient sans doute qu'on a trouvé de si grandes portions du poumon, éloignées des premières bronches, détruites dans des sujets qui n'avoient éprouvé aucune difficulté de respirer, tandis que celles chez lesquelles on a trouvé des congestions, ulcérées ou non ulcérées, dans les portions du poumon voi-

______

(1) Voyez les observations rapportées ci-dessus, art. de la phthisie scrophuleuse, p. 63.

sines des voies aëriennes, avoient été accompagnées de violentes suffocations.

On comprend, sans le dire, que quoique
l'abcès parut avoir son siége loin des grandes
voies aëriennes, il auroit pu être suivi de
très-grandes difficultés de respirer, si une
partie de ce pus s'y étoit introduite, et en avoit
bouché, obstrué de grosses ramifications. On
comprend que les matières muqueuses, gela-
tineuses ou lymphatiques qui s'accumulent
dans les voies bronchiques, donnent lieu
à des difficultés de respirer extrêmes ; que
d'autres fois, le sang refluant dans les gros
vaisseaux des parties du poumon, même
saines, peut, en les dilatant, s'opposer à la
libre circulation de l'air dans une étendue de
ce viscère plus ou moins grande. Une affection du poumon ne peut-elle pas encore occasionner une irritation plus ou moins vive
des voies aëriennes, telle qu'elles se crispent,
se ressèrent, et que la suffocation en soit le
triste effet ; à l'exemple de ce qui arrive dans
la suffocation par les vapeurs méphitiques,
ainsi que M. *Troia*, célèbre chirurgien de
Naples, l'a pensé, d'après des expériences curieuses qu'il a faites ; ou comme il arrive encore
à ceux qui respirent l'air chargé de quelque

corrosif, par exemple ; de vapeurs arsenica-
les, antimoniales, de l'eau forte, de l'esprit de
nitre, etc.

On voit par-là, pour le résumer en peu de
mots, que le poumon peut être affecté, la
cause existant en lui, 1°. par la compression
des bronches, occasionnée par l'engorgement
des glandes bronchiques et lymphatiques ; par
des épanchemens dans le tissu du poumon
lymphatique ou d'autre nature qui terminent
par l'induration ou par la suppuration ; 2°. par
la réplétion des bronches, soit par l'humeur
qui les lubréfie naturellement, mais dont la
quantité est augmentée par des humeurs qui
s'y extravasent, comme la lymphe, le sang, le
pus ; 3°. par le resserrement spasmodique occasionné par les vapeurs méphitiques, par les
vapeurs arsénicales ou par des humeurs âcres
portées du dehors dans les voies aëriennes,
ou qui s'y sont développées, etc. etc.

Mais si les voies aëriennes peuvent être affectées par ces causes qui ont leur siége
dans les poumons même, elles peuvent l'être
aussi *par des causes qui existent dans des
parties qui en sont plus ou moins éloignées ;*
d'abord, par tous les épanchemens dans la
poitrine, par une mauvaise configuration de

cette cavité , comme cela arrive dans les rachitiques (1); par des tumeurs ou gonflemens survenus dans les parties contenantes de la poitrine, dans les muscles intercostaux, dans la plèvre; par ces mêmes causes, ayant leur siége dans les parties internes du thorax, le médiastin , le cœur , le péricarde , le diaphragme.

La respiration peut être troublée par des causes qui ont leur siége dans le cerveau (2) , dans la moele épinière et dans tout le systéme nerveux, dans les sinus de la face, au col, etc etc., dans le bas-ventre sur-tout , et cela est trésfréquent, car toutes les fois que cette cavité est trop comprimée, comme par les corps serrés chez les jeunes personnes (3) , ou qu'elle est trop remplie, le diaphragme étant alors refoulé dans la poitrine, les poumons en sont plus ou moins comprimés, ce qui doit troubler la respiration ; aussi est elle très embarrassée dans ceux qui ont un épanchement d'eau , ou

---

(1) Voyez article phthisie de naissance , page 54 , et celui phthisie scrophuleuse , page 65.

(2) Obs. de M. Morgagni; de Willis, *de morbis convulsivis*, cap. V , p. 42.

(3) Orthopéd. d'Andry , où l'on trouve plusieurs observations curieuses de ce genre.

de toute autre nature , dans cette cavité ; dans ceux qui ont des tumeurs dans plusieurs ou dans l'un de ses viscères, dans le foie , la rate, le mesentère, le pancréas, la matrice, les ovaires etc. Toutes ces tumeurs peuvent influer sur la respiration, et la troubler plus ou moins. On en trouvera des exemples plus détaillés dans cet ouvrage (1), à l'article des phthisies, dont la première cause paroît avoir existé dans le bas-ventre , et dans d'autres écrits (2). Nous ne parlerons pas ici de la difficulté de respirer, qui a été occasionnée par des douleurs plus ou moins vives des parties éloignées du poumon (3), ni de celle qui a été l'effet des métastases, ou qui a succédé à des éruptions qui avoient disparu, ou à des cautères desséchés etc. Toutes ces causes qui commencent par affecter le poumon, peuvent enfin terminer par occasionner la phthisie.

---

(1) Voyez l'article ci-dessus , p. 429.

(2) Voyez les ouvrages de M. Morgagni , de Lieuteaud , Hist. anat. med. , et notre table , article de la difficulté de respirer. Obs. de M. de Haen sur deux tumeurs sébacées trouvées au-dessus des reins, dans une personne qui est morte de la phthisie. Rat. med. , t. III, pag. 65.

(3) Voyez aussi article phthisie nerveuse , p. 361.

Nous venons d'en dire assez sur cet objet, pour faire comprendre que toute difficulté de respirer n'est point égale, et qu'il faut prendre garde de ne pas confondre celle qui désigne la vraie phthisie avec celle qui ne la caractérise en aucune manière. Elle emporte ce caractère d'évidence des autres symptômes qui l'accompagnent. Comme aussi, si ces symptômes concomitans existent, et que la difficulté de respirer n'ait pas lieu, cela ne suffit pas pour nous tranquilliser sur l'état des poumons.

La phthisie qui se joint aux maladies du foie mérite d'être considérée un peu plus particulièrement, parce qu'elle est plus fréquente, et parce qu'on peut aisément se méprendre sur sa cause première. Il est sûr que les engorgemens du foie et les autres affections qui troublent la sécrétion et même l'excrétion de la bile, peuvent devenir la cause de la phthisie pulmonaire, sur-tout celles qui n'ont pas une marche trop rapide pour faire périr promptement le malade. *Verum quidem est,* dit Morton, *me rarissime quidem phthisim pulmonarem ab ictero accidentali ortam deprehendisse..... siquidem præ atroci colicâ, seu dolore spasmodico et febre acuta..... raro ad-*

modum ægrotum tamdiù superstitem esse con-
tingit (1). Sans doute que si le malade périt
d'une maladie très-aiguë du foie, il n'a pas le
tems de devenir phthisique; mais s'il n'éprouve
que des coliques hépatiques, quoique très-
fortes, pendant un certain tems, qu'il n'est pas
possible de fixer, et qui ne sera peut-être pas
bien long, il peut terminer par être phthisique, et périr promptement de cette maladie
accidentelle, si elle est une fois confirmée.

Le dérangement dans la circulation du sang,
lorsque le foie est malade, détermine l'engorgement du poumon; le foie d'ailleurs,
par son excès de volume, gêne l'action du diaphragme; ajoutez à cela que la bile retenue
dans la masse du sang, peut encore occasionner dans la texture du poumon une affection,
telle que la phthisie en est une suite ordinaire. Il n'est pas permis, sans se plonger dans
des explications vagues, de donner d'ultérieures raisons de cette maladie secondaire; qu'il
suffise de bien savoir que la phthisie pulmonaire est la terminaison fréquente des maladies du foie (2); soit que les coliques hépa-

____

(1) De phthisi icteritiâ, cap. XIII, pag. 131.

(2) C'est ainsi que vient de mourir M. du Tillet, notre
confrère à l'académie des sciences.

tiques ayent lieu ou non (1), avec ou sans jaunisse ; car on sait que celle ci n'a pas lieu dans toutes les obstructions du foie, même très-considérables (2).

Dans cette espèce de phthisie, dont la première cause provient d'une maladie du foie, les premiers symptômes succèdent ordinairement aux douleurs plus ou moins vives et fréquentes dans la région épigastrique, que le vulgaire rapporte si souvent à l'estomac, quoiqu'elles n'y ayent point leur siége (3). Ces malades ont eu, ou ont encore des coliques, des vents ; leur digestion a été long-tems troublée ; ils ont maigri, souvent sans éprouver de la toux, et quelquefois avec une toux sèche ; ils ont la bouche plus ou moins amère et la langue plus ou moins sale ; souvent leur visage et d'autres parties du corps prennent

---

(1) Voyez une observation rapportée par M. Lieutaud, d'une phthisie qui a été précédée de vraies coliques hépatiques. Hist. anat., lib. I, obs. 867.

(2) Voyez les ouvrages de MM. Morgagni et Lieutaud, où cette vérité est établie sur tant de bonnes observations.

(3) Voyez le mémoire de M. Ferrein, académie des sciences, année 1760.

une teinte jaune, et fréquemment ils ont aussi une vraie jaunisse ; leurs excrémens sont alors grisâtres et leurs urines plus ou moins foncées, rouges comme du sang, briquetées et laissant un dépôt noirâtre considérable, ce qui n'arrive pas également dans les autres espèces de phthisie où les urines sont, à certaines époques de la maladie, d'un rouge assez foncé, mais presque sans dépôt. Cette sorte de phthisie secondaire à l'affection du foie est aussi souvent précédée par des hémorroïdes. J'ai suivi des malades qui avoient des évacuations bilieuses fort irrégulières par les selles, qu'on auroit pu prendre pour un dévoiement colliquatif, quoiqu'il ne le fût nullement. Il est bien aisé de se méprendre à cet égard, si l'on oublie de faire attention à l'ordre avec lequel les symptômes de la phthisie proviennent. Le dévoiement colliquatif est ordinairement l'un des derniers ; et quand il y a un dévoiement avant que la fièvre hectique, et d'autres symptômes précurseurs, ayent été bien établis, on doit douter qu'il soit de cette nature ; erreur, sans doute, qui a souvent pu faire croire à des médecins qu'ils avoient guéri des phthisies pulmonaires avec des dévoiemens réputés pour colliquatifs, quoiqu'ils ne fussent que bilieux.

Mais si les affections du foie peuvent réagir en quelque manière sur le poumon, et déterminer la phthisie, ainsi que nous venons de le dire, on peut aussi avancer, et d'après le résultat des observations bien faites, que dans certains cas de la phthisie essentielle, celle qui a sa première cause dans les poumons, le foie peut souffrir au point que ses fonctions soient altérées, que la jaunisse arrive, que le malade éprouve de coliques avec des évacuations irrégulières d'une bile plus ou moins altérée, ou mêlée à d'autres humeurs abdominales, d'où viennent des dévoiemens anomales, bien différens du dévoiement colliquatif, qui arrive, pour ainsi dire, après tous les autres ou avec les derniers symptômes de la maladie, et qui est constant.

Il est difficile de rendre toujours raison de ces alternatives d'action d'un viscère sur l'autre; mais il est essentiel de les observer; celles du poumon et du foie sont quelquefois remarquables; j'ai distingué, par le tact, dans la région du foie de quelques phthisiques un gonflement qui n'étoit pas à beaucoup près toujours également exprimé par sa rénitence ni par son volume; de sorte que je ne doute pas que si l'affection du foie peut être telle,

qu'elle puisse enfin déterminer celle du poumon, et produire la phtisie pulmonaire, l'affection du poumon ne puisse aussi se faire
ressentir au foie d'une manière constante ou
interpolée.

Le gonflement du poumon droit donne lieu
à un refoulement de l'aile droite du diaphragme et à la compression du foie, un épanchement dans la cavité droite de la poitrine détermine encore mieux cet effet, ou bien ces deux
causes peuvent être réunies et le produire
d'une manière plus marquée (1).

Nous allons rapporter à ce sujet quelques
observations qui nous paroissent intéressantes (2), et dont nous avons déja fait part à l'A-
cadémie des Sciences.

Un avocat, d'un tempérament sec et irritable, et qui s'étoit beaucoup livré aux exercices de sa profession, maigrit sans cause apparente, et tombe dans un dégoût des alimens
qu'on ne peut dissiper. Il devient un peu jau-

---

(1) Voyez sur-tout le traité du cœur de M. Senac,
tome II.

(2) Extrait de notre mémoire sur quelques maladies
attribuées au foie, lu à l'académie des sciences et imprimé dans le recueil de l'année 1777, pag. 604.

ne , mais il n'y a ni toux ni douleur à la poitrine. Un médecin qu'il consulte croit le siége
de la maladie dans le foie , et prescrit des remédes qui n'ont aucun effet salutaire. Appellé
en consultation , je crois devoir m'assurer par
le tact de l'état des viscères du bas-ventre ,
je découvre en effet une tumeur vers les fausses côtes droites , et j'en fixe le siége dans le
foie. Je confirme par mon opinion celle du
médecin , et nous prescrivîmes des bains et
des appéritifs plus puissans que ceux qui avoient
été administrés ; cependant la maladie , bien
loin de céder à leur usage , augmenta de jour
en jour ; la fièvre s'alluma , devint continue ,
la respiration fut très-difficile ; il s'établit un
cours de ventre colliquatif , et le malade périt
dans le marasme. On observera qu'il ne se plaignit jamais d'aucune douleur à la poitrine, qu'il
n'y eût point de toux , ni de crachement de
matières purulentes , circonstances qui me
fortifioient dans l'opinion où j'étois sur le siége
de la maladie dans le foie ; je dirai même que
je la croyois si sûre , que je ne fis l'ouverture
du corps que parce que j'étois alors dans l'habitude d'ouvrir , ou de faire ouvrir , autant
qu'on n'y mettoit point d'obstacle, tous ceux
à qui mes soins n'avoient pas pu sauver la vie.

Mais quelle fut ma surprise, lorsque je trouvai le foie dans le meilleur état ; c'étoit dans les poumons que la maladie avoit eu son siége ; ils étoient pleins d'obstructions, formées par une substance scrophuleuse, dont les glandes bronchiques étoient engorgées. Il y avoit dans le poumon droit plusieurs abcès qui communiquoient ensemble, et dont il s'écoula plus d'une demi-bouteille de liqueur purulente. Le volume de ce poumon nous parut si considérable avant de l'ouvrir, qu'il refouloit le diaphragme dans la cavité du bas-ventre, le foie étoit par conséquent plus bas qu'il n'est naturellement, et faisoit au-dessous des fausses côtes droites la saillie qu'on avoit prise pour une grande obstruction.

C'est, sans doute, de cette manière qu'ont été induits en erreur divers médecins qui ont attribué au foie des maladies qui avoient leur siége dans le poumon : la même faute fut commise à Versailles par M. Tronchin, comme nous l'avons dit ailleurs (1). Je me souviens que nous fûmes fort embarrassés, M.

______

(1) Articles précédens, de la toux, du crachement de sang. Voyez aussi notre mémoire sur les maladies du foie, Académie des Sciences 1777, que nous venons de citer.

Bordeu et moi, sur le siége de la maladie dont est mort M. le duc de Chaulnes. Nous distinguâmes par le tact une tumeur sous les fausses côtes droites, que nous primes pendant long-tems pour une obstruction du foie, quoique ce viscère fut dans le meilleur état, ainsi que nous nous en sommes convaincus par l'ouverture du corps.

Les erreurs sont pour nous de véritables leçons, si elles ne nous montrent pas la route qu'il faut suivre, du moins nous font - elles connoître celle qui peut nous égarer. Instruit par mes propres fautes et par celles de plusieurs médecins célèbres, j'ai appris que le foie fait une grande saillie au - dessous des fausses côtes de tous les phthisiques, lorsque le poumon droit est engorgé, et qu'il remonte sous les fausses côtes à proportion que l'engorgement diminue : observation importante. C'est ce dégorgement de l'hypocondre droit qui a souvent concouru à fortifier les médecins dans l'erreur où ils étoient sur le siége de la maladie, qu'ils attribuoient au foie et qu'ils croyoient avoir guérie.

Les apparences ne concourent pas moins à nous égarer sur le fond même des maladies; dans les engorgemens du poumon gauche, on

sent une rénitence au - dessous des fausses
côtes du même côté, produite par la rate qui
est alors refoulée vers le rein ; mais comme
le volume de la rate est moindre que celui du
foie, et qu'elle se trouve plus profondément
enfoncée sous les côtes, la rénitence qu'on
sent au-dessous de l'hypochondre gauche n'est
jamais aussi grande qu'elle l'est du côté droit ;
ce sont des faits que tout le monde peut savoir, mais auxquels il faut faire attention,
pour ne pas attribuer à la rate des altérations qui auroient leur siège dans le poumon
gauche.

Tous les jours on croit sentir, par le tact,
des obstructions dans les hypochondres de ceux
qui ont quelque engorgement des poumons,
ce qui fait qu'on néglige de traiter la maladie
dont ils sont atteints pour traiter celle qui
n'existe pas. Les ouvrages de Baillou, Bonnet,
Morgagni, Lieutaud, font bien connoître ces
erreurs ; mais ces auteurs n'en ont pas fait
connoître la cause par des observations suivies
et bien constatées.

*La bouffissure du visage et l'enflure des
extrémités*, qui sont les derniers symptômes
de la plupart des phthisies, ne sont pas, à
beaucoup près, de la même conséquence lorsqu'elles

qu'elles surviennent à des femmes atteintes d'une cachéxie laiteuse (1), laquelle, jointe à d'autres symptômes communs à la phthisie, pourroit les faire croire dans le dernier période de cette maladie.

Cette enflure est alors plutôt l'effet d'une infiltration de matière laiteuse dans le tissu cellulaire extérieur, que le résultat de la mauvaise disposition du poumon qui ne souffre que secondairement, ce qui doit nous faire porter un prognostic bien moins fâcheux. En pareil cas, l'enflure précéde ordinairement les autres symptômes de la phthisie, au lieu qu'autrement elle leur succède.

On pourroit, pour ainsi dire, porter le même jugement des enflures scorbutiques. Le succès que j'ai eu dans le traitement de Madame du Saillant, qui paroissoit réduite au dernier degré de la phthisie pulmonaire, et qui a été guérie par les anti-scorbutiques, prouve bien ce point de doctrine, s'il n'étoit d'ailleurs confirmé par une multitude de faits

____

(1) Voyez l'article de la phthisie laiteuse, qui contient plusieurs exemples frappans de cette vérité, p. 375.

I i

semblables (1) qu'on pourroit recueillir des médecins praticiens.

On sait, et nous ne le répéterons pas ici, que les enflures du visage et des extrémités varient suivant la position du malade ; qu'il est bouffi du visage lorsqu'il a été long-tems couché, et qu'il l'est davantage des extrémités inférieures s'il a resté long-tems debout, c'est ce que tout le monde sait. Mais cette variation est bien moins remarquable dans les deux circonstances, de cachéxie laiteuse et d'affection scorbutique, que dans les œdematies qui proviennent de la diminution des urines, souvent occasionnées par l'engorgement des parties intérieures, et qui terminent par l'hydropisie avec épanchement dans le bas-ventre, et plus fréquemment dans la poitrine.

On peut voir ce qui a été dit sur cet objet à l'article concernant le résultat des ouvertures du corps, et particulièrement sur l'eau trouvée dans la cavité de la poitrine des phthisiques. On peut voir aussi l'article sur le sang des phthisiques (2), où nous avons donné nos

---

(1) Voyez l'article de la phthisie scorbutique, p. 303.
(2) Plus bas, p. 525.

conjectures sur la cause de l'hydropisie qui leur survient si souvent.

Il en est chez lesquels l'enflure est presque générale avant qu'ils éprouvent aucun symptôme essentiel de la maladie. M. Lieutaud en rapporte un exemple bien remarquable. Un jeune homme de vingt-cinq ans, dit-il, étoit attaqué d'une anasarque depuis plusieurs mois ; il n'y avoit aucune difficulté de respirer, aucune douleur à la poitrine ; ce ne fut que le quinzième jour avant sa mort qu'il eut de la toux et qu'il cracha du sang. On vit par l'ouverture du corps que les poumons étoient en putréfaction ; il y avoit un peu de sérosité épanchée dans les deux cavités de la poitrine ; mais il y en avoit une quantité bien plus grande dans le bas-ventre (1) ; je pourrois rapporter deux exemples d'enflure générale, et un autre avec épanchement dans le bas-ventre, sans aucun symptôme qui eût indiqué la lésion du poumon, lequel cependant fut trouvé rongé par une suppuration abondante avec très-peu d'épanchement d'eau dans la poitrine....

____

(1) Lieutaud, *hist. anat. lib. II, sect. I. observ.* 546. Voyez aussi une autre observation du même genre, rapportée par M. Lieutaud, *lib. II, sect. I*, 365.

Avant d'avoir le visage ou les pieds enflés,
les phthisiques ont souvent des enflures en
d'autres parties du corps. Quelquefois c'est
un pied qui est seulement tuméfié sans que
l'autre le soit , et alors assez souvent le côté
du visage qui lui correspond , et l'extrémité
du même côté supérieure et inférieure se tuméfient , ainsi que toute la moitié correspon-
dante du corps , sans que l'autre côté le soit
en aucune manière. Bien plus , quelquefois
cette enflure se borne à une aisselle , et après
à un seul côté de la poitrine.

Ces enflures irrégulières précédant les symptômes fâcheux de la phthisie, sont occasionnées
par des engorgemens particuliers des viscères,
d'où résulte quelque point de compression sur
tels ou tels vaisseaux sanguins, sur tels ou tels
nerfs, ce qui suffit pour donner lieu à l'enflure
plus ou moins générale. Nous avons plusieurs
fois vu des phthisiques qui avoient la rate
gonflée ; d'autres fois c'étoient des congestions
dans la poitrine, mais hors du poumon, qui occasionnoient ces différences dans les enflures ,
par exemple , dans le médiastin , dans le cœur
même. *Coïter* a cru que l'hydropisie de poitrine avoit plus souvent lieu du côté droit que

du côté gauche (1), et cette opinion a été adoptée par quelques autres anatomistes, mais sans des preuves confirmatives; si cela étoit, ne pourroit-on pas croire que cela provient alors des vices du foie qui sont fréquens dans les phthisiques?

Mais nous répétons que ces sortes d'enflures sont variables dans la phthisie pulmonaire, au lieu que celle des pieds et du visage, plus ou moins prononcée, à la vérité, a toujours lieu dans la phthisie; c'est même ordinairement l'un des derniers symptômes qui surviennent, qu'il y ait épanchement dans la poitrine ou non, avec ou sans obstructions dans les viscères du bas-ventre, avec épanchement ou sans épanchement; enfin quoiqu'il n'y ait que le poumon d'affecté. Cette enflure est un symptôme, pour ainsi dire, essentiel, et dont la cause n'est pas parfaitement connue. N'est-elle pas l'effet d'une altération survenue au sang par la résorbtion de la matière purulente? ce que plusieurs raisons feroient présumer (2), ou est-elle occasionnée par le défaut

_____

(1) Morgagni, *de sed. et caussis morb. t. II, epist. de sputo sanguinis et puris,* pag. 185.

(2) Voyez plus bas, p. 525.

de l'action du poumon ? On seroit encore porté
à le croire, puisque cette enflure a en lieu chez
les phthisiques même, dans les poumons desquels on n'a trouvé aucune trace de suppuration ; sans doute qu'alors les poumons sont
tellement affectés qu'ils ne peuvent plus remplir les fonctions relatives à la sanguification,
ou laisser passer librement dans le sang l'air
qui doit le vivifier. La partie séreuse se séparant de la partie lymphatique, et celle - ci
se séparant aussi plus ou moins de la partie
rouge, il résulte une décomposition du sang ; et
la partie séreuse s'épanche dans le tissu cellulaire des extrémités et les tuméfie.

N'est-ce pas cette même cause qui donne
lieu aux sueurs abondantes et colliquatives qui
surviennent aussi dans les derniers tems de la
phthisie ; les dévoiemens séreux plus ou moins
mêlés de bile, du suc pancréatique, des sucs
gastriques, n'en proviennent-ils pas aussi ? La
source des humeurs étant viciée, ne doivent-
elles pas elles-mêmes être altérées ? elles ne
sont plus propres à la digestion ; de - là des
des coliques, des évacuations fétides, glaireuses, quelquefois sanguinolentes, etc. Y a-t-il
des phthisiques qui soient morts sans avoir
éprouvé ni les sueurs, ni les dévoiemens,

tantôt réunis ensemble , et tantôt presque
alternativement ? Les sujets de ce genre que
l'on pourroit citer , et dans lesquels on a trouvé
les poumons affectés comme dans la phthisie ,
sont morts de quelque accident qui a interrompu le cours de cette maladie , autrement
les sueurs et le dévoiement ont toujours lieu
à la fin de la phtisie , et après que les autres
symptômes ont précédé. Cette observation est
d'autant plus essentielle , que nous avons vu
ces évacuations survenir dans des maladies que
l'on a confondues , sans doute , avec la phthisie , puisqu'elles ont été facilement guéries.
Si l'ordre avec lequel les symptômes surviennent mérite d'être considéré pour le diagnostic , et même pour le traitement des maladies ,
c'est sur-tout dans la phthisie pulmonaire.

ARTICLE II.

OBSERVATIONS

SUR LA DURÉE DE LA PHTHISIE PULMONAIRE.

LES médecins placent ordinairement la phthisie pulmonaire parmi les maladies chroniques, ou parmi celles qui ont une marche longue et dangereuse.

Mais il s'en faut bien que la marche de cette maladie soit la même dans tous les sujets (1); elle est quelquefois si lente, quoique bien confirmée, qu'elle dure des années, c'est ce que tout le monde sait; mais elle est quelquefois si rapide qu'elle a l'apparence d'une maladie de poitrine très-aiguë (2), et comme cet objet

---

(1) Et peut-être dans toutes les saisons. *Nam si autumni tempore ægrotare quis inceperit, verè, aut æstate futura vitam finiet. Aretæi, cap. 4, lib. 1, de pulmonariis, cap. 12.*

(2) C'est sans doute de cette espèce de phthisie dont a voulu parler le célèbre Wintringham, quand il dit qu'elle donne la mort aux malades avant qu'ils puissent s'en croire atteints. Th. Reid, de la phthisie, trad. de M. Dumas, p. 4.

a été peu considéré , nous nous proposons de nous en occuper dans ce moment (1).

Il y a de la différence dans la rapidité ou dans la lenteur de la phthisie , 1° relativement à ses espèces ; 2° relativement à l'âge du malade ; 3° par rapport à divers accidens qui peuvent survenir.

Les phtisies scorbutiques , scrophuleuses , calculeuses , rhumatismales , goutteuses , durent en général le plus long-tems.

Les phthisies exanthématiques , ou celles qui succèdent à des éruptions , ont une marche plus rapide.

Celles qui surviennent après des suppressions sanguines , comme saignemens de nez , hémorroïdes et autres , sont les plus promptement mortelles. On doit placer dans la même classe les phthisies des jeunes personnes chez lesquelles quelque flux sanguin ne peut avoir lieu par quelque cause particulière qui s'y oppose.

---

(1) Voyez Morton à ce sujet , *de differentiis phthiseos* , cap. 5 , qui rapporte quelques exemples de phthisies aiguës , mais qu'il indique plutôt qu'il ne détaille ; ce qu'il a écrit sur cette matière nous a paru suffisant pour nous déterminer à nous en occuper encore.

En général on peut établir, que plus les sujets atteints de phthisie sont pléthoriques, et plutôt ils sont morts. La rapidité de cette maladie est d'autant plus grande qu'ils sont jeunes.

Les observations que nous allons rapporter prouveront ces divers points de doctrine.

Madame d'Azy mourut d'une phthisie scorbutique à la Chaussée d'Antin, en 1779, à l'âge de soixante-trois ans ; je l'ai traitée plusieurs années, tantôt seul, tantôt avec MM. Pome, Guindant et Charles le Roi ; il y avoit plus de vingt ans que cette dame crachoit du sang à diverses périodes ; qu'elle avoit de fréquentes quintes de toux ; qu'elle crachoit des matières puriformes, et qu'elle avoit par fois de la fièvre ; son corps étoit couvert de taches plus ou moins foncées ; ses gencives fongueuses, toujours saignantes ; et depuis plusieurs années elle étoit d'une maigreur extrême. Elle avoit fréquemment le dévoiement ; enfin ses jambes et ses mains s'enflèrent : elle eut des sueurs colliquatives avec une extinction totale de la voix, et elle périt.

Le sieur Paillard, horloger, demeurant à l'Abbaye Saint-Germain, est parvenu à l'âge de soixante-quinze ans, quoiqu'il fut atteint depuis longues années de tous les symptômes de la phthisie scorbutique ; il a vécu au moins deux ans dans sa chambre , ayant eu plusieurs fois les derniers symptômes apparens de la phthisie ; son corps étoit couvert de taches noirâtres ; ses gencives spongieuses , gonflées ; sa langue épaisse et toujours d'un rouge très-foncé , ainsi que les amygdales et la luette ; elles laissoient couler un sang noirâtre et fétide.

Plusieurs personnes que j'ai soignées ont péri de ce genre de phthisie , très-âgées , et après avoir éprouvé plusieurs années les symptômes qui la caractérisent.

En ce moment même je donne mes soins à quelques-uns qui sont parvenus avec cette maladie à l'âge le plus avancé , entre autres à la veuve d'un de nos plus grands médecins , M. Senac ; elle a près de quatre-vingt dix ans , quoiqu'elle éprouve depuis plus de trente ans les symptômes caractéristiques de la phthisie , et qu'elle ait paru plusieurs fois réduite au dernier état.

Ainsi d'après ces faits , et d'autres qui sont bien connus des médecins , je ne doute pas que la phthisie scorbutique ne soit celle qui parcourt ses périodes le plus lentement ; et

d'autant plus que survenant plus communément aux personnes qui ont passé le tems de
la vie, qu'on peut appeller celui de la vigueur,
la phthisie a alors une marche infiniment plus
lente.

Celle qui provient d'un vice scrophuleux
enlève des sujets de tous les âges; mais elle
a toujours une marche bien plus rapide que
celle dont nous venons de parler; elle peut
venir de naissance, et alors il est une époque de la vie, depuis quinze jusqu'à trente-
cinq ans, à laquelle elle est souvent mortelle : nous l'avons prouvé par les observations
que nous avons rapportées dans notre mémoire imprimé dans le volume de l'Académie
des Sciences, année 1782.

Mais lorsque les personnes, qui portent en
elles un vice scrophuleux, ne sont pas mortes
de la phthisie pulmonaire avant l'âge de trente-
cinq ans, ce vice peut ensuite se développer
fort tard, et alors la phthisie pulmonaire a une
marche d'autant moins-rapide que la personne
qui en est atteinte est plus âgée.

Combien de pères et mères sont morts de
la phthisie scrophuleuse dans un âge avancé,
après avoir perdu long-tems auparavant tous
leurs enfans de la même maladie. On a vu

précédemment (1) que Madame de Gisors est morte d'une phthisie pulmonaire plusieurs années avant Madame de Nivernois, sa mère, qui a péri de la même maladie.

Une femme, dont il est question dans les mélanges des curieux de la nature, perdit successivement plusieurs enfans de la phthisie pulmonaire scrophuleuse; on ne pouvoit la croire d'origine, puisqu'elle et son mari jouissant de la meilleure santé; elle étoit même très grasse, cependant elle maigrit environ un an après avoir perdu son dernier enfant, et étant alors âgée de quarante-six ans; il lui survint des engorgemens glanduleux au col, aux aisselles et en d'autres parties du corps; elle finit par périr d'une vraie phthisie scrophuleuse, à l'âge de cinquante-un ans; on pourroit citer beaucoup d'autres exemples de ce genre; on pourroit encore avancer que plusieurs personnes n'ont échappé à la phthisie scrophuleuse ou essentielle, que parce qu'elles ont péri d'une autre maladie; combien n'a-t-on pas trouvé, et n'avons-nous pas trouvé nous-mêmes des congestions scrophu-

---

(1) De la phthisie de naissance, obs. III, p. 16 et 46.

leuses dans le poulmon des personnes mortes
de maladies aiguës, et qui auroient vraisemblablement terminé par la suppuration, si elles
avoient vécu plus long-tems (1).

Les rhumatismes et la goutte surviennent
rarement aux jeunes gens ; les personnes d'un
certain âge y sont fort sujettes, et à la phthisie
qui leur succède (2), comme Musgrave, Morton
et beaucoup d'autres praticiens l'ont remarqué. Dans cette espèce de phthisie, les poumons sont remplis d'une humeur tophacée,
qui termine plutôt en une espèce de fonte de
liquamen, qu'en une vraie suppuration ; mais
qui entraîne également la destruction du parenchyme du poulmon.

La marche de cette espèce de phthisie est
presque toujours très-lente ; cela est bien
prouvé par les observations que les médecins
ont rapporté, et par-celles que nous avons
recueillies.

M. de Chalabre, auquel j'ai donné des
soins (3), devint phthisique après avoir

---

(1) De la phthisie de naissance, obs. V, p. 24.
(2) Phthisie arthrit. et rhum. p. 276.
(3) Voyez le détail de cette observation, art. phthisie
rhumatismale, obs. VI, p. 262.

éprouvé pendant long-tems des douleurs rhumatismales qui erroient en diverses parties du corps ; il se crut guéri à la suite d'un long traitement ; mais la toux, l'oppression, des crachemens de sang survinrent, et le malade fut dans l'état de la phthisie la mieux caractérisée, et qui eut la marche la plus lente.

M. de Fenouil éprouva aussi des crachemens de sang, après avoir long-tems souffert des accès de goutte. Il en parut miraculeusement guéri ; cependant, quatre ans après, il périt d'une maladie extraordinaire. On ne trouva pas en lui de traces du poumon droit (1).

La phthisie qui succède à la goutte et au rhumatisme, a pour l'ordinaire une marche bien différente de celle qui est la suite de quelque éruption rentrée, ou qui s'est jettée sur les poumons, comme celle qui succède aux dartres, à la sueur scarlatine, à la rougeole et à la petite vérole ; cette espèce de phthisie parcourt quelquefois ses périodes avec tant

---

(1) Voyez ce qui a été dit sur cette observation bien curieuse, article de la phthisie rhumatismale, obs. IV, p. 255.

de rapidité, qu'on pourroit la méconnoître et
la prendre pour une maladie de poitrine aiguë (1); cependant on ne peut la confondre avec
elle, si on compare les symptômes de ces maladies; car indépendamment de ceux qui leur
sont communs, quelque prompte que soit la
marche de la phthisie pulmonaire, elle est
toujours caractérisée par les sueurs copieuses
et la diarrhée; par l'enflure des extrémités, qui
n'arrive pas d'une manière du moins aussi remarquable, et à la-fois, dans les autres maladies aiguës de la poitrine, etc.

Quelquefois ce sont d'autres circonstances
nullement dépendantes des causes qui ont produit la phthisie qui rendent son cours très-
rapide. Les jeunes gens en périssent bien
plutôt que les personnes âgées; à peine les
premiers symptômes sont-ils développés, qu'on
voit les autres survenir presque sans interruption; on pourroit dire que les personnes qui
sont atteintes de cette maladie en meurent
d'autant plus vite qu'elles sont jeunes; n'est-ce
pas qu'étant plus sanguines, et que la circulation étant chez elles plus rapide, la suppuration se fait alors plus vite que dans ceux

----

(1) Voyez les articles II, p. 99, et III, p. 155.

qui sont dans des dispositions contraires,
comme dans les vieillards (1).

Quoi qu'il en soit, j'ai vu plusieurs personnes
mourir de la phthisie si vite, qu'on croyoit
qu'elles étoient péries d'une maladie aiguë.
Je n'en rapporterai que deux ou trois exemples, en ayant rapporté tant d'autres précédemment.

Une jeune fille, Mademoiselle Dupont, avoit
joui d'une bonne santé jusqu'à l'âge de treize
ans ; elle eut une légère toux qui fut négligée,
sa respiration étoit aussi par fois un peu laborieuse et son visage étoit bouffi ; mais ces symptômes étoient si peu prononcés, qu'on n'y fit
aucune attention, et que la jeune malade resta
quelque tems sans faire de remèdes. Il y eut
un peu de sang dans les crachats : c'est alors
que je fus appellé ; je conseillai une saignée
du pied, le crachement de sang n'eut plus lieu ;
mais la difficulté de respirer augmenta ; la fièvre devint continue, avec des redoublemens
bien marqués tous les soirs ; elle terminoit le

---

(1) Voyez sur-tout les exemples des enfans morts
phthisiques avant leurs pères et mères, également morts
de la phthisie pulmonaire, art. phthisie d'origine, p. 13.
Voyez l'article phthisie scorbutique, p. 303.

K k

matin par une sueur très-copieuse : en peu de
jours le dévoiement survint ; il parut d'abord
bilieux, bientôt purement séreux, et en six ou
sept jours il fut colliquatif ; la jeune malade
maigrit à vue d'œil, cracha des matières puriformes ; elle eut une extinction de voix complette, les jambes et les mains s'enflèrent ; et
cet enfant périt dans une trentaine de jours,
après avoir éprouvé tous les symptômes de la
phthisie pulmonaire.

On trouva les poumons adhérens à la plèvre en divers endroits ; ils étoient pleins de
concrétions stéatomateuses, dont les unes
étoient rougeâtres, d'autres blanchâtres, et
quelques-unes étoient pleines de pus ; il y
avoit aussi dans les poulmons quelques excavations qui étoient autant de foyers purulens.
Le mésentère étoit plein de concrétions stéatomateuses ; ce qui parut d'autant plus étonnant, que la jeune personne n'étoit pas bien
maigre avant de tomber malade, et que c'est
moins à ces concrétions du mésentère, qu'à
la maladie du poumon, qu'on peut attribuer
la maigreur et les autres symptômes qui ont
eu une marche si rapide.

La phthisie dont est morte Madame de
Pienne a été bien plus précipitée ; elle n'a pas

eu l'apparence de durer plus de dix à douze jours, ce qui pouvoit en imposer bien davantage ; aussi n'a-t-on pas manqué de donner divers noms à cette maladie, et de me blâmer d'avoir avancé qu'une phthisie pulmonaire ait pu être si promptement mortelle.

Je fus appellé pour voir madame de Pienne (le 15 du mois d'avril 1790) ; elle sortoit encore tous les jours , quoiqu'elle eut depuis quelque tems une toux légère , mais continuelle , avec une expectoration copieuse : elle dépérissoit à vue d'œil, et il fallut beaucoup de détours de la part de ses parens pour lui faire voir un médecin. Je lui trouvai de la fièvre avec une chaleur âcre à la peau ; elle avoit de l'enflure aux pieds et aux mains, et un peu de bouffissure au visage ; ce qui la faisoit paroître moins maigre aux yeux du monde, qui ne la croyoit pas même malade. Je la fis coucher sur son lit, pour m'assurer, par le tact, s'il n'y avait pas quelque engorgement dans les viscères du bas-ventre, que je trouvai en bon état, à l'exception du foie, qui me parut un peu plus volumineux et plus saillant qu'il n'est ordinairement ; sa respiration étoit génée , et elle devint dans peu laborieuse. La fièvre

K k 2

étoit continue, et même avec des redoublemens : la langue se chargea un peu ; il survint
à la malade de légères douleurs de colique,
qui furent suivies de quelques excrétions jaunâtres ; elles devinrent noires et pleines de
flocons, comme de la suie de cheminée ;
les crachats furent par fois chargés de cette
même matière, mais du reste jaunes, fétides,
puriformes. Cependant le pouls s'affoiblit et
devient très-irrégulier ; les yeux sont fixes, la
pupille se dilate considérablement, la difficulté de respirer devient extrême, et la jeune
malade meurt, à peine âgée de vingt-un ans,
laissant sa famille dans la plus vive afflic-
tion, et regrettée de tous ceux qui l'avoient
connue.

Comme on avait eu dans le monde diverses
opinions sur cette maladie, et que les Médecins, même certains, qui n'avoient pas vu la
malade, n'avoient pas craint de hasarder la
leur, et de plus, désirant de savoir si je ne
m'étois pas trompé en établissant le siège de
cette maladie dans le poumon, je sollicitai les
parens pour qu'il fissent faire l'ouverture du
corps, à quoi ils consentirent d'autant plus
volontiers, qu'elle pouvoit intéresser trois
enfans que cette dame laissoit. Elle fut faite

par MM. Dufouard l'aîné, Rouland, Portal, Chandon, le Comte, et j'y assistai avec M. Brunhier.

Voici ce que l'on a trouvé, 1°. le visage et les extrémités gonflées et le corps extrêmement maigre.

2°. A l'ouverture du crâne, il s'est écoulé environ un verre de sérosité; le tissu du cerveau étoit infiltré, et il y avoit dans les ventricules de ce viscére deux cuillerées d'eau; le plexus choroïde étoit très-pâle.

3°. La poitrine contenoit une certaine quantité d'eau épanchée; les poumons étoient pleins de tubercules stéatomateux durs, blanchâtres, d'autres grisâtres; plusieurs étoient dans une véritable suppuration; le poumon gauche étoit encore plus affecté, il étoit adhérent à la plèvre dans presque toute son étendue, contenant plusieurs foyers, pleins d'une suppuration ichoreuse.

4°. Le péricarde contenoit un grand verre d'eau, et le cœur étoit plus flasque qu'il n'est ordinairement.

5°. A l'ouverture du bas - ventre, il s'est écoulé un peu d'eau; le foie étoit plus volumineux et moins coloré qu'on ne le trouve ordinairement; la vésicule du fiel étoit très-

pleine d'une bile noirâtre, l'estomac extraordinairement rempli, et repoussé vers la région inférieure du bas-ventre ; ce qui pouvoit être occasionné par l'excès de volume
du foie.

Les autres viscères du bas-ventre étoient en
bon état.

Les observations que nous venons de rapporter, prouvent assez que la phthisie pulmonaire a une marche plus ou moins rapide,
et quelquefois celle d'une maladie aiguë ; mais
ayant toujours un caractère suffisamment exprimé pour la faire distinguer des autres maladies, ce qu'il est nécessaire d'observer, tant
pour prescrire les remèdes qui peuvent être
indiqués, que pour éviter ceux qui pourroient
être contraires, et encore pour porter un juste
prognostic de la maladie, par lequel le public
juge, et avec raison, des lumières du médecin.

Ce n'est pas que les phthisiques ne soient
sujets comme les autres, et peut-être un peu
plus, à l'inflammation de la poitrine, et alors
elle accélère la perte du malade.

A l'ouverture du corps de quelques personnes qui avoient ainsi péri, nous avons trouvé
des concrétions stéatomateuses dans le pou-

mon, qui auroient terminé par la suppuration,
si elles avoient vécu plus long-tems.

La fièvre putride survenue à quelques personnes disposées à la phthisie, en a quelquefois singulièrement accéléré les progrès : j'en
ai recueilli des exemples. Madame Varé est
morte ainsi dans le mois de Janvier de cette
année. L'ouverture du corps a été faite par
MM. Forestier et Salmade. Indépendamment
des affections des poumons, ordinaires aux
phthisiques, on a trouvé les viscères du bas-
ventre, et sur-tout le foie, très - enflammé,
et atteint de suppuration.

Il arrive encore, chez les phthisiques, d'autres accidens qui peuvent les faire périr avant
qu'ils soient parvenus aux derniers termes de
leur maladie, lors même que le médecin s'y
attend le moins, tels sont les hémoptysies,
les grands épanchemens de pus dans les bronches, l'hydropisie de poitrine.

Le poumon étant obstrué, le sang y circule
avec d'autant plus de difficulté, que cette obstruction est considérable. Il ne passe plus dans
divers petits vaisseaux, reflue dans les plus
considérables, s'y accumule, et s'il les rompt,
les hémorragies peuvent être énormes, telle
qu'une infinité de malades en ont subitemen

péri, ainsi que tous les praticiens l'ont son-
vent observé. Qu'on lise les œuvres de Morgagni (1), de Lieutaud (2), et celles de bien d'autres
médecins célèbres, et l'on se convaincra que
plusieurs personnes qui sont mortes subitement, à peine éprouvant les premiers symptômes de la phthisie, ont été suffoquées par
la rupture de quelque abcès, dont la matière
s'est subitement épanchée dans les bronches ; chez elles on a trouvé le reste du poumon dans un tel état, qu'elles eussent encore
pu vivre long-tems avant de périr par les derniers effets de la phthisie.

On ne peut précisément dire jusqu'à quel
point les poumons peuvent être détruits ou altérés avant la mort; nous avons vu précédemment que M. de Fenouil a vraisemblablement
long-tems vécu et dans la meilleure santé,
quoiqu'il manquât entièrement du poumon
droit, et qu'il a vécu encore, à la vérité, dans
un état de maladie, quoiqu'il eut une très-
grande portion du poumon gauche obstruée
ou en suppuration.

Une femme, âgée de quarante ans, étoit,

---

(1) *De sed et causis morbor.*, *epist. XVII.*

(2) Hist. anat., page 11, obs. 390, *et alibi.*

depuis neuf mois , atteinte de la phthisie pulmonaire ; elle ne pouvoit se coucher sur le côté droit qu'avec beaucoup de difficulté. Cependant elle supportoit son état sans une extrême violence, lorsqu'elle mourut tout d'un coup , et au moment où on s'y attendoit le moins.

A l'ouverture du corps , on trouva le poumon droit presqu'entièrement détruit par la suppuration. A peine restoit-il quelque portion des bronches; il y avoit à la place une grande quantité de matière sordide , et qui étoit épanchée dans le côté droit de la poitrine (1).

Une infinité d'autres exemples que nous avons recueillis et qui ont aussi été observés par les anatomistes , prouvent que dans certains sujets la vie se soutient presque jusqu'à la dernière destruction du poumon , tandis que dans d'autres que l'on a ouvert, on n'en a trouvé qu'une très-petite portion d'affectée

---

(1) *Non nulli ex his celerius suffocati sunt quam aliquid deterius omne corpus invaserit ; non nullis verè in hydropem circa ilia, aut in eum qui anasarca dicitur morbus iste mutatur, ac desinit. Aretæus, de pulmonariis, lib. I, cap. XII.*

on détruite ; ce qui s'explique quand on considère qu'alors ceux-ci ont péri des accidens, et non de la phthisie elle-même.

L'hydropisie de poitrine est encore un accident fréquent qui fait périr les phthisiques au moment où l'on pourroit croire qu'ils ont long-tems à vivre (1), soit par rapport à leurs forces qui ne sont pas détruites, soit parce qu'ils ne sont pas bien maigris, soit enfin parce que les symptômes de leur maladie paroissent forts légers.

Les médecins savent sans doute que les morts subites sont souvent occasionnées par l'hydropisie de poitrine, sans avoir été annocées par aucun signe apparent ; mais chez les phthisiques, elle arrive si souvent qu'on doit en être bien moins étonné.

Elle a eu lieu dans plusieurs personnes atteintes de cette maladie, avant que leurs poumons fussent considérablement altérés, et qui eussent pu vivre encore bien long-tems avant de finir par la phthisie ; c'est ce que les ouvertures du corps m'ont souvent prouvé, ainsi

---

(1) Histor. anatom. med., lib. II, obs. 390, de M. Lieutaud.

qu'à tant de célèbres anatomistes, dont on peut consulter les ouvrages avec beaucoup d'avantage.

Il résulte des observations rapportées, 1°. que la phthisie pulmonaire a quelquefois une marche extrêmement lente, et que d'autrefois elle paroît aussi rapide qu'une maladie aiguë de poitrine.

2°. Que la lenteur ou la précipitation dans les symptômes peuvent tenir à diverses circonstances, relativement à l'âge et à la nature de la maladie.

3°. Que les phthisiques sont sujets à des accidens qui peuvent les faire promptement périr et les soustraires ainsi à la mort lente à laquelle ils étoient destinés.

On pourroit encore ajouter aux causes accidentelles qui peuvent faire périr les phthisiques, les erreurs dans le régime, et celles d'un mauvais traitement, comme des purgatifs et autres remèdes donnés hors de propos, l'omission des saignées, lorsqu'elles sont indiquées, ect. ect.

On trouveroit dans les auteurs une infinité d'observations, dont le résultat seroit peut-être le même que celles que nous avons rapportées;

mais il falloit les rapprocher, les examiner, les discuter; d'ailleurs, quelque confiance que nous ayons en eux, elle n'est, ni ne doit être telle, que nous n'aimions encore mieux voir par nous même que de nous en rapporter à leur autorité, s'il est vrai qu'en matière de physique, il n'est pas d'objet qui ne gagne encore à être revu; cela est bien plus certain dans la science de l'anatomie médicinale, qui est si importante et qui a été si peu cultivée.

ARTICLE III.

OBSERVATIONS

Sur le sang des Phthisiques.

S'il est difficile de déterminer les véritables altérations auxquelles les solides sont exposés, il l'est bien plus de faire connoître celles auxquelles les humeurs en général, et le sang en particulier, sont sujettes dans diverses maladies.

Le sang des phthisiques offrant des différences notables dans les divers tems de la maladie, soit pour sa quantité, soit pour ses qualités, il nous a paru essentiel de le considérer, d'autant plus que les auteurs ont singulièrement varié à cet égard.

Quelques-uns ont pensé que la suppuration du poumon étoit toujours la suite, sinon d'une pléthore générale, du moins d'une pléthore locale.

Fernel, ce célèbre médecin de la faculté de Paris, soutient cette doctrine, et il recommande, en conséquence, l'usage de la saignée, non-seulement au commencement de la maladie, mais même pendant son accroissement. *Increscente morbo, cum opus esse videtur, repetetur venæ sectio* (1).

Ernest-Stahl étoit si persuadé qu'il y a dans la phthisie une pléthore dans les vaisseaux sanguins, qu'il la regarde comme la principale cause de la maladie, et qu'il dit que la plupart des phthisies viennent à la suite des suppressions de quelque hémorragie, comme des saignemens du nez, du crachement de sang habituel, du flux hémorroïdal ancien, ou des règles qui sont supprimées (2).

Sydenham, ce grand médecin d'Angleterre, trouvoit, chez les phthisiques, tous les signes caractéristiques de la phthisie sanguine, ce qui l'a déterminé de conseiller la saignée (3). Il observe que la phthisie survient souvent aux jeunes gens qui sont habitués à cracher du sang, lequel abonde, dit-il, en particules âcres et chaudes.

On pourroit citer, parmi les auteurs qui soutiennent qu'il y a chez les phthisiques une plé-

(1) Pathol, lib. V, chap. X, pag. 458, obs. Plater.
(2) De phthisiologia, 1704.
(3) *Processus integri, in omnibus morbis*, p. 428.

thore bien confirmée, sur-tout au commencement de la maladie, les écrivains les plus
graves et les praticiens principalement ; mais
aussi en trouve-t on qui ont une opinion contraire, et dont l'autorité n'est pas moins recommandable. Suivant Tozzi, médecin célèbre
d'Italie, les phthisiques ont si peu de sang,
qu'ils ont à peine celui qui est nécessaire pour
soutenir la circulation. *Ut iis solum arteriis
et venis superfuerit, qui vix circulationi ejusdem satis foret, reliquo penitus exhausto* (1).

M. Lieutaud étoit aussi tellement convaincu
que chez les phthisiques il y avoit plutôt une diminution qu'une surabondance de sang, même
dans cette espèce, qui provient, dit-il, d'une
inflammation des tubercules, qu'il s'élevoit
fortement contre l'opinion de ceux qui recommandent la saignée. Ce médecin n'a pas craint
de dire qu'alors même les saignées étoient si
funestes, qu'il a vu périr plusieurs personnes
sur lesquelles on les avoient pratiquées. *Ad
œthereas sedes properasse ægros pluries vidisse
memini* (2).

---

(1) *Comment. in Hippocrat. lib. VII, aphor. I.*
Voyez aussi Morgagni. *De sed. et caus. morbor.
epist. XXII, art. XX.*
(2) *Synopsis de morbis pectoris, lib. I, sect. II, p. 211.*

Un autre médecin, qui a joui parmi les anatomistes, de quelque célébrité, *Knoblochius*,
attribuoit la cause du marasme qui survient
dans la phthisie au défaut de sang. *Ex sangui-*
nis, tanquam pabuli, defectu totius corporis
tabes sequitur (1). Cette opinion a été adoptée
par une suite nombreuse d'écrivains. On voit
par-là combien on a varié sur le même point
de doctrine; ce qui a dû nécessairement influer sur le traitement que l'on a prescrit. On
n'a pas même été d'accord au sujet du sang
des cadavres des personnes mortes de la phthisie, qu'on a ouvert, les observations ayant
souvent présenté des résultats différens; mais
plus souvent encore a-t-on adopté une opinion sans avoir consulté la nature.

Thomas Bartholin a ouvert le corps d'une
personne morte de la phthisie pulmonaire, et
il ne trouva aucune goutte de sang dans les
vaisseaux, ni même dans le cœur (2).

Ce résultat est bien différent de celui que
les plus grands anatomistes ont déduit de leurs
observations, et qui prouvent qu'on trouve sou-

---

(1) *Append. physic. disput. anat.* 227.

(2) Collect. acad., tom. VII, pag. 351.

vent,

vent, chez les phthisiques, une quantité plus ou moins considérable de sang et dans le cœur et dans les vaisseaux.

On lit, dans les éphémérides des curieux de la nature, qu'en disséquant le corps d'une femme morte phthisique, et qui étoit si maigre, que sa peau étoit collée sur les os, on trouva ses vaisseaux pleins de sang, et principalement ceux du poumon. D'autres observations, rapportées dans le même recueil, et dont les auteurs sont très-connus, prouvent qu'il y a souvent beaucoup de sang dans les cadavres des phthisiques, soit dans leurs vaisseaux en général, soit dans quelques-uns seulement (1).

Suivant M. de Haller, les phthisiques ont beaucoup de sang dans leurs vaisseaux pendant les divers tems de leur maladie, et on en trouve aussi beaucoup à l'ouverture de leur corps. (2)

J'ai cru devoir diriger mes recherches sur cette question, elle me paroissoit curieuse et intéressante ; à cet effet, j'ai considéré les phthisiques avant qu'ils éprouvassent les pre-

____

(1) Tome I, Collect. Acad. Obs. 173, livre 10.
(2) *Elemens. physiol.*, tome III.

miers symptômes de leur maladie, lorsqu'ils ont été au premier dégré, lorsque la maladie a été confirmée, et lorsque, comme les médecins le disent, elle a été dans le dernier dégré; enfin j'ai fait à ce sujet plusieurs ouvertures de corps.

Les phthisiques éprouvent presque tous des hémorragies, soit du nez, soit par les veines hémorroïdales, et plus fréquemment encore, ils ont des vraies hémoptysies.

Ce qui sembleroit d'abord annoncer en eux une quantité excédente de sang, mais l'on en sera encore plus persuadé, quand on considérera la rougeur, souvent habituelle, de leur visage, de la région de la pomette; particulièrement, quand on tâtera leur pouls, qui est dur, plein, et comme on l'a dit, rebondissant; leurs yeux sont saillans et luisans, comme sont ceux dont les vaisseaux sont très-pleins de sang; ils éprouvent une chaleur âcre, qu'on reconnoît en portant la main sur la surface de leur peau, et l'on voit, quand on considère l'habitude extérieure de leur corps, qu'ils ont les veines plus gonflées que les personnes qui ont beaucoap de sang, soit qu'on examine les veines jugulaires qui font une saillie, en soulevant singulièrement la peau

du col, soit qu'on considère les veines extérieures du corps, qui sont gorgées de sang.

Mais ces apparences de pléthore ne sont-elles
pas souvent trompeuses ? Il est certain que si
l'on établit que dans la phthisie essentielle,
souvent avant aucun des symptômes énoncés
se manifeste, les poumons sont engorgés, flé-
tris, desséchés, de la manière qu'il a été constaté par l'ouverture de tant de corps ; il n'est
pas étonnant que, sans augmentation réelle de
sang, les hémorragies, le gonflement des vaisseaux extérieurs, et la plénitude du pouls surviennent.

Le sang ne pouvant circuler librement dans
le poumon, qui ne lui est plus également per-
méable, se ramasse dans l'oreillette droite du
cœur, dans les veines caves, et de proche en
proche, dans les jugulaires ; ce qui détermine
bientôt l'engorgement des autres vaisseaux.

Les poumons font une espèce de ligature,
qui donne lieu à une gêne insurmontable de
la circulation, et ce qui le prouve, c'est que
chez eux, dans le tems de l'inspiration, les
veines jugulaires ne se dégorgent jamais aussi
complettement que chez les personnes dont
les poumons peuvent amplement se développer dans la poitrine.

Souvent , pour m'assurer s'il y avoit de la géne dans la circulation du poumon, j'ai conseillé à ces malades de faire une grande inspiration, et je n'ai pas craint de regarder les poumons comme engorgés, lorsque je n'ai pas vû les veines jugulaires se désenfler pendant l'inspiration , ce qui ne m'a point trompé.

Les engorgemens du poumon occasionnent le gonflement des veines jugulaires, et celui des veines qui leurs correspondent , comme les engorgemens du foie , produisent les hémorroïdes ; de-là sans doute une pléthore locale , qu'il ne faut pas confondre avec l'augmentation réelle de la masse du sang.

Mais ce qui prouve de plus en plus mon opinion , c'est que la rougeur du visage , le gonflement des vaisseaux et la chaleur , augmentent presque jusqu'au dernier moment de la vie , et non - seulement aux extrémités supérieures , mais même aux extrémités inférieures , et qu'à l'ouverture du corps , on ne trouve quelquefois que très-peu de sang.

Combien de fois n'ai-je pas vu de malheureux phthisiques qui avoient, dans les derniers momens de la vie , les veines du col , celles du visage et celles des extrémités si gonflées par le sang , qu'elles paroissoient variqueuses ; venoient-ils à mourir, on ne trouvoit presque plus de sang dans leurs vaisseaux, pas même dans les veines caves, ni dans le ventricule droit du cœur, ni dans l'oreillette qui lui correspond.

Dans cette maladie, les vaisseaux paroissent quelquefois aussi pleins que dans ceux qui éprouvent l'apoplexie sanguine la plus manifeste, et chez lesquels on trouve après la mort, je ne dis pas les vaisseaux du cerveau, mais même tous ceux du corps humain, pleins de sang.

Ne confondons donc point la pléthore de quelques vaisseaux, occasionnée par l'engorgement des poumons avec la pléthore réelle, et n'épuisons pas les malades par des saignées copieuses et souvent répétées.

Ce n'est pas que je blâme de recourir quelquefois à la saignée ; il peut y avoir une surabondance générale de sang, et alors elle est indispensable ; elle peut être encore nécessaire pour opérer un dégorgement local, et l'on tomberoit dans un inconvénient bien funeste, si l'on n'y recouroit pas, en pareils cas, au commencement de la maladie. Combien de phthisies n'a-t-on pas prévenues par les saignées ? Nous pourrions en rapporter des exemples, recueillis par MM. Morgagni, Lieutaud, Haller, et longtems auparavant, par les grands praticiens,

Fernel, Sydenham, que nous avons déjà cités.

Mais ces saignées ne peuvent jamais être utiles qu'au commencement de la maladie, et ordinairement plutôt comme préservatives que comme curatives.

Car il paroît que lorsque la maladie est confirmée, le sang diminue bien vite ; il est incroyable combien peu de sang on trouve dans les corps de ceux qui en ont péri.

Je pourrois rapporter ici le résultat d'un très - grand nombre d'ouvertures, qui prouveroit qu'on a à peine trouvé quelques grumeaux de sang dans le corps des phthisiques ; il semble qu'ils n'avoient cessé de vivre que lorsque leur sang avoit été détruit, ou, si l'on veut, que leur vie n'avoit été prolongée que pour que leur sang fût consumé. Il est cependant vrai que dans des sujets que j'ai ouverts, où à l'ouverture desquels j'ai assisté, on a trouvé quelque médiocre quantité de sang dans les gros vaisseaux, et plus souvent dans le côté droit du cœur ; mais c'est toujours dans ceux qui ont éprouvé quelques accidens, *entés*, pour ainsi-dire, sur la maladie chronique, comme une hémorragie, dont ils ont péri ; car dans ceux qui meurent peu à peu, comme par extinction, le sang se consume presque entièrement.

Ce point de doctrine, confirmé par les ouvertures des corps, est bien digne des recherches des anatomistes. Ne pourroit-on pas croire que, lorsque le poumon est malade, la sanguification languit, et enfin, qu'elle cesse de se faire lorsque l'altération de l'organe principal dans lequel elle s'opère moyennant l'air vital, est porté à un certain degré. Combien de raisons physiologiques ne pourroit-on pas alléguer en faveur de cette assertion ! Pourroit-on dire-encore, avec quelques médecins, que le pus fourni par les ulcères du poumon, n'entre pas dans la masse du sang, et qu'il n'en est lui-même l'agent destructeur ? Il est certain que lorsqu'on mêle du pus avec du sang dans un vase, on parvient, en peu de tems, à le dissoudre et à le dépouiller de sa couleur rouge.

J'ai fait cette expérience plusieurs fois, tantôt en prenant du pus de quelque ulcère, à la dose d'une petite cuillerée, et que je mettois dans une palette de sang ; il en résultoit d'abord de ce mélange une masse bien peu différente de celle du sang ; mais dans l'espace de quelques heures, cinq ou six, par exemple, je trouvois le sang singulièrement dissous : j'ai réitéré cette expérience plusieurs fois, et elle m'a offert le même résultat. J'ai cependant observé que l'on retardoit cette dissolution, en mettant le sang dans un lieu plus ou moins froid, et qu'on l'accéléroit, au contraire, en l'exposant à une douce chaleur. Pour mieux juger des effets de ce mélange, j'ai eu le soin de conserver, dans un autre vaisseau, du sang sans aucune addition étrangère, et je me suis convaincu, par la comparaison, que le pus mêlé avec le sang en hâtoit le dissolution, en agissant particuliérement sur les globules rouges.

« C'est un fait certain, dit M. de Sénac, que » la putréfaction détruit les globules, qu'elle » change leur figure, qu'ils deviennent très-pe- » tits, que dans ces changemens, leur teinture » s'efface, puisque le sang paroît une liqueur » d'un rouge pâle, ou tirant sur le jaune » (1). D'autres substances putrescibles, mélées avec le sang, en accélèrent aussi la décomposition, et il paroît qu'elles attaquent d'abord la partie rouge. J'ai observé que la bile produisoit les mêmes effets, et il résulte de mes expériences, que l'eau de chaux, soit qu'elle soit mélée avec le sang, froide ou chaude, en diminue la densité. M. de Sénac avoit déjà observé que

____

(1) Traité de la structure du cœur, tome II, pag. 284.

cette eau agissoit sur les globules rouges, qu'elle en diminuoit la grosseur, et qu'enfin elle en changeoit singulièrement la forme (1).

J'ai aussi éprouvé que le sel de tartre agissoit sur le sang de manière à le dissoudre, mais avec moins d'efficacité que l'eau de chaux. Le savon agit encore de la même manière sur le sang, quoiqu'un peu moins vite, et exerce sur lui une action moins prompte, et toujours plus foible que l'eau de chaux. Ces dissolutions agissent d'abord sur les globules rouges du sang ; ils réagissent ensuite sur la portion lymphatique, et les concrétions solides qu'elle forme ne résistent pas quelquefois à leurs effets.

Mais les matières putrides les dissolvent plus vite encore que toutes les substances dont je viens de parler, et il paroît que cette espèce de dissolution est une vraie putréfaction, car il s'exhale alors du corps dissous une vapeur alkaline, qui frappe désagréablement l'odorat, et qu'on peut reconnoître par d'autres moyens.

J'ai cependant remarqué que les concrétions blanchâtres de la lymphe, dégagée de la portion rouge du sang, étoient plus difficiles à

____

(1) Traité de la structure du cœur, tome II, page 264.

dissoudre que la masse concrète du sang avec sa partie colorante ; et sans doute que celle-ci étant une fois attaquée par le corps putrescible, devient elle-même un moyen auxiliaire de putréfier la lymphe : or, en appliquant ces expériences au corps humain, ne pourroit-on pas expliquer pourquoi l'on ne trouve presque plus de sang dans les vaisseaux des phthisiques ; pourquoi, de concret qu'il étoit dans le premier tems de la maladie, il est ordinairement dissous, séreux, sans aucune consistance, dans le dernier période ?

Il paroît que ces effets peuvent dépendre des causes que je viens d'indiquer, et qu'ils seront plus ou moins complets, qu'elles agiront pour les produire avec plus ou moins d'intensité, ensemble ou séparément. Mais si elles déployent toute leur activité, et qu'à ces causes se joigne encore la stagnation des humeurs que les engorgemens du poumon et de quelques autres parties peuvent produire, quelle décomposition dans le sang et dans la lymphe ne pourra-t-elle pas avoir lieu. On en a déjà vu une suite nombreuse d'exemples ; mais on les trouvera encore mieux dans l'article suivant, en forme de récapitulation.

ARTICLE IV.

Resultat des ouvertures des corps des personnes qui ont péri de la phthisie pulmonaire.

Les poumons sont toujours altérés ; ordinairement ils sont rongés par la suppuration dans une étendue plus ou moins grande, en un seul ou en plusieurs endroits.

Rarement les trouve-t-on sans suppuration.

Ils sont durs, squirreux et tuberculeux.

La trachée artère, les bronches et les poumons sont souvent obstrués par des concrétions plus ou moins considérables.

Les poumons sont fréquemment adhérens à la plèvre.

D'un volume plus ou moins augmenté, ou plus ou moins diminué.

Ces altérations du poumon sont rarement seules ; souvent elles existent ensemble, ou encore avec des épanchemens de diverse nature dans la cavité de la poitrine, et quelquefois dans le péricarde, entre les lames du médiastin.

Le cœur des phthisiques est ordinairement ramolli et dilaté.

Ce sont là les altérations que les ouvertures des corps font voir dans la poitrine des phthisiques.

On en trouve souvent l'enceinte retrécie par la mauvaise conformation des os qui la composent, ou par le refoulement du diaphragme dans cette cavité, par des causes qui ont leur siège dans le bas-ventre.

Le corps des phthisiques est atrophié ordinairement avec un peu d'infiltration aux extrémités et de bouffissure au visage ; quelquefois avec une hydropisie générale, et même avec épanchement d'eau dans quelque cavité du corps, indépendamment de celle de la poitrine.

On trouve quelquefois, mais rarement, des altérations d'un autre genre dans d'autres parties du corps.

Il y a des variétés dans la qualité et dans la quantité du sang qu'on trouve dans les corps des phthisiques, comme on l'a vu dans l'article précédent.

Tel est le résultat des lésions découvertes par l'anatomie dans le corps des phthisiques. Nous alons les considérer séparément, afin d'en donner une idée plus claire et plus étendue.

Ulcération des poumons. Les anciens ont été si persuadés que dans la phthisie pulmonaire, il y avoit un ulcère au poumon, qu'ils ont défini cette maladie par cette altération , et non par ses symptômes, quoiqu'elle en soit plutôt l'effet ordinaire que la cause (1).

Il est certain qu'à l'ouverture des corps des phthisiques , on trouve presque constamment les poumons atteins de suppuration; mais cette altération est toujours accompagnée de dûretés et de congestions de diverse nature, ou même qui n'y ont pas encore terminé; ensorte que par l'inspection seule du cadavre, on peut facilement voir que l'ulcération des poumons est une affection subséquente d'une ou de plusieurs autres, lesquelles peuvent être plutôt regardées comme les vraies causes de la maladie.

En effet, les observations déjà rapportées

-----

(1) *Tabes pulmonis est exulceratio quâ sensim corpus universum liquescit.* Fernel, *Pathol. de morbis pulmon. lib. V. cap. X.*

Les pathologistes ont presque tous également défini la phthisie pulmonaire jusqu'à Sauvages, qui a cru devoir déduire de ses symptômes évidens plutôt que de sa cause obscure et souvent supposée , les caractères de sa définition. Voyez Nosol. méthod. , class. X, cachexie , art. II, tome II, page 45.

prouvent, de la manière la plus évidente, que diverses personnes ont péri après avoir éprouvé les symptômes de la phthisie pulmonaire la mieux caractérisée, sans avoir eu la moindre trace d'ulcération dans les poumons. Les observations de Sydenham sur la phthisie de Lancastre, qui étoit sans ulcération dans les poumons. Celles de M. Lieutaud (1), ainsi que les observations consignées dans les écrits des modernes, et qu'il est inutile de citer encore ici, ajoutez à ces autorités respectables, mes propres observations rapportées en divers endroits de cet ouvrage, et vous serez convaincu que diverses personnes ont péri après avoir éprouvé tous les symptômes de la phthisie, sans qu'il y eût en elles aucun ulcère dans les poumons (2).

Le célèbre de Haen, comme on l'a déjà vu précédemment, a été bien plus loin; il a cru et soutenu que des malades qui avoient rendu du pus et qui étoient morts de la phthisie pulmonaire, n'avoient point d'ulcère au poumon (3). Mais étoit-il bien prouvé que les

-----

(1) Hist. anat. méd., t. I, p. 558, obs. 404 (A).

(2) Voyez le résultat de quelques observations de M. Van-Swieten. Voyez l'article phthisie de naissance et scrophuleuse, observ. X, page 32.

(3) *Ratio medend.* tome I, page 69.

malades eussent réellement rendu du pus, ou que ce pus vînt des poumons, ou qu'il ait réellement passé par ce viscère ; c'est ce qu'il est très-difficile de bien constater (1).

Indurations du poumon. Lorsqu'on ne trouve point d'ulcérations dans les poumons, on les trouve toujours endurcis, et cet endurcissement est de diverse nature (2).

Les glandes lymphatiques, les glandes bronchiques et le tissu cellulaire du poumon en sont autant de siéges différens ou communs.

Dans les phthisies scrophuleuses, qui sont souvent d'origine, les glandes lymphatiques sont obstruées, et forment des espèces de tubercules stéatomateux, qui sont remplis d'une matière épaisse, blanchâtre, grumeleuse, qui ne termine que très-tard en une espèce de suppuration. Souvent la mort survient avant qu'il y en ait aucune trace.

Dans quelque cas, ces tubercules contien-

---

(1) Voyez l'article précédent sur l'expectoration du pus, p. 138.

(2) Voyez, en preuve, une multitude d'observations rapportées dans cet ouvrage.

Voyez les observations de *Sennert*, de *Heurnius.* hist. anat. méd. de Lieutaud, t. I, p. 506.

nent (1) une substance stéatomateuse sans suppuration ; dans d'autres (N°. I.), les tubercules offrent divers degrés de développement, et quelques-uns suppurent, tandis que certains d'entr'eux sont à diverses distances de ce dernier terme. Quelquefois (N°. III , A.) ces tubercules ont la dûreté du squirre, et on trouve beaucoup de pus stagnant dans le tissu du poumon.

On seroit tenté souvent de confondre la phthisie originaire avec la scrophuleuse, (N° III, IV et VI.) puisque l'état tuberculeux du poumon coïncide avec des indurations des glandes du cou, du mésentère, de l'œsophage, etc. Il peut arriver, dans les derniers périodes de la maladie, que les tubercules soient si nombreux et si avancés vers leurs derniers termes, qu'on trouve tout l'intérieur du poumon comme purulent ; (N° V et VI.) les petites tumeurs ou tubercules qui remplissent quelquefois le tissu cellulaire du poumon , peuvent aussi contenir une matière comme gypseuse (N° IX.) et comme calcaire ; et enfin, la matière propre à former les tubercules peut quelquefois s'extravaser dans le parenchyme du

______

(1) Voyez les observations de la phthisie de naissance.

poumon ,

poumon (N° VI.) (1), en rendre le tissu dur et coriace, et offrir en même-tems des concrétions tuberculeuses bien apparentes. Quoi qu'il en soit de toutes ces variétés, dans l'induration du poumon, constante dans la phthisie scrophuleuse et de naissance, il paroît qu'on doit conclure de l'universalité des faits, qu'elle consiste dans un état d'induration lymphatique, ordinairement appellée tuberculeuse, par rapport à la forme la plus commune de ces indurations.

Les auteurs ont eu, en général, des idées très-vagues sur la nature de ces sortes d'indurations, qui constituent proprement la phthisie originaire. Morton les a regardées comme glanduleuses. *Quæ tubercula, sive crudos et glandulosos tumores, sæpe*, dit ce grand Médecin, *in phthisicorum cadaveribus deprehendi.* Suivant M. Sauvages, le principe de la phthisie existe en général dans divers tubercules squirreux, qui se terminent par la suppuration; mais de manière que, bien loin de trouver dans les cadavres les poumons rongés et détruits par le pus, on remarque qu'ils sont devenus plus volumineux et plus pesans que dans l'état

---

(1) Voyez le même article de la phthisie de naissance. Ces numéros y renvoyent.

naturel. Ce célèbre médecin pense aussi qu'on
trouve dans le poumon des personnes, mortes
de la phthisie essentielle, les glandes bronchiques dures, engorgées et en suppuration.
On ne trouve non plus rien de bien précis
sur la nature des tubercules du poumon, dans
les ouvrages de Morgagni, anatomiste, dont
l'exactitude est d'ailleurs si justement célébrée.
Il me paroît que les fausses notions qu'on s'est
formées sur l'état des tubercules du poumon
dans la phthisie originaire, tiennent au peu
de soin qu'on a pris de distinguer deux sortes
de glandes dans ce viscère, les unes bronchiques, les autres lymphatiques. Je vais rappeller ici, en peu de mots, cette distinction
essentielle que j'ai établie dans un mémoire
consigné dans le receuil de l'académie des
sciences pour l'année 1780.

Les glandes bronchiques sont placées autour des bifurcations des bronches auxquelles
elles sont liées par un tissu cellulaire, plus ou
moins abondant ; et en général, les glandes
des bronches supérieures sont un peu plus
grosses que celles qui sont vers les dernières
bifurcations de ces conduits. Dans l'état naturel on n'apperçoit aucun canal excréteur des
glandes bronchiques ; le tissu cellulaire dont

elles sont recouvertes, et qui entre dans leur texture, les vaisseaux artériels et veineux qui leur donnent des ramifications nombreuses, les vaisseaux lymphatiques et les nerfs même qui serpentent sur leur surface externe, sont autant d'obstacles qui empêchent qu'on ne les découvre. Mais j'ai vu tant de fois la liqueur contenue dans les glandes bronchiques couler dans les bronches, qu'il ne m'est pas permis de douter de leur communication. Quand on coupoit ces glandes bronchiques par le milieu, on y distinguoit une petite cavité; et leur substance considérée de près, et à l'œil nud, ou à la faveur d'une loupe, paroissoit formée de divers grains ovalaires, qu'on pouvoit croire percés d'un orifice qui correspondoit dans la cavité commune et moyenne de la glande : structure qui paroît avoir de l'analogie avec celle des reins succenturiaux.

Indépendamment de ces glandes, ou corps bronchiques dont les poumons sont pourvus, il est d'autres glandes dans ce viscère d'une nature très-différente, avec lesquelles plusieurs anatomistes les ont confondues; ce sont les glandes lymphatiques du poumon; elles ne sont pas, comme les bronchiques, toujours placées autour des bronches, dont elles

ont reçu le nom ; mais elles sont indistinctement répandues dans la substance du poumon , principalement à sa surface externe.
J'en ai vu quelques-unes qui étoient placées
à côté des glandes bronchiques , avec lesquelles on les auroit facilement confondues :
de même qu'on trouve des glandes lymphatiques sur les glandes parotides , et sous les
glandes maxillaires. Les glandes lymphatiques
du poumon sont plus petites que les glandes
bronchiques ; elles sont plus régulièrement
arrondies , plus dures au tact ; et on voit ,
par l'appareil des vaisseaux lymphatiques qui
y aboutissent , qu'elles sont de la nature de
celles que l'on connoit dans les autres parties
du corps, sous le nom de glandes lymphatiques.

Telles sont les différences qu'on observe ,
dans l'état naturel, entre les glandes bronchiques et les glandes lymphatiques ; mais les
maladies en occasionnent de bien plus grandes ; j'ai souvent trouvé les glandes bronchiques généralement altérées dans les poumons
dont les glandes lymphatiques étoient saines;
et dans d'autres sujets, les glandes lymphatiques étoient affectées, tandis que les glandes
bronchiques étoient dans leur état d'intégrité.

Pour en revenir maintenant aux tubercules qui constituent la phthisie originaire,
je pense, d'après l'examen le plus attentif,
qu'ils sont formés ordinairement par les engorgemens des glandes lymphatiques, répandues
dans presque toutes les parties du poumon,
tantôt près, et tantôt loin des bronches, et
qu'elles terminent fréquemment par suppurer,
après avoir resté plus ou moins de tems engorgées. Les glandes bronchiques (1), qui peuvent être affectées dans d'autres espèces de
phthisies, sont ordinairement saines dans la
phthisie originaire, et si elles s'affectent quelquefois, ce n'est qu'après que les glandes lymphatiques ont été engorgées et en suppuration,
ce qui est le contraire de la phthisie, qui est
la suite de la péripneumonie, dans laquelle
les glandes bronchiques s'engorgent et termi-

---

(1) J'ai ouvert le corps de deux personnes mortes
d'une suppuration dans les poumons, suite d'une fluxion
de poitrine, et j'ai trouvé les glandes bronchiques considérablement altérées; les unes étoient très-gonflées
et rouges; d'autres étoient en suppuration, et l'on voyoit
même le pus découler dans les bronches, lorsqu'on les
comprimoit. Quant aux glandes lymphatiques, elles paroissoient saines, soit par leur volume, soit par leur
structure interne.

nent par suppurer; et comme il arrive fréquemment que ce dégorgement ne se fait pas
complettement par l'expectoration, une portion du pus pénètre dans le tissu du poumon,
et l'altère, comme dans la phthisie de naissance parvenue à son dernier période.

Concrétions lymphatiques des poumons.
Les glandes lymphatiques du poumon, très-
différentes, comme on vient de le voir, par
leur structure, et par leur position, des glandes
bronchiques, sont aussi sujettes à des altérations diverses ; comme toutes les autres
glandes lymphatiques, elles s'obstruent quelquefois, s'enflamment, suppurent et deviennent par-là une cause de phthisie, d'autant
plus dangereuse, que la matière du pus qu'elles
fournissent ne peut être évacuée par l'expectoration, qu'après avoir rongé le parenchyme
du poumon, et enfin les parois des bronches. Dans cette espèce de phthisie (1), c'est-
à-dire, dans la phthisie originaire, quelques
malades ne rendent jamais du pus par l'ex-

____

(1) On a trouvé aussi les glandes lymphatiques affectées dans des personnes qui avoient péri de la phthisie,
à la suite d'une maladie vénérienne, ou des écrouelles,
tandis que les glandes bronchiques étoient saines.

pectoration, ou s'ils en rendent, ce n'est que peu de tems avant la mort ; souvent ils meurent étouffés, au moment que le pus fait irruption dans les bronches.

J'ai ouvert des phthisiques, qui n'avoient eu des crachemens purulens que peu de tems avant de mourir, et j'ai trouvé chez eux les glandes lymphatiques du poumon altérées de plusieurs manières; les unes étoient gonflées, et pleines d'une substance plâtreuse, pareille à celle qu'on trouve fréquemment dans les autres glandes lymphatiques : dans d'autres, cette substance étoit ramollie en divers points, et atteintes de putréfaction ; enfin, il y avoit des glandes lymphatiques qui étoient en pleine suppuration ; le tissu du poumon qui les environnoit étoit rongé, ou imbibé de matière puriforme, et l'on voyoit dans les bronches diverses ouvertures que le pus s'étoit frayées.

L'observation que j'ai rapportée (No. VII) (1), est loin de faire une exception à ce que j'ai dit en général de la cause primitive de la pulmonie originaire, que j'ai rapportée à l'engorgement des glandes lymphatiques du poumon; elle ne fait que confirmer davantage que le

---

(1) Article phthisie d'origine, p. 28 et suiv.

siège de cette maladie est dans le systéme
lymphatique. L'endurcissement du poumon,
dans des cas semblables, n'est pas une simple rétraction du tissu cellulaire, et ce qui
me l'a prouvé, c'est que les poumons du sujet cité dans le N°. VII, ainsi que ceux de
plusieurs autres que j'ai trouvés également affectés, pesoient beaucoup plus que ne pèsent
les poumons sains. Cet excès de pesanteur provient d'une humeur visqueuse qui s'extravase
dans le tissu cellulaire du poumon, en enduit
les diverses fibres, les colle ensemble, et
comme elle se dessèche, au point de devenir
aussi dure que de la corne, les poumons se rap-
petissent tellement, qu'ils n'ont pas quelquefois la sixième partie de leur volume primitif.
Plusieurs anatomistes ont parlé de cette matière glutineuse qui s'extravase dans le poumon ; mais ils n'ont point indiqué la source
qui a coutume de la fournir. J'ai déjà dit que
j'avois reconnu que les glandes lymphatiques
de ce viscère étoient engorgées, et que les
vaisseaux lymphatiques qui venoient y aboutir
étoient plus apparens qu'ils ne le sont dans
l'état naturel. C'est par un méchanisme semblable que le virus scrophuleux, après avoir
obstrué les glandes maxillaires, mésentériques,

axillaires, et les autres glandes lymphatiques s'épanchent, par une espèce d'exudation, dans le tissu cellulaire qui les entoure, et qu'il y forme des congestions.

Mais ce qui prouve encore que dans les phthisiques de naissance, les glandes lymphatiques du poumon et le parenchyme de ce viscère sont engorgés d'un suc scrophuleux, c'est que presque toujours on trouve chez eux de pareilles congestions dans les parties que le virus scrophuleux affecte spécialement. Ils ont les glandes maxillaires, les œsophagiennes, les mésentériques, obstruées comme elles le sont dans les scrophuleux, ou si elles ne le sont pas toutes ensemble, on en trouve du moins quelques-unes de malades : bien plus, j'ai vu chez des phthisiques de naissance les plus maigres des concrétions graisseuses d'une consistance cartilagineuse, tantôt autour du cœur, tantôt dans l'épiploon, quelquefois dans le médiastin, et quelquefois parmi le peu de graisse qui restoit dans les interstices des muscles du tronc des extrémités : or, ces concrétions sont bien communes dans ceux qui ont péri des écrouelles ; ainsi, l'on peut dire que ces maladies ont le plus grand rapport entr'elles, ou encore mieux que dans la phthisie de nais-

sance, les glandes lymphatiques et le parenchyme du poumon s'engorgent d'un suc, en
quelque sorte scrophuleux.

Dans les phthisiques de naissance que j'ai
ouverts, j'ai vu des glandes lymphatiques qui
étoient un peu engorgées; d'autres qui l'étoient
davantage et très-rouges; quelques-unes étoient
très-dures et entourées d'un tissu cellulaire gonflé, rouge et endurci; d'autres glandes étoient
en suppuration, dans quelques points de leur
surface, et quelques-unes étoient dans une
suppuration complette; le pus qu'elles avoient
fourni s'étoit épanché dans les cellules du poumon, dont plusieurs même étoient détruites:
ce qui donnoit lieu à des foyers de suppuration considérables; mais le pus qu'ils renfer-
moient étoit plein de concrétions blanchâtres,
filamenteuses, grumeleuses, comme est celui
des dépôts scrophuleux. Dans les phthisiques
de naissance, les glandes maxillaires, mésentériques, axillaires, inguinales, etc., ou ensemble, ou séparément, sont affectées. Mais
de ce qu'elles seroient saines, ce qui est infiniment rare, on ne seroit pas plus en droit
de nier, dans ces personnes, l'existence du
virus écrouelleux, qu'on ne le seroit de nier
qu'un homme n'auroit point les écrouelles aux

glandes du cou, quoiqu'affectées comme elles le sont dans tous les écrouelleux, parce qu'il n'auroit pas les glandes mésentériques affectées. *Aut vice versâ*. Je pourrois ajouter ici d'autres points d'analogie entre l'état des phthisiques de naissance et des écrouelleux.

Ils sont tels enfin, que non-seulement on n'en peut fixer les différences pendant la maladie; la phthisie pulmonaire étant dans les deux cas caractérisée par les mêmes symptômes; mais parce qu'encore les ouvertures des corps offrent des résultats dont on ne peut absolument distinguer les différences.

Concrétions du poumon à la suite des maladies inflammatoires. Il ne faut pas confondre les indurations scrophuleuses, et leur suppuration, avec celles qui sont la suite des maladies inflammatoires du poumon; elles sont d'une nature bien différente (1).

Les ouvertures des corps ont prouvé que l'inflammation des poumons produisoient un endurcissement si considérable de leur substance, sans aucune trace de suppuration (2),

---

(1) Voyez l'article de la phthisie, qui succède à la pleurésie et à la fluxion de poitrine, p. 224.

(2) Lieutaud, *histor. anat. med. lib. II, obs.* 215, *t. I, p.* 491.

qu'ils étoient quelquefois aussi coriaces, aussi fermes que du cuir; cet endurcissement ne se borne pas seulement à l'extérieur et aux bords de leurs lobes, comme cela arrive souvent; mais elle s'étend quelquefois tellement en profondeur et en surface, que des lobes entiers sont tellement durcis, que leurs vaisseaux ne paroissent plus perméables au sang, ou du moins qu'ils sont grandement rétrécis. La substance du poumon, si molle, si souple dans l'état naturel, sur-tout dans les enfans, devient dure et compacte (1), non-seulement comme le placenta des fœtus, ou comme la substance du foie (2), mais comme de la corne, et on a de la peine à la couper avec le scalpel et avec les cizeaux; nous en avons vu des exemples : ce qu'il y a de remarquable, c'est qu'alors, au lieu de rougir

––––––––––

(1) Voyez les observations rapportées par M. Lieutaud, *hist. anat. med. t. I, p* 449 *et suiv. Pulmones crusta obducti, obs.* 53, 54, 57, 63. *Pulmonum inflammatio, obs.* 79; toutes celles que M. Lieutaud a extraites de Morgagni, et qu'on fera mieux de lire dans l'original, *epist. VI, epist. XXI, art.* 20.

(2) *Parenchyma densum, durum, quemadmodum esse solet hepatis caro. Lælius à fonte, hist. anat. t. II, p.* 457.

davantage, comme cela arrive aux viscères membraneux, lorsqu'ils sont enflammés ; la substance pulmonaire acquiert une couleur pâle, cendrée, sans doute par la diminution du sang en elles, occasionnée par le rétrécissement des vaisseaux sanguins ; et tandis que le sang en est, pour ainsi dire, repoussé, il s'accumule quelquefois dans les vaisseaux voisins, les distend, s'extravase dans le tissu particulier du poumon ; aussi il arrive quelquefois que le lieu enflammé est pâle et décoloré, et que les parties voisines sont d'une couleur rouge, plus ou moins foncée. Ces observations nous paroissent d'autant plus importantes, qu'elles détruisent les idées que l'on a des effets de l'inflammation ; on les a trop généralisées.

Mais les endurcissemens dans les poumons, soit qu'ils proviennent de la lymphe, ou de l'humeur cellulaire, peuvent se terminer par suppurer, plus ou moins vite, et dans une étendue plus ou moins grande : voilà ce qui donne lieu aux phthisies qui succèdent si souvent aux inflammations du poumon, à la pleurésie et à la péripneumonie, maladies qui ont si peu de différence, et qu'on a tant voulu différencier (1) ; mais dans ces cas on ne trouve point dans les poumons les tubercules steato-mateux qu'on y rencontre dans les phthisiques scrophuleux. Il nous a paru que la phthisie, suite de l'inflammation du poumon, étoit quelquefois compliquée de l'hydropisie de la poitrine, ainsi que de celle du péricarde, du moins si l'on en juge par les observations que nous avons rapportées précédemment (2).

Ces indurations ne sont pas toujours la suite de l'inflammation, du moins aiguë, puisqu'on les trouve aussi dans des personnes qui n'ont jamais eu, ni pleurésie, ni péripneumonie. Quel-quefois elles sont dans de pareils sujets aussi considérables que dans ceux qui ont éprouvé la maladie inflammatoire de poitrine la plus violente. On peut en trouver tant d'exemples dans les auteurs qu'il est inutile de les citer.

Ces indurations ne sont-elles pas alors le produit d'une congestion lymphatique, ou de quelqu'autre humeur qui s'est figée insensible-

---

(1) Voyez ce qui a été dit précédemment à cet égard, p. 254.

(2) Voyez aussi les observations de MM. Morgagni et Lieutaud.

ment et lentement dans le poumon , peut-être
de la même manière qu'elle le fait dans les
maladies aiguës , mais plus promptement , et
pour ainsi dire avec violence ?

Quoi qu'il en soit , on trouve à l'ouverture
des corps des indurations dans le poumon ,
avec suppuration et sans suppuration , et lors
même que la mort a été précédée de tous les
symptômes de la phthisie pulmonaire (1).

Concrétions polypeuses et membraneuses.
N'est-ce pas d'une manière analogue que
se sont formées toutes ces indurations polypeuses que les malades ont quelquefois rendu
en entier, ou par parcelles par l'expectoration,
ou qu'on a trouvées dans les voies aériennes,
à l'ouverture de leurs corps (2) ? Et n'est-ce
pas de la sorte que se forment les adhérences
du poumon à la plèvre , ainsi que les concrétions membraneuses qu'on a trouvées sur les
poumons, et qui en fesoient, pour ainsi dire ,
une nouvelle enveloppe ?

---

(1) Voyez, entr'autres , l'article *pulmones preduri
et schirrosi* de l'*hist. anat. med.* de M. Lieutaud , t. I,
p. 490.

(2) Voyez des discussions ultérieures sur cet objet dans
le chapitre précédent , article de l'expectoration des diverses concrétions.

J'ai trouvé, ainsi que beaucoup d'autres anatomistes, des excroissances membraneuses dans les voies aériennes de plusieurs phthisiques, non-seulement dans le larynx (1), mais encore dans la trachée artère et dans les bronches ; ces indurations sont bien plus souvent la suite des maladies inflammatoires.

Cependant quelquefois on les trouve au foie dans des personnes qui ont péri de la phthisie, de l'asthme, ou qui ont éprouvé avant de mourir plus ou moins de difficulté de respirer (2). Elles sont souvent étendues en

---

(1) Voir le résultat de l'ouverture du corps de Mademoiselle de Beaumont, obs. I, article phthisie d'origine.

(2) Voir l'observation de M. Lieutaud sur une excroissance polypeuse du larynx, trouvée dans le cadavre d'un homme qu'on croyoit asthmatique, t. II, p. 297, et celle que cet anatomiste rapporte des excroissances, trouvées dans la trachée artère, *ibid.*

Un jeune homme de douze ans, phthisique, mourut dans le moment qu'on s'y attendoit le moins. Il y avoit dans la trachée artère un corps polypeux, divisé comme un raisin en différents lobules, qui aboutissoient par un seul pédicule à la partie supérieure de la trachée artère. Ce corps, qui étoit flottant, avoit sans doute bouché la glotte, et avoit donné lieu à la suffocation, en interceptant le passage de l'air. Lieutaud, *lib. IV, fol. II, obs.* 64.

forme

forme de membranes, et si adhérentes à la membrane entière naturelle, qu'on croiroit celle-ci considérablement gonflée et endurcie, par le surcroît de son épaisseur. Mais si l'on examine ces objets avec attention, on voit souvent que celle-ci est recouverte d'une concrétion qu'on peut détacher avec plus ou moins de difficulté. Je l'ai quelquefois enlevée facilement, avec les doigts seulement; d'autres fois j'ai eu de la peine à les séparer avec le scalpel, sans entamer la vraie membrane qui est par-dessous, et avec laquelle elle contracte de si fortes adhérences. Il n'y a jamais aucun vaisseau sanguin de communication, mais il arrive souvent qu'en voulant détacher cette sorte de concrétion, on déchire quelques vaisseaux de la vraie membrane; et il y a apparence que la couleur rouge et sanguine, dont sont quelquefois enduits les fragmens membraneux que des malades rendent par l'expectoration, provient de la même source.

On porta dans mon amphithéâtre du collége de France, en 1775, le cadavre d'une femme, dont la trachée artère étoit tapissée d'une fausse membrane, de l'épaisseur d'environ trois lignes; elle étoit aussi dure que de la corne, et elle étoit collée sur la vraie membrane du

larynx et de la trachée artère, qui étoit très-
rouge. Les glandes placées sous les premières
bronches étoient fort grosses, et contenoient
une humeur grisâtre et visqueuse ; il y a apparence que la fausse membrane, formée dans
les voies aëriennes, par une vraie inflammation, bouchoit les orifices excréteurs des
glandes bronchiques, et qu'elle les avoit em-
péchées de se dégorger dans les voies aëriennes. Je le crois d'autant plus volontiers, que
j'ai trouvé ces glandes pleines d'une pareille
humeur dans le cadavre d'un homme qui avoit
la trachée artère enduite d'une couche membraneuse, épaisse en quelques endroits de deux
ou trois lignes ; altération assez fréquente dans
les sujets morts de suffocation, pour avoir
trop long-tems resté dans une atmosphère pulvérulente. La fausse membrane qui se forme
dans les voies aëriennes, chez les personnes
atteintes d'une forte esquinancie, sort quelquefois par les crachats (1) ; mais on ne peut croire
que les malades aient jamais rendu de cette
manière la vraie lame de la trachée artère, quoiqu'en ayent dit plusieurs personnes célèbres dans
l'art de guérir, MM. Littre, Winslow, et M.

_____

(1) Voyez article Phthisie calculeuse, p. 285.

Marcorelle, correspondant de l'Académie des Sciences. Ces auteurs n'ayant point ouvert après la mort les personnes qui ont rendu par l'expectoration ces portions membraneuses, ont facilement pu se tromper. Dans trois sujets que j'ai ouverts, j'ai trouvé une fausse membrane, collée sur la tunique interne de la trachée artère ; et dans une fille qui mourut d'une esquinancie, dans la rue Saint-André-des-Arts (en 1781), et qui avoit rendu, par l'expectoration, divers fragmens membraneux, que des médecins et des chirurgiens prenoient pour des débris de la trachée artère : je la trouvai pourvue de sa vraie membrane dans toute son étendue ; elle étoit revêtue d'une concrétion lymphatique membraneuse, interrompue en divers endroits ; et sans doute que les portions de cette fausse tunique qui manquoient, avoient été rendues par l'expectoration. J'ai observé une chose à-peu-près semblable dans le canal intestinal de quelques personnes qui avoient rendu, par la voie des selles, des portions membraneuses, que des médecins fort habiles croyoient être des débris du velouté, ou de la tunique interne des intestins.

Ces fausses membranes peuvent se former dans toutes les parties du corps : le résultat des observations de *MM. Morgagni, Senac, Haller, Lieutaud, de Haen*, et autres, le prouvent ; bien plus, souvent au lieu d'avoir la forme de membrane, ces concrétions sont arrondies, globuleuses, cylindriques, coniques, pyramidales, ayant des racines comme des polypes, par lesquelles elles adhèrent, avec plus ou moins de force, aux parties ; telles ont été celles qu'on a trouvées dans les ventricules du cœur, dans les cavités des oreillettes des vaisseaux sanguins, dans le péricarde, dans les ventricules du cerveau, dans le canal intestinal, et que même des malades ont rendu par les selles (1). Elles sont bien plus fréquentes encore dans les voies aériennes, et sur-tout à la suite de la phthisie. J'ai quelquefois vu, dans des personnes qui en étoient mortes, non-seulement le larynx et les bronches enduites de concrétions membraneuses, comme il a été dit, mais encore les dernières

____

(1) M. de Milly, mon confrère à l'Académie de Sciences, et M. Paulo, consul d'Espagne, auxquels j'ai donné des soins, ont rendu, par la voie des selles, plusieurs concrétions polypeuses d'une grosseur énorme; M. Paulo, sur-tout, en rendit une de la grosseur d'une petite poire ; elle étoit creuse comme une vessie.

ramifications bronchiques étoient pleines de concrétions cylindriques de la même espéce, et qui les bouchoient, ce qui devoit s'opposer à la respiration, de la manière la plus forte.

Sans doute que la plupart de ces concrétions ne se forment qu'à la mort, ou au moins qu'elles se durcissent alors considérablement ; mais comme les malades en ont si souvent rendu par des crachats, ainsi qu'il a été dit, on ne peut douter qu'elles n'acquièrent aussi pendant la vie une consistance incroyable.

Les médecins n'ont-ils pas souvent pris ces sortes de matières que les malades ont expectorées pour des portions du poumon ? Il est très-facile de s'y tromper, sur-tout quand on ignore le résultat de l'ouverture des corps, qui a si souvent démontré les concrétions polypeuses dans les poumons ; ce n'est pas, comme nous l'avons dit précédemment, que nous ne pensions que quelquefois les phthisiques ne puissent rendre des débris ulcérés de ce viscère ; mais ces sortes de concrétions ne sont jamais, ni aussi volumineuses, ni aussi tenaces que celles qui sont polypeuses, et dont la couleur et la forme auroient très-bien pu les faire confondre avec la substance du poumon ; elles peuvent bien être teintes du sang qui a découlé des vrais vaisseaux du poumon, et même quelquefois en contiennent intérieurement ; mais elles n'ont jamais des vaisseaux sanguins ; sans doute que *Tulpius* s'est trompé, quand il a dit qu'un phthisique avoit rendu un vaisseau sanguin, assez gros pour qu'on y distinguât le tronc et les branches d'une veine pulmonaire. On n'eût pu observer un pareil vaisseau dans une excrétion polypeuse, et nous ne croyons pas qu'une partie de la véritable substance du poumon, contenant une telle ramification, pût être rendue par l'expectoration.

Cependant, dira-t-on, la substance du poumon se détruit si complettement dans la phthisie, qu'on n'en a quelquefois presque plus trouvé de traces en divers sujets ; mais alors cette destruction s'est faite d'une manière insensible, et peut-être moins par la voie de l'expectoration que par celle de l'absorbtion, suivie de diverses excrétions.

Il paroît que la première cause des concrétions polypeuses rendues par les phthisiques, ou qu'on a trouvées dans leurs poumons, réside dans l'obstacle que la circulation y éprouve ; la lymphe s'extravase dans les voies aëriennes et y devient tenace, comme la coëne du sang dans les maladies inflammatoires, du poumon sur-tout.

Il y a, dit M. de Sénac, une grande force
d'attraction dans les parties de cette nature ;
quoiqu'elles soient éloignées par les autres
fluides qui y sont mêlés, elles se rapprochent
et se lient, malgré la chaleur, et malgré le
mouvement des artéres et du cœur ; que ne
feront-elles pas, si elles sont, pour ainsi dire,
abandonnées à elles-mêmes dans des cavités
isolées hors la circulation, comme cela arrive
à la lymphe épanchée dans les voies aëriennes.
Quand les parties lymphatiques, ajoute M.
Sénac, sont rassemblées par la coagulation,
leur liaison élude toutes les forces de ces agens,
de la chaleur et du mouvement des vaisseaux
et du cœur : il paroît même certain qu'elles
l'affermissent. Voyez, dit ce grand médecin,
quelque concrétion qui soit ancienne, elle
forme un corps dur et élastique, puisqu'il
s'allonge quand il est tiré, et se raccourcit,
comme une corde qui a été tendue, et qui est
abandonnée à elle-même. De cette coagulation,
il résulte quelquefois des membranes qui paroissent même avoir un véritable tissu réticulaire, on peut y suivre des fils qui se croisent,
ou se coupent diversement. Cette apparence

de rézeau ne dépend cependant que des autres liquides qui se figent avec la lymphe. La
même structure filamenteuse s'observe dans
les concrétions polypeuses ; de toute autre
forme ; dans celles qui ont une figure ronde ,
comme dans celles qui sont cylindriques , coniques ; ensorte que toutes ces concrétions
sont de même nature, et ne diffèrent que par
le plus , ou le moins de volume et de tenacité.

» Ces concrétions, qui deviennent si dures,
» ont été regardées (1) comme des matières
» indissolubles , et je ne sais , dit M. Se-
» nac, sur quel fondement : elles ne résistent
» pas à quelques eaux minérales qui sont fort
» onctueuses ; la coëne du sang des pleuré-
» tiques , par exemple , se dissout entière-
» ment dans les eaux de Lamothe ; mais cette
» dissolution dépend d'un principe putride ;
» elle exhale une odeur très-puante : d'autres
» eaux thermales produisent le même effet ,
» lorsqu'elles ne sont pas refroidies ; les al-
» kalis fixes et volatils dissolvent aussi les
« concrétions lymphatiques... Mais des agens
» contraires , ou qui ont des propriétés diffé-

____

(1) Voyez Senac , traité du cœur , seconde édition ,
publiée par nous en 1774 , t. II , p. 287.

» rentes, peuvent rendre plus fermes ces con-
» crétions ; aussi les acides minéraux, les
» matières astringentes et austères durcissent
» la coëne, ou les caillots lymphatiques ; ils de-
» viennent même plus fermes par l'esprit-de-
» vin. » Ces observations de M. Senac ne sont-
elles pas confirmées par celles de M. Morgagni,
qui a bien remarqué que les buveurs de vin,
et encore davantage ceux qui usent de liqueurs
p'us spiritueuses, avoient les voies alimen-
taires singulièrement durcies, rétrécies ? Nous
avons aussi rapporté dans un mémoire, lu
autrefois à l'Académie de Chirurgie, des observations qui prouvent que la vessie se ressent
souvent, dans de pareilles personnes, de cet
excès d'endurcissement et de rétraction.

Adhérences du poumon à la plèvre. Les concrétions membraneuses qui recouvrent quelquefois la membrane du poumon chez les
phthisiques, celles qui épaississent la plèvre
d'une manière si étrange, les liens qui fixent
ensemble ces membranes, naturellement séparées, sont de la même nature que les concrétions polypeuses dont nous venons de parler,
transsudant à travers le poumon sur sa surface,
qui est à peu près toujours contigue à la plèvre ;
cette matière collante s'y répand de plus en

plus, s'y épaissit, et adhérant avec les membranes, elle augmente leur épaisseur et leur
dureté, d'une manière si forte, qu'elles acquié-
rent l'épaisseur et la dureté de la corne.
Quelquefois cette substance lymphatique est
diversement accumulée sur les poumons, ce
qui en rend la surface inégale, comme si elle
étoit rongée par quelque ulcère. On a pris
pour du pus cette substance épanchée, quoiqu'elle n'en eût nullement le caractère.

Mais d'où provient une pareille matière collante? On a cru qu'elle transudoit toujours
du poumon, et jamais de la plèvre costale;
cependant on en pourroit douter, puisqu'elle
forme quelquefois des concrétions sur cette
plèvre seule, ce qui est cependant très-rare.

N'est-ce pas des extrémités artérielles sanguines que cette matière collante provient?
c'est par elles que s'exhale la vapeur qui lubréfie ces membranes; il y a donc apparence
que c'est par les mêmes sources que provient
l'humeur collante. Ce qu'il y a de certain, c'est
que plusieurs fois j'ai examiné la substance du
poumon, dans la partie qui correspondoit à la
portion de sa membrane, très-épaissie, et que je
ne l'ai trouvée nullement altérée; ses follicules n'étoient point remplies de cette humeur

tenace qu'on voyoit sur la surface externe
des poumons ; ce qui ne me permet pas d'a-
dopter l'avis de ceux qui ont pensé que l'humeur lymphatique qui les enduit et les colle
à la plèvre , provienne alors des cellules du
poumon et passe à travers sa propre membrane ; si cela peut arriver quelquefois , cela
n'arrive certainement pas toujours. Sans doute
que l'excés du volume que les poumons ont
acquis par l'engorgement , pouvant donner
lieu à un contact plus intime contre le parois
interne de la plèvre , doit bien concourir à les
rendre plus adhérens avec elle : la transudation
de la matière collante n'en est-elle pas aussi
plus grande , lorsque les poumons sont considérablement engorgés? Quelquefois ces adhérences sont en forme de membrane plus ou
moins étendue ; et d'autres fois, elles imitent
de vrais ligamens , ayant des stries fibreuses ,
plus ou moins longues, et collent ainsi , d'une
manière plus ou moins intime , les poumons
avec la plèvre , ou la plèvre avec les poumons.
Souvent ces concrétions ligamenteuses s'entre-
croisent ; j'en ai vu qui étoient blanches , pellu-
cides comme de la nacre ; d'autres sont rougeâtres, et comme sanguinolentes.

D'autres fois il en résulte de leur union un

tissu spongieux, dont les cellules sont plus
ou moins amples. Dans des sujets que j'ai
ouverts, elles contenoient une matière qu'on
eût pu prendre pour du pus ; dans d'autres cas,
cette matière ressembloit à celle d'un ulcère,
et d'autre fois à celle du stéatome.

J'en ai quelquefois rencontré, parmi ces adhérences, qui étoient entièrement dures, tandis qu'à côté d'elles il y en avoit qui avoient
très peu de densité ; est-ce qu'elles n'étoient
pas parvenues encore au degré d'endurcissement que les autres avoient acquis, ou s'é-
toient-elles ramollies ?

Je ne serois pas éloigné de penser que ces
concrétions pussent, après avoir acquis une
très grande dureté, se ramolir, et tomber dans
une espèce de putréfaction, de fonte, de dé-
liquescence. N'est-on pas en droit de le croire,
d'après ce qui survient aux tumeurs cancéreu-
ses adhérentes par un tissu cellulaire, devenu
aussi dur que le cartilage, aux muscles et aux
vaisseaux, et qui se terminent si souvent par
tomber en putrilage ? Certaines adhérences
et concrétions pulmonaires sont d'une nature
analogue.

Quoiqu'on trouve très fréquemment les pou-

mons adhérens à leur sommité sous les premières vraies côtes (1) , nous n'oserions dire, d'a-
près nos observations, que ces adhérences soient
plus communes que celles qui surviennent ailleurs, ni qu'elles soient plus fréquentes du côté
gauche que du côté droit , comme *Bontius* le
croyoit. Les anatomistes qui ont eu de pareilles opinions, n'auroient-ils pas changé d'avis ,
s'ils eussent fait, comme nous, une multitude
d'ouvertures de corps de phthisiques ; mais
plusieurs ont conclu pour le général, d'après un
fait très-particulier. Les adhérences peuvent
se former, et se forment réellement dans tous
les points où la plèvre qui environne les poumons , correspond à celle qui revêt les côtes ,
c'est-à-dire, par toute l'étendue des surfaces
membraneuses qui se correspondent sous les
côtes , et sous les muscles intercostaux , sur le
diaphragme , au péricarde, au médiastin ; bien
plus, les lobes du poumon contractent bien souvent entr'eux de si fortes adhérences , qu'ils
ne paroissent alors formés que d'un seul lobe ,
un à droite et l'autre à gauche.

On trouve presque toujours des adhérences

---

(1) Morgagni. *De sed. et causis morbor. epist. XXII,
art.* 67.

du poumon avec la plèvre dans tous les sujets qui ont éprouvé des maladies inflammatoires dans ces parties. On les trouve dans les corps de presque tous les phthisiques, et dans ceux qui ont péri de diverses autres maladies ; on les a même trouvées dans des personnes mortes subitement, et qui n'avoient jamais eu aucune affection qui ait pu désigner une altération du poumon ; plus fréquemment cependant les a-t-on trouvées dans les vieux que dans les très-jeunes sujets ; et alors, non-seulement les poumons adhéroient à la plèvre qui revêt les côtes, mais même à celle qui recouvre le diaphragme, ce qui paroît d'autant plus digne d'être observé, que des médecins ont prétendu que jamais ces deux sortes d'adhérences ne pouvoient avoir lieu à-la-fois, sans une altération de la respiration ; mais le contraire est bien prouvé (1).

La fréquence de ces adhérences, dans des sujets d'ailleurs bien portans, a fait croire à quelques anatomistes, d'abord à Diemer-

---

(1) Nicolas Massa, cité par Riolan, *anthrop. lib. IV. de pulmon.*, ne croyoit pas que les adhérences du poumon avec la plèvre pussent occasionner de la difficulté de respirer.

broeck , et en dernier lieu à M. Lieutaud , qu'elles pourroient bien n'être pas regardées comme morbifiques , mais comme naturelles.

Cependant si l'on considere qu'elles n'existent pas dans les fœtus , ni dans la plupart des enfans du premier âge , on sera obligé d'avouer qu'elles sont l'effet de quelque cause qui n'est pas naturelle , comme de la pression un peu forte et longue des poumons contre la plèvre ; or comme diverses causes presque naturelles peuvent produire cet effet, pendant la vie , sans en troubler sensiblement les fonctions (1), il n'est pas étonnant qu'on trouve si souvent des adhérences des poumons avec la plèvre , même dans des personnes qui n'ont éprouvé aucune gêne dans la respiration , et chez lesquelles on n'eût assurément point soupçonné de pareilles adhérences , quoiqu'elles fussent très-intimes et très-étendues ; ce qui est un peu contraire à l'opinion de de Haen. Si l'on a trouvé des adhérences totales des

---

(1) Sans recourir au rire , comme le fait Duvernoy ; voyez Morgagni. *De sed. et causis morbor. t. I , lib. II,* p. 25; *de morbis pectoris* , et Lieutaud, *hist. anat. med. lib. II.*

poumons, sans que la respiration ait été gênée, j'ose assurer, dit ce célèbre médecin, que ces cas sont fort rares. La nature s'accoutume tellement à cette affection, que les sujets qui d'abord en ressentent de la gêne, s'y habituent avec le tems, et qu'il n'en existe des signes que peu de tems avant la mort. Cependant de Haen veut qu'une pareille cause, et seule, ait quelquefois donné lieu à de violentes difficultés de respirer; et il s'appuie sur l'opinion du célèbre Boerrhaave; mais malgré l'autorité d'un si grand homme, et de celle de quelques autres médecins très-dignes de foi, nous aimons mieux croire qu'alors, indépendamment des adhérences, il y avoit dans les poumons, ou ailleurs, quelque cause qui avoit troublé la respiration, et qui a échappé aux recherches des anatomistes, étant peut-être de telle nature, qu'elle n'a pu se manifester par l'ouverture du corps.

» Lorsqu'on déduit la lésion de la respira-
» tion, des adhérences des poumons avec la
» plèvre, je suis très-porté à croire, dit M.
» Morgagni, que l'on a moins fait attention à
» quelqu'une de tant de causes infinies qui
» peuvent troubler la respiration, ou que si
» réellement

» réellement s'il n'en a préexisté aucune dans
» les poumons, elle pouvoit résider dans la
» face de ce viscère qui tient à la plèvre ; telle,
» par exemple, qu'une crispation qui empê-
» che le libre cours des liqueurs, produit une
» irritation dans les nerfs, et trouble les prin-
» cipales fonctions du poumon. Peut-être
» enfin, si les poumons ne présentent rien qui
» puisse servir à expliquer cet effet d'une
» manière plausible, peut-être, dit le grand
» Morgagni, que l'examen des autres viscères
» vous en fera connoître la véritable cause
» (1). »

Les poumons des phthisiques sont sujets à
d'autres indurations bien différentes de celles
dont nous venons de parler.

On les trouve quelquefois pleins d'une *matière craieuse* (2), semblable à celle qui se
forme dans les articulations des goutteux, ou
dans l'interstice des muscles dans les personnes atteintes de vieux rhumatismes ; cette substance est bien différente de celle qui engorge
les glandes, ou qui s'extravase dans le tissu
du poumon des scrophuleux.

---

(1) *De sed. et causis morbor. t. II. lib. II. p.* 24.

(2) Voyez l'article de la phthisie arthritique et rhumatismale, *obs. I* et *II.*

O o

Ce sont des espèces de pierres légères, friables, persillées comme un morceau de pierre ponce ; elles font effervescence avec les acides, et n'acquièrent aucun degré de dureté de plus, lorsqu'on les plonge dans l'eau bouillante, ou dans l'esprit-de-vin ; ce qui est le contraire, de ce qui arrive à des concrétions lymphatiques.

C'est par des expériences pareilles, souvent réitérées, que j'ai, plus d'une fois, distingué cette sorte de concrétions pulmonaires ; on les trouve quelquefois isolées dans les poumons atteints de suppuration, tandis que dans d'autres elles sont plongées dans les matières même de la suppuration.

Quelquefois on ne trouve aucune induration de cette espèce dans des poumons en pleine suppuration, quoique la phthisie ait été une suite non équivoque de la goutte, ou du rhumatisme ; sans doute que cette matière arthritique, après avoir excité la suppuration des parties qu'elle touche, peut terminer par tourner elle-même en une espèce de fonte (1).

---

(1) Voyez l'article de la phthisie arthritique et rhumatismale, n° I. Voyez Morgagni, *ibid. t. II, lib. II,* p. 17.

Cette sorte de pierres, qu'on pourroit appeller, d'après le lieu qu'elles occupent, laryngées, trachéales, bronchiques, pneumoniques, peuvent être très-nombreuses, au rapport de Fernel, qui en a parlé, d'après l'observation. Le célèbre Morgagni cite aussi quelques exemples du même genre (1); il croit que ces concrétions peuvent se former dans les dernières ramifications bronchiques; nous en avons observé dans le parenchyme du poumon, non loin de la plèvre qui le revêt, nullement adhérentes à cette membrane (2).

Des concrétions *pierreuses* qu'on trouve dans les poumons, il en est quelquefois qui sont aussi dures que celles des voies urinaires; j'ai vu des poumons qui en contenoient d'aussi grosses qu'une noisette; elles étoient grisâtres, et bien plus dures que celles dont nous venons de parler. Un homme que j'ai ouvert en avoit de pareilles, quoiqu'il n'eut jamais eu

---

(1) Morgagni, *de sed. et causis morbor. t. II, de morbis pectoris, p.* 14.

(2) Voyez l'article phthisie arthritique, page 281.

Voyez aussi celui sur l'expectoration des concrétions pierreuses, p. 203.

aucune affection goutteuse ni rhumatismale , ni même de la difficulté de respirer.

M. Morgagni , et quelques autres anatomistes , ont trouvé des poumons pleins de petites concrétions , *pulmones quasi tartarisati* (1).

J'ai vu les poumons d'un vieillard pleins de gravier , luisant comme les fragmens du *silex* , d'autres poumons que j'ai disséqués , étoient enduits d'une substance graveleuse , luisante et dure comme du sable.

D'autres concrétions pierreuses , qu'il ne faut pas confondre avec les précédentes , se forment dans les voies aëriennes par *l'épaississement de l'humeur bronchique* , ou par les corps pulvérulens qui sont entraînés par l'air de la respiration , dans les bronches.

Ces concrétions ne doivent pas être confondues avec les précédentes , ni par leur siége, ni par leur cause ; on pourroit peut-être ajouter , par leur nature ; elles sont un amas des corpuscules terreux qui ont été introduits avec l'air de la respiration dans les bronches ; ce qui fait que les ouvriers qui vivent dans une athmos-

---

(1) Voyez précédemment l'article de la phthisie arthritique , p. 251 , et Morgagni , *ibid.*

phère pulvérulente , tels que les vaneurs de grains, les perruquiers , les peigneurs de chanvre , et les batteurs de plâtre , y sont plus sujets que les autres (1).

Ce n'est pas qu'on n'ait trouvé de pareilles concrétions pierreuses dans les bronches des poumons d'autres individus ; et il y a apparence que l'humeur qui enduit les voies aëriennes peut elle-même s'épaissir, se durcir, peut-être indépendamment du mélange de ces corps pulvérens.

Mais alors ces concrétions sont d'une nature bien différente ; quelles variations n'a-t'on pas observé ! J'en ai trouvé vingt - deux dans une fille d'environ seize ans ; elles étoient très-dures , et , pour la plupart , légèrement arrondies , et adhérentes à la parois interne des bronches , et même à celles de la trachée artère et du larynx. En disséquant un vieux sujet , réduit au dernier degré de marasme , dans le poumon duquel il y avoit des foyers purulens , je trouvai la trachée artère enduite d'une couche pierreuse presque dans toute son étendue ; on eut cru au premier

____

(1) Voyez l'article de la phthisie calculeuse , p. 565.

aspect, qu'elle étoit ossifiée ; mais cette même couche solide fut détachée, en quelques endroits facilement, et en d'autres avec peine, de la membrane interne de la trachée artére ; on vit clairement que c'étoit une pétrification.

Il n'est pas douteux que très - souvent les personnes qui rendent par l'expectoration des concrétions calculeuses, ne rendent que des fragmens de celles qui existent dans le poumon, et dans les voies aëriennes principalement ; je dis principalement, parce qu'il est bien plus rare que les phthisiques expulsent celles qui se sont immédiatement formées dans le tissu cellulaire du poumon ; et alors il faut nécessairement qu'il y ait ulcération du poumon ; ce que les ouvertures des corps ont confirmé (1).

Ossifications. Il ne faut pas confondre les indurations pierreuses dont on vient de parler, avec les ossifications qu'on trouve chez

______

(1) Voyez les observations de Lieutaud à cet égard, et ce qui a été dit précédemment, article de la phthisie calculeuse, p. 303. Voyez aussi Morgagni, *epist. XXII,* et l'article précédent de cet ouvrage, n° II, III, IV ; article expectoration de divers corps solides.

quelques vieillards dans les vaisseaux sanguins,
plus fréquemment dans les artériels que dans
les veineux, dans les bronches, dans le larynx; ni avec celles qu'on a trouvées dans la
plèvre qui revêt les poumons; ces concrétions
étant d'une nature bien différente, sont très-
rarement rendues par l'expectoration, je ne
dis pas en total, mais même en parties; quoiqu'il y ait cependant eu quelques phthisiques
qui aient expectoré de pareils corps (1),
par l'effet, sans doute, de la suppuration,
qui avoit détruit, plus ou moins, les diverses
parties du poumon; celles qui sont plus dures
peuvent être rendues, lorsqu'elles sont réduites en un petit volume, par la voie de l'expectoration; c'est ce qui fait qu'il est arrivé
que des phthisiques ont expectoré des fragmens osseux, dont Arétée, Morgagni et
d'autres anatomistes ont parlé. Voyez ce qui
a été dit précédemment sur cet objet.

Nous pouvons ajouter ici, qu'ayant ouvert
les poumons d'un vieillard, rongés par divers
abcès, nous avons trouvé la membrane interne de la trachée artère, et même celle des

---

(1) Voyez article phthisie calculeuse.

premières bronches , irrégulièrement durcies
par des points osseux , ressemblant pour la
plupart à des corps lenticulaires applatis ; que
cette membrane étoit en quelques endroits
détruite ; ce qui nous fit augurer que ce vieillard avoit pu rendre , par l'expectoration ,
plusieurs de ces concrétions vraiment osseuses ; et sans doute que ce genre d'altération a
pu survenir en d'autres cas , et peut-être
même avant l'âge avancé. L'expectoration de
pareilles ossifications n'a donc rien qui puisse
étonner ; on peut encore croire , et on le
doit même , d'après les observations , que les
phthisiques peuvent rendre des portions osseuses , provenant des diverses ramifications
bronchiques ; mais on ne peut imaginer qu'ils
aient jamais rendu les anneaux cartilagineux
de la trachée artère , encore moins des fragmens des cartilages du larynx : et peut-on
croire qu'ils aient pu rendre des portions de
l'os hyoïde , comme quelques anatomistes
n'ont point craint de l'avancer? Si cet accident est jamais arrivé , ce ne peut être qu'à
la suite d'une affection particulière de cet organe, qui a pu y produire la carie, et en détacher quelque parcelle , comme cela est aussi

survenu dans la trachée artère (1) du sujet dont a parlé M. Lieutaud.

Augmentation de volume des poumons. Mais que les poumons soient engorgés d'une substance scrophuleuse; qu'une lymphe plus ou moins concrète, après les inflammations, soit extravasée dans leur tissu, ou qu'ils soient endurcis d'une coëne, plus ou moins dense,

---

(1) La foudre tomba près d'une fille qui avoit ses règles; elles furent supprimées tout d'un coup, et parmi divers accidens, qui furent la suite de cette suppression, il se forma une tumeur à la partie antérieure du cou, que la malade porta pendant dix ans, presque sans incommodité; ce ne fut que vers les derniers tems qu'elle occasionna de la difficulté de respirer; ce symptôme augmenta, au point que la malade évitoit de se coucher, craignant d'être suffoquée; aussi périt-elle tout d'un coup, et dans le moment qu'on s'y attendoit le moins. La glande thyroïde étoit le siége de la tumeur, et elle étoit fort grosse: dès qu'on l'eût ouverte, on y découvrit un sac plein d'hydatides; la trachée artère étoit percée par la carie, et le trou dans lequel on avoit pu introduire le bout du petit doigt, étoit bouché par des pellicules, qui étoient les débris des hydatides; elles formoient dans l'intérieur de la trachée artère une excroissance qui ressembloit à une espèce de sarcome, lequel pendoit dans ce canal. *Lieutaud,* *lib. IV, sect. II. obs.* 79.

et plus ou moins épaisse, sur-tout s'il renferme des substances pierreuses ; alors il est d'un poids bien plus considérable que dans l'état naturel.

Nous en avons vu, dans des sujets morts de phthisie scrophuleuse, qui pesoient plus de cinq livres, au lieu d'une livre à une livre et demie qu'ils pèsent dans l'état naturel.

Les poumons de plusieurs sujets, morts de la phthisie scrophuleuse, pesoient bien davantage (1) ; et sans doute qu'on ne doit pas être surpris d'un pareil changement de gravité, quand on compare l'énorme différence qu'il y a alors dans la densité de ce viscère ; il est pulpeux, cotoneux, souple, léger comme une éponge dans l'état naturel, et il devient dur, coriace comme du cuir, ou comme du plâtre concret, dans quelques espèces de phthisies ; et ce qu'il y a de remarquable, c'est qu'on n'a point apperçu que les personnes chez lesquelles on a trouvé une pareille augmentation dans le poids du poumon, ayent éprouvé plus de tiraillement entre les épau-

---

(1) Voyez les observations rapportées aux articles phthisie scrophuleuse et de naissance.

les, plus de poids dans lo poitrine que les autres.

Les poumons ainsi engorgés sont quelquefois d'un volume si considérable, qu'ils paroissent remplir la poitrine exactement, et tellement que le diaphragme en est refoulé vers le bas-ventre, au point que le foie descend bien plus bas dans cette cavité, ainsi que la rate, lorsque le poumon du même côté est engorgé; ce qui arrive d'une manière encore bien plus remarquable, lorsqu'il y a dans la poitrine quelque épanchement qui déprime le diaphragme (1).

Souvent cet excès de volume du poumon provient encore du sang extravasé dans ses vaisseaux sanguins, comprimés par les engorgemens lymphatiques, ou de toute autre nature: le sang s'y accumule, les distend; les poumons se remplissent, et leur volume augmente d'autant plus. Voyez en la preuve dans les observations que nous avons rapportées précédemment.

---

(1) Voyez ce qui a été dit à l'article précédent, et les observations de M. Senac, dans son traité du cœur, deuxième édition.

Le cœur lui - même se dilate , et souvent même se ramollit ; c'est sur-tout l'oreillette et le ventricule droit qui acquièrent plus de capacité dans les phthisiques , sans doute parce que les artères pulmonaires ne versant pas librement leur sang dans les veines de ce viscère , elles se dilatent à proportion des obstacles qui en empêchent le cours ; le ventricule droit et l'oreillette droite , et même la veine cave se ressentent bientôt des obstacles opposés à la circulation du sang , et se dilatent aussi , plus ou moins.

Sans doute qu'alors le sang et la lymphe stagnant dans le poumon et dans le cœur , s'y altèrent et deviennent les agens du ramollissement que ces parties éprouvent. On ne pourroit croire , si les ouvertures des corps ne l'avoient si souvent prouvé (1) , que les parties membraneuses du poumon se ramollissent autant qu'elles le font ; les parties les plus dures du poumon , ainsi que les bronches et la trachée artère , sont converties quelquefois en une espèce de bouillie , de putrilage ; bien plus , les os de la poitrine , les côtes , le ster-

____

(1) Voyez article phthisie de naissance n° III , IV , VIII et ailleurs.

num , sont quelquefois trés - ramollis ; nous avons vu jusqu'aux vertèbres ramollies , gonflées, singulièrement amincies , au point que la taille de ces malheureux phthisiques en étoit déformée avant qu'ils finissent leur triste carrière. Non - seulement les os de la poitrine se trouvent quelquefois ramollis chez ceux qui ont quelques dispositions au rachitisme, mais même encore les autres os, d'une manière plus ou moins marquée , et toujours les os spongieux plus que les autres.

Si ces effets peuvent être la suite de la seule stagnation des humeurs ; sans doute qu'ils sont bien plus souvent occasionnés par leur dégénérescence, comme dans le rachitisme ; elles deviennent, pour ainsi dire, le dissolvant des parties solides : il n'est donc plus étonnant qu'on ait plusieurs fois trouvé les poumons entièrement convertis en une substance molle comme de la bouillie (1) ; et que quelquefois les poumons ne fussent autre chose qu'une ou deux vessies pleines d'une eau , plus ou moins bourbeuse , au point qu'on n'y trouvoit plus de traces du parenchyme, ni des vaisseaux sanguins , ni même des bronches ; il s'étoit

____

(1) Voyez l'article de la phthisie scrophuleuse.

fait une conversion générale de ces substances, plus ou moins solides, en un liquide, plus ou moins clair.

Epanchemens dans la poitrine. Un changement si étonnant s'est quelquefois fait, sans aucune espèce d'épanchement dans la poitrine; mais plus fréquemment a-t'il eu lieu, et alors le liquide épanché est en quantité, plus ou moins grande.

On ne peut absolument déterminer le rapport qu'il peut y avoir entre ces épanchemens, et les altérations du poumon qui les ont produits.

Quelquefois ce viscère est extraordinairement gonflé, obstrué, sans pour cela qu'il y ait aucun épanchement dans la poitrine; d'autres fois, les poumons sont rongés par la suppuration, quoiqu'il n'y ait pas non plus aucune espèce d'épanchement dans cette cavité, tandis que ces épanchemens sont souvent très-considérables dans des phthisiques qui n'ont que de légers engorgemens, de légères ulcérations dans les poumons. Sans doute que, suivant la nature de cette affection morbifique, ou encore, suivant l'état des humeurs, il en résulte des effets différens, relativement à l'épanchement. Ce n'est point tant, dit Mor-

gagni , la suppuration de la substance pulmonaire qui produit cette grande quantité de pus
que l'on trouve épanché dans la cavité de la
poitrine , que la suppuration beaucoup plus
abondante des humeurs qui abondent au poumon (1).

Les poumons eux-mêmes commencent souvent par s'infiltrer ; ils se remplissent d'eau,
comme une éponge ; on diroit quelquefois
qu'ils sont pleins d'hydatides : plusieurs s'é-
levant, plus ou moins, sur leur surface, se rom-
pent, et donnent lieu à des épanchemens ; mais
ce n'est pas toujours cela qui les produit ; la
géne que le sang éprouve dans sa circulation
dans les poumons , n'est-elle pas suivie d'une
stagnation qui donne lieu à cette hydropisie
par épanchement ? C'est une bien forte ligature :
et ne sait-on pas qu'on produit l'hydropisie
d'un membre dans les animaux vivans , lorsqu'on lie , qu'on comprime même , les veines
qui en rapportent le sang ; les obstacles , les
engorgemens dans les poumons, n'y produi-
sent-ils pas l'effet bien complet de cette ligature ? sans compter , qu'indépendamment de

____

(1) Morgagni , *De sed. et causis morbor* , t. *II*,
epist. *XXII*, *de sputo sanguinis et puris* , p. 181.

cette cause , pour ainsi dire , mécanique , le sang est altéré dans sa qualité , dans sa consistance par le vice phthisique , s'il est permis de parler ainsi , et par le pus qui en est le produit , et qui corrompt peut-être encore plus la masse du sang (1).

Diminution de volume. Mais si le volume des poumons des phthisiques peut considérablement augmenter , par une suite de leur engorgement , ils peuvent tellement se rétrécir , se raccornir , qu'ils n'occupent plus qu'un petit espace de la cavité de la poitrine. Nous les avons trouvés quelquefois si petits , qu'ils n'avoient pas la moitié , ni le quart de leur volume naturel ; leur densité étoit alors si grande , qu'ils étoient coriaces , comme du cuir brûlé (2 . Ils étoient tels dans une femme , morte de la phthisie à l'âge de vingt-cinq ans , sans qu'il y eut aucun épanchement dans la poitrine , et dans un jeune homme , mort de consomption , et avec une extrême difficulté de respirer , dont nous avons rapporté l'his-

---

(1) Voyez nos observations précédentes sur le sang des phthisiqnes.

(2) Voyez l'observation VIII , article de la phthisie d'origine.

toire

toire dans le premier volume de l'*Historia
anatomico medica* de M. Lieutaud (1).

On trouve aussi, dans le même ouvrage, des
exemples d'une pareille rétraction des poumons, qu'il faut bien se garder de confondre
avec leur destruction par l'effet de la suppuration.

On y lit l'observation de *Sennert*, d'un
homme mort de marasme, après avoir éprouvé une longue et très-opiniâtre difficulté de
respirer, et chez lequel les poumons étoient
aussi compactes que s'ils eussent été endurcis
par la fumée, et dans lesquels on ne trouva
aucune trace de suppuration.

Les poumons sont quelquefois si durs, qu'on
a peine à les couper avec le scalpel ordinaire ;
et ils sont quelquefois si petits, qu'ils sont
comme remontés sous les premières côtes, et
n'excédant pas le volume d'une pomme d'un
médiocre volume. Le virus scrophuleux ne
peut-il pas donner lieu à de pareilles altérations ?

Quoi qu'il en soit, il est rare que les poumons des phthisiques soient réduits en un tel
état, sans qu'il n'y ait quelque épanchement

______

(1) T. I. pag. 507, obs. 285 *bis*.

dans la poitrine , ou sans que le péricarde ne soit gonflé par quelque collection d'eau , de sang , de pus ; sans qu'il n'y ait quelque excessive dilatation du cœur , ou quelque tumeur dans la poitrine ; enfin sans que le poumon n'ait éprouvé une compression , plus ou moins longue , plus ou moins forte. Cependant quelquefois les poumons sont desséchés , racornis , laissant un grand espace vuide dans la poitrine , sans avoir éprouvé aucune espèce de compression , ou du moins , sans qu'on trouve aucune cause qui ait pu produire cet effet.

Les épanchemens dans la poitrine peuvent et doivent donner lieu , sans doute , à la compression des poumons , et enfin à leur diminution de volume , comme Haller , Lieutaud , et avant eux , plusieurs anatomistes célèbres l'avoient dit.

Les poumons diminuent de volume, à proportion que la matière épanchée , purulente , ou aqueuse , augmente , et comprime sa substance ; compression d'autant plus facile , que ce viscère est composé de vésicules d'un tissu très-mou.

Mais si les épanchemens peuvent donner lieu à la rétraction et à l'endurcissement des poumons, par la compression qu'ils exercent sur eux, on peut aussi établir que la destruction des poumons, par l'effet de la suppuration, est fréquemment suivie d'épanchement dans la poitrine; et cet effet est si commun, qu'on fait peu d'ouvertures de phthisiques, qu'on ne trouve l'érosion des poumons réunie à l'épanchement dans la poitrine.

Ordinairement le pus s'épanche dans la poitrine, à proportion que la surface extérieure des poumons est détruite; et si quelquefois on a trouvé des épanchemens de pus dans la poitrine, sans appercevoir de pareilles ulcérations dans la surface extérieure des poumons, c'est, ou qu'elles étoient bien légères, ou que les poumons étant affaissés, elles n'ont plus été aussi apparentes; ou enfin que le pus provenoit de quelqu'autre partie de la poitrine.

Nous ne pouvons croire que le pus puisse transuder des poumons à travers la membrane qui les revêt, sans que cette membrane ne soit elle-même ulcérée, et par la même cause qui a pu donner lieu à l'ulcération du reste de la substance pulmonaire.

Le poumon, après avoir été engorgé d'une

manière, plus ou moins grande, ou dans sa
totalité, ou dans quelques-unes de ses parties,
se détruit par une suppuration plus ou moins
prompte, plus ou moins étendue, et d'une
manière bien diverse, selon l'espèce de phthisie (1) ; chez les uns, très-rapidement (2), et
chez les autres, fort lentement. Quelquefois
le malade meurt, avant qu'on puisse distinguer des traces de suppuration dans le poumon ; nous en avons déja rapporté beaucoup
d'exemples : quelquefois on n'a trouvé qu'une
légère ulcération ; et d'autres fois les poumons étoient tellement détruits, qu'un lobe,
deux lobes, les trois lobes d'un côté, et encore un, ou deux lobes de l'autre, manquoient
entièrement ; communément alors, il y a un

____

(1) Morgagni dit avec raison, d'après ses observations,
et d'après celles de divers auteurs, qu'il a laborieuse-
ment et judicieusement consultés, que la matière purulente est tantôt blanche, tantôt verdâtre, quelquefois
rougeâtre, comme la lie du vin, d'autres fois noire comme de l'encre. *De sed. et causis morbor. t. II, epist.
XXII, de sang. et puris sput. p.* 187.

(2) Voyez l'article sur la durée de la phthisie pulmonaire, p. 504.

grand épanchement dans le poumon, mais cela n'est pas constant (1).

Quelquefois les poumons ressemblent à une vessie pleine de pus, au point que toute leur substance, ou presque toute, paroît réduite en un abcès, ou apostême.

Dans quelques sujets, où une pareille altération a été observée, la plèvre étoit restée entière et durcie comme du cuir ; les vaisseaux aëriens et les vaisseaux sanguins étoient corrodés ; et ce qui doit étonner, c'est qu'ils n'ayent pas péri d'hémorragie ; bien plus, qu'ils n'ayent pas même craché du sang. On ne peut cependant douter que l'hémorragie ne fût survenue, et n'eût produit la mort, si des vaisseaux sanguins du poumon, même beaucoup plus petits, avoient été ouverts de toute autre manière.

---

(1) Voyez ci-dessus l'hist. de l'ouverture du corps de M. Fenouil, p. 252 ; celle de Vater, rapportée par Haller, dans sa collection des thèses patholog., t. II. p. 405.

Voyez aussi un exemple de destruction totale du poumon gauche, rapportée par Velschius, et citée par M. Lieutaud, *hist. anat. med. lib. II. obs.* 358.

Autre observation d'une énorme destruction du poumon. Lieutaud, *ibid. t. I. obs.* 591.

P p 3

J'ai trouvé dans un cadavre, porté dans mon amphithéâtre en 1783, un poumon qui n'avoit qu'un seul lobe du côté droit (1) ; les deux autres paroissoient avoir été détruits depuis long-tems par une suppuration ; ce qui étoit dénoté par des restes qu'on observoit, et dont la surface étoit inégale, comme corrodée.

L'injection ordinaire, poussée dans les vaisseaux sanguins, ni l'air introduit fortement dans les bronches, ne purent jamais forcer les extrémités vasculaires de la surface de la cicatrice. Je crois que si cette expérience avoit été faite sur le poumon de M. Fenouil (2), elle auroit offert le même résultat.

Dilatation du cœur. Indépendamment des altérations dans le poumon des phthisiques, dont nous venons de parler dans un assez long détail, on trouve aussi souvent le cœur plus ample qu'il n'est naturellement, et fréquemment; c'est le ventricule droit et son oreil-

----

(1) Voyez l'observation de Vater, citée ci-dessus.... les remarques de MM. Senac, Haller, et d'autres, qui ont parlé dans leurs écrits de diverses destructions des poumons, et sur-tout celles de Tackius, qui a trouvé la cavité droite de la poitrine dépourvue du poumon.... Morgagni, *ibid.*

(2) p. 252.

lette qui sont le plus dilatés; l'artère pulmonaire
elle-même n'est pas exempte d'éprouver un surcroît de dilatation assez remarquable , et sur-
tout dans les phthisiques qui ont eu, pendant le
cours de la maladie, des palpitations de cœur
assez violentes ; ce qu'il n'est pas rare d'observer en pareil cas , comme on peut le voir en
lisant les observations nombreuses rapportées
ci-dessus (1). Nous l'avons encore plus spécialement remarqué dans deux frères , les sieurs
Vitel , morts après avoir éprouvé les symptômes de la phthisie , avec des palpitations de
cœur affreuses , et à un tel point , qu'ayant
devancé l'expectoration du pus , et d'autres
symptômes de la phthisie , nous les avions
crus atteints plus particulièrement d'une dilatation du cœur , sans les croire phthisiques.

A l'ouverture du corps de l'aîné de ces deux
frères , qui fut faite par M. Martin , mon prévôt d'anatomie , et dans laquelle il fut aidé
par M. Adamucci , docteur en médecine , pen-
sionnaire du roi de Naples , ils trouvèrent les

---

(1) Article phthisie scrophuleuse , n° 5. Art. phthisie
pléthorique , n°. 1 , et ailleurs , dans cet ouvrage.

Voyez ceux de Morgagni et Lieutaud , qui contiennen
diverses observations de ce genre fort intéressantes.

poumons pleins de concrétions stéatomateuses, et en quelques endroits des foyers purulens.
L'artère pulmonaire étoit très-dilatée, et la
cavité du cœur qui lui correspond, l'étoit aussi
extraordinairement, contenant beaucoup de
sang concret. Il y avoit de l'eau épanchée dans
la cavité de la poitrine ; il y en avoit aussi dans
le péricarde, mais pas en une quantité bien
considérable.

En pareils cas, la texture du cœur est très-
relâchée, au point que l'on en déchire la substance, avec une facilité inconcevable, comme
si elle étoit en putréfaction (1).

Altération des viscères du bas-ventre. Les
viscères du bas-ventre offrent aussi des altérations assez fréquentes dans les phthisies ;
le foie est souvent obstrué, endurci dans
celles qui ont été précédées, ou accompagnées de jaunisse, ainsi que dans celles qui
ont succédé aux affections morales (2). Fréquemment les glandes mésentériques, et

____

(1) Voyez les obs. I et II, art. phthisie pléthorique,
page 69.

Voy. aussi l'obs. II, article phthisie vénérienne, p. 518.

(2) Voyez l'article de la phthisie qui succède à l'affection des nerfs, et celle qui succède à l'ictère, p. 361 et 487.

quelquefois le pancréas, sont obstrués (1); mais cela n'est pas constant, même dans les phthisiques scrophuleux. Enfin on a souvent trouvé la matrice affectée, dans les phthisies qui ont succédé aux couches laborieuses, aux suppressions des règles, ou du lait (2); et dans tous ces cas, on trouve fréquemment, indépendamment des obstructions mentionnées, plus ou moins d'eau épanchée dans la cavité du bas-ventre; mais comme on a traité séparément, aux articles des phthisies symptomatiques, de toutes ces espèces d'altération, il suffit de les citer dans cette récapitulation.

Maigreur. Nous dirons, et seulement en passant, qu'on trouve une assez grande différence dans la maigreur des cadavres pour être observée.

J'ai ouvert les corps de divers phthisiques, qui non-seulement n'étoient pas à beaucoup près réduits au dernier degré de maigreur, mais qui n'étoient pas même extraordinairement maigris (3), tandis qu'ordinairement,

---

(1) Voyez l'article phthisie scrophuleuse, p. 65.

(2) Article phthisie à la suite des couches, p. 578.

(3) Voyez le chapitre des signes de la phthisie en général, article *maigreur*, p. 405.

comme on le sait , on trouve leur tissu cellulaire dépourvu de graisse , ou quelquefois infiltré de sérosité.

J'ai vu, dans quelques phthisiques, des concrétions graisseuses considérables, compactes,
entre les membranes du tronc et des extrémités , entre les triceps et les fessiers , autour du
cœur , dans le médiastin , dans l'épiploon ,
dans plusieurs de ces parties à la fois , ou dans
quelques-unes seulement ; tandis que le reste du
corps étoit dans une émaciation extrême. Ces
différences proviennent , sans doute , non-seulement de la longueur de la maladie en général , mais particulièrement de la durée de la
fièvre hectique , et de l'embonpoint primitif ,
plus ou moins grand, du malade , de l'état des
viscères du bas-ventre, encore plus, des accidens attachés à la phthisie , qui le font périr,
plus ou moins vite , avant qu'il parvienne au
dernier degré de destruction (1).

---

(2) Voyez l'article précédent sur la durée de la phthisie
pulmonaire , p. 504.

ARTICLE V.

Quelques observations sur le traitement de la phthisie pulmonaire au dernier degré.

—————

ON savoit qu'il falloit opposer divers remèdes aux diverses espéces de phthisie pulmonaire ; mais nous croyons que la lecture de cet ouvrage aura encore mieux appris que le traitement de cette maladie doit varier, non-seulement, suivant ses espéces, mais encore suivant les diverses modifications de chacune d'elles, relativement à leur nature, et à celle des malades.

On ne peut comprendre comment des médecins célébres ont osé prescrire, sous un seul tableau, le traitement de la phthisie pulmonaire, comme si cette maladie étoit unique dans son genre, et comme si elle étoit la même dans tous les sujets, et dans tous ses divers périodes. Les grands praticiens (1), sans doute,

—————

(1) Morton, Boërhaave, Van-Swieten, sur-tout Sauvages, Raulin, Tissot. *Nimirum*, dit Morgagni, *ut in cetaris, ita in hoc quoque non omnia omnibus prosunt auxilia. De sed. et causis morborum, lib. II, de morbis thoracis, epist. anat. med. XXII, art.* 15.

ont voulu éviter cette erreur; mais on peut dire avec vérité que les différences de la phthisie ne sont pas encore suffisamment exprimées dans leurs écrits.

C'est sur-tout dans les premiers tems de la maladie, lorsqu'elle est curable, qu'il importe d'y avoir égard; diverses causes pouvant occasionner le mal, il faut en varier les remèdes, pour le détruire; mais lorsque ces causes sont parvenues à produire, dans le poumon, la lésion capable de donner lieu au dernier dégré de la phthisie, alors il n'y a plus qu'une seule méthode à suivre, et ordinairement elle n'est que palliative. Il faut y recourir, quand bien même on concevroit encore une espérance secréte de guérir la maladie; car, en supposant qu'on pût changer ce dernier état en un autre plus doux, ou, pour ainsi dire, qu'on pût la faire rétrograder, ne devroit-on pas ensuite recourir aux méthodes curatives? Ne faut-il pas toujours détruire les symptômes violens et urgens, avant d'en pouvoir attaquer les causes, par des remèdes qui ne doivent produire d'heureux effets, qu'autant qu'ils sont long-tems administrés?

Nous ne répéterons pas ce qui a été dit ail-

leurs sur les traitemens de la phthisie , dans ses
premiers dégrés ; ils sont si différens , qu'ils ne
peuvent s'allier ensemble ; si on les rappro-
choit ici , ce ne seroit que pour en montrer
davantage le contraste ; par exemple, les fondans et les appéritifs , combinés avec les anti-
scorbutiques , qui conviennent merveilleusement dans la phthisie scrophuleuse , seroient
certainement nuisibles dans les phthisies pléthorique , exanthématique , nerveuse , etc.
Les préparations antimoniales , qui produisent
de si salutaires effets dans les phthisies qui ont
succédé à la galle , aux dartres , seroient bien
nuisibles dans celles qui ont succédé aux maladies inflammatoires du poumon.

Pourroit - on recourir à la saignée dans les
phthisies vénériennes par métastase , avec crachement de sang , comme dans la phthisie
pléthorique ?

Pourroit - on donner les sucs anti - scorbutiques aux personnes atteintes de la phthisie
nerveuse ?........ Devroit-on indistinctement
envoyer les pléthoriques aux eaux thermales
de Barèges ? Si elles réussissent dans les phthisies scrophuleuses , elles seront funestes dans
beaucoup d'autres espèces ?

Quel succès ne retire - t - on pas des eaux

de Bonnes, de Cauterets, dans les phthisies ca-
tharrales, d'artreuses, ou autres, occasionnées
par quelque humeur cutanée qui s'est jettée sur
le poumon? Et combien de fois n'ont-elles pas
nui dans d'autres espéces de phthisie ?......

Le quinquina, qui réussit si bien dans les
phthisies des vieillards, dans celles qui sont
l'effet et non la cause de la fièvre, et dans
d'autres phthisies encore avec une atonie
marquée, qui réussit aussi pour ralentir la
disposition à la suppuration, ou pour en borner ses effets, quand el'e a lieu, est d'autant
moins salutaire dans plusieurs autres espéces
de phthisies. C'est une erreur bien funeste de
le prescrire indistinctement, comme plusieurs
médecins le font aujourd'hui.

Les laitages, qui conviennent si bien dans
les phthisies occasionnées par quelque humeur
acrimonieuse, etc., ne sont-ils pas infiniment
nuisibles dans beaucoup d'autres espéces, qui
dépendent des congestions lymphatiques dans
les poumons et ailleurs ?......

Peut-on conseiller les cautères, ou autres
exutoires, lorsque la phthisie est produite, plutôt par un raccornissement, ou desséchement
du poumon, que par la présence d'une humeur
qu'il faut détourner? Non sans doute; ce qui

peut être très-utile à l'un de ces phthisiques, sera infiniment nuisible à l'autre, non-seulement parce que les espèces de phthisies varient singulièrement par leur essence, mais encore par la diversité des tempéramens, des âges, et même du sexe, et que ce n'est que lorsqu'elle est parvenue au dernier dégré, que ses espèces, de quelque nature qu'elles soient, et dans quelques personnes qu'elles existent, se ressemblent davantage, comme nous l'avons déjà dit.

Je n'ai trouvé rien de plus utile, et même de plus agréable pour les phthisiques qui sont parvenus à cet état, où la fièvre est continue, et lorsqu'ils ont des redoublemens tous les soirs, que de leur conseiller l'usage des boissons humectantes et adoucissantes, telles que l'eau d'orge, de poulet, de grenouilles, bien légère, et autres boissons de ce genre.

Je leur ai souvent conseillé des émulsions légéres, pendant le redoublement de la chaleur, quelques juleps avec les eaux distillées de lys, de laitue, de pourpier, d'alléluya, édulcorées avec le sirop d'orgeat, de nymphea, d'épine-vinette, de groseilles ; ces boissons leur sont agréables ; et n'est-ce pas naturel ? peuvent-ils aimer ce qui les échauffe, quand ils sont dans un feu brûlant ?

C'est, pour ainsi dire, en éteignant cette chaleur qui les consume, en diminuant la force systaltique des vaisseaux, qu'on ralentit le travail de la suppuration, dernier terme de cette maladie. Il faut donc leur prescrire tout ce qui peut produire cet heureux effet, et leur défendre tous les remèdes, capables d'en opérer un contraire ; car alors, indépendamment qu'ils molesteront le malheureux malade, déjà dévoué à une mort, à peu près certaine, ils ne feront que l'accélérer.

Ainsi, ce n'est donc plus dans les derniers momens de la phthisie qu'il faut recourir aux remèdes altérans, dépuratifs, évacuans ; le tems est passé où ils eussent peut-être pu convenir ; ils seroient à présent funestes.

Il faut se borner à prescrire les calmans, si les boissons humectantes et rafraîchissantes ne peuvent en produire l'effet ; mais il faut les donner avec la plus grande circonspection ; car s'ils produisent du sommeil, d'ailleurs si utile à ces malades, ils diminuent l'excrétion du pus qui s'accumule dans le poumon.

La présence de ce pus en augmente d'autant

plus

plus le foyer ; d'ailleurs , l'opium n'est-il pas
par lui-même un véritable septique? et si nous
sommes forcés d'y recourir, ce qu'on ne peut
en effet éviter , donnons-le en petite quantité,
et concurremment avec les boissons humectantes et rafraîchissantes.

Les préparations de l'opium , dégagé de sa
partie résineuse , soit sous forme d'extrait,
à la dose d'un quart de grain, jusqu'à un,
deux, ou trois grains, soit sous forme liquide,
à la dose d'une , jusqu'à six et huit gouttes,
réussissent ordinairement mieux que les autres ; mais communément , on prescrit aussi
le sirop de diacode, depuis un gros jusqu'à une
once , dans les eaux distillées de lys , de laitue, de pourpier, etc. etc.

Ces potions usuelles produisent de salutaires effets ; on donne aussi une ou deux pillules de cynoglosse , d'un , ou de deux grains
chacune, le soir, pour procurer une meilleure
nuit ; et dans la journée, s'il le faut, pour
donner un peu de calme ; enfin, on varie quelquefois, pour satisfaire au dégoût du malade ,
cette sorte de calmans ; on ne les augmente
qu'autant qu'on y est bien forcé.

Ce n'est pas seulement pour procurer quelques instans de calme aux malheureux phthi-

siques, qu'on a recours aux calmans, quelquefois on les prescrit, pour modérer les excessives évacuations par les selles, pour adoucir les tranchées, ou autres douleurs qu'ils éprouvent; car il en est chez lesquels les douleurs sont presque continuelles, quoique très-variables par leur siége; peut-on rien faire de mieux alors que de leur procurer quelque soulagement momentané?

L'opium prescrit aux phthisiques qui sont dans la disposition des sueurs, bien loin de les rallentir, les provoque de plus en plus, et peut-être l'augmentation de cette excrétion enléve-t-elle, sur-tout alors, pour quelque chose, de l'effet qu'il a de diminuer les autres évacuations.

Mais si les adoucissans, et les légers rafraîchissans sont si convenables à ce dernier période de la vie des phthisiques, pourquoi leur donner alors les remédes les plus chauds, tels que les baumes de la Mecque, de Copahu, de Lucatelli et autres, dont les empiriques ignorans, et presque toujours intéressés, ont célébré les heureux effets, et dont aussi de grands médecins n'ont pas craint de recommander l'usage; je ne dis pas seulement dans

les premiers tems, mais même dans les derniers instans de la maladie (1).

S'il est bien douteux que de pareils remèdes ayent quelque efficacité dans aucun tems
contre la cause de la phthisie pulmonaire, il
ne l'est pas qu'on ne puisse souvent y suppléer
par de meilleurs; mais dans le dernier tems,
ils sont d'autant plus funestes, qu'ils augmentent la chaleur des premières voies, et qu'ils
disposent de plus en plus le malade à la fièvre,
qu'il n'a que trop, et qu'il seroit heureux de
pouvoir rallentir. Quel effet veut-on que de
pareils remèdes puissent avoir sur le poumon?
peuvent-ils y parvenir, sans avoir, au préalable,
porté leurs impressions sur les entrailles, dont
le moindre agacement doit produire nécessairement un surcroît de fièvre; ce sont toujours
de mauvais remèdes, et dans le dernier tems
de la phthisie, ils sont encore plus fâcheux;
on a jugé de leur effet, comme s'ils eussent pu
agir sur les poumons, ainsi qu'un topique qui
exerce son action sur la partie externe sur
laquelle on l'applique.

Mais la difficulté est de les y faire parvenir;

____

(1) Voyez cette pratique recommandée par Rivière,
et sur-tout par Morton etc. etc.

et quand ils y arrivent enfin, mêlés et combinés avec les autres humeurs animales, n'o-
pèrent-ils pas des effets entièrement différens
de ceux qu'ils auroient eus, s'ils avoient pu y
parvenir immédiatement, sans mélange ; et
d'ailleurs, avant d'y arriver ainsi décomposés,
n'exercent-ils pas des effets sur d'autres parties, qu'il faut souvent plus considérer que
ceux qu'ils pourroient produire sur le poumon
même, s'ils y arrivoient, sans être dénaturés.

Les fumigations paroissent porter leur action plus immédiatement sur les poumons ;
mais quand on réfléchit sur la manière dont
elles peuvent y parvenir, on est forcé de dé-
falquer beaucoup de l'idée avantageuse qu'on
en avoit conçu.

D'abord la plus grande partie de la fumigation se dissipe dans l'air, et de celle qui
pénétre les voies aériennes, une très-grande
partie se répandant sur la membrane pituitaire
des narines, ou sur celle qui tapisse la bouche,
y borne entièrement ses effets ; une autre partie de la fumigation, poussée dans le larinx et
dans la trachée artère, y perd son action ; les
corpuscules qu'elle soulève s'arrêtent dans la
matière glutineuse qui enduit ses canaux ; et
si enfin quelques atômes de ces fumigations

ont été poussés dans les dernières bronches, par l'air de la respiration qui les y a portées, en substance, ou dissoutes, elles sont, comme l'on voit, bien peu nombreuses, et celles qui pénètrent le sang, avec la partie de l'air qui s'y insinue, le sont bien moins encore.

On voit par-là combien il faut diminuer des éloges pompeux qu'on a donnés aux fumigations, et si on ajoute à ce que nous venons de dire, que l'air ne pénètre le sang que par quelques vaisseaux veineux, d'une telle ténuité, que leur existence n'est fondée que sur des probabilités rationnelles; que cet air, mêlé avec le sang, est conduit directement dans l'oreillette gauche du cœur, sans se mêler, au reste des humeurs du poumon, on sera bien obligé de diminuer encore plus des effets salutaires attribués aux fumigations.

Ce n'est pas tout encore, c'est que la plupart de ces fumigations, se faisant avec des gommes résines que le feu dénature, il s'en exhale une huile empyreumatique qui agace les voies aériennes, sur-tout la membrane interne du larinx, si sensible, qu'il en résulte une toux bien cruelle. Ainsi il est douteux que les fumigations fassent quelque bien, et il est sûr qu'elles peuvent faire beaucoup de mal.

Q q 3

Nous ne nions cependant pas qu'en certains cas, mais bien peu nombreux, les fumigations ne puissent être de quelque utilité par exemple, lorsqu'elles sont faites avec des plantes émollientes qu'on fait bouillir dans de l'eau, laquelle est, peut être, elle seule, le meilleur émollient possible, sur-tout quand elle est réduite en vapeurs. On peut aussi employer, avec quelque succès, les fumigations des corps odorans qu'on n'a pas dénaturés par le feu, comme les infusions théiformes des plantes dont le principe volatil peut être élevé avec la vapeur de l'eau; mais quant à celles qui sont purement émollientes, elles n'ont rien de volatil.

La respiration d'un air pur, vital, appelé le gaz oxigène des chimistes modernes, est sans doute plus efficace, et tellement, qu'il pourroit peut-être, au commencement de quelque espèce de phthisie, être un vrai remède, comme M. *Chaptal*, célèbre chimiste de Montpellier, l'a écrit dans un ouvrage très-estimé. Dans tous les tems de la vie, et sur-tout dans les maladies du poumon, il est nécessaire de laisser respirer aux malades l'air le plus vital possible, et s'il n'y en a pas assez dans l'athmosphère qu'ils habitent, de leur en fournir par art une plus grande quantité ; il faut lire dans les ouvrages des chimistes modernes, ce qu'ils ont dit d'intéressant à cet égard ; il faut voir, dans celui de Gilles-Christ, diverses observations qui prouvent combien il est utile de faire changer d'air aux phthisiques, et surtout de les faire voyager sur mer.

M. Ingenhousz a aussi prouvé que l'habitation des bois pouvoit être utile ; mais toutes ces considérations sur la nature de l'air que les phthisiques doivent respirer, concernent particulièrement ceux qui sont encore dans les premiers tems de la maladie ; car lorsqu'ils sont parvenus au dernier dégré, il n'y a plus pour eux que des remèdes palliatifs, ou ceux qui peuvent les prolonger ; mais encore faut-il les leur procurer, autant qu'il est en nous. En général, les voyages conviennent aux phthisiques dans les premiers tems, non-seulement par rapport au mouvement qui, bien loin de leur nuire, même lorsqu'ils ont de légers crachemens de sang, leur est très-favorable (1) ;

____

(1) Voyez l'exemple de M. de Broglie, évêque de Noyon, qui part de Paris pour aller à Montpellier consulter M. Barthés, avec des crachemens de sang assez considérables, et qui n'en éprouve plus dans sa route. Pag. 268.

Q q 4

mais encore parce qu'ils respirent un air différent , ce qui produit un changement en eux
assez remarquable , presque toujours heureux , pas pour long-tems , quand la phthisie
est confirmée ; voilà sans doute la raison qui a
donné lieu à l'usage où l'on est de faire voyager les phthisiques dans des climats si divers ;
nous voyons ceux des provinces du nord de
la France aller dans celles du midi , et ceux
de ces provinces plus chaudes venir à Paris ,
dont l'air est froid et humide. On pourroit
apporter un choix plus réfléchi dans cette
sorte de voyages ; les personnes disposées à
la phthisie par engorgement scrophuleux ne
se trouveroient-elles pas bien d'un air maritime un peu chaud , avant le développement
de la maladie ? au contraire , ne courent-elles
pas à leur ruine , en allant dans les provinces méridionales , lorsqu'elle est développée ;
le même air qui auroit pu précédemment
opérer la résolution de l'humeur qui donne
lieu à la phthisie pulmonaire , ne peut-il pas
alors en opérer la suppuration ? ne vaudroit-
il pas mieux , au contraire , qu'alors ces malheureux phthisiques demeurassent , ou allas-
sent dans un lieu un peu froid et humide ?
J'ai vu des phthisies singulièrement prolongées

chez des personnes qui venoient à Paris, du Languedoc, ou de la Provence; j'en ai vu, au contraire, dans ces provinces méridionales qui m'ont paru accélérées, chez des anglais, ou autres malades du nord, qui s'y rendoient, croyant, en respirant un air plus pur, y prolonger leur existence.

Dans toute espèce de phthisie le même air pourroit bien aussi ne pas convenir également; par exemple, l'air de la mer réussit aux phthisiques de naissance, et aux scrophuleux, mais pas aux scorbutiques; et celui de nos provinces méridionales convient beaucoup mieux à ces derniers.

On voit par ces idées générales, qu'on peut tirer quelque parti d'un changement d'air, mais qu'il n'est pas indifférent de le bien choisir, soit relativement à l'espèce, à l'âge du phthisique, soit relativement à l'époque de la maladie dans laquelle il se trouve.

Les exutoires auxquels il est si utile de recourir dans les premiers tems des diverses espèces de phthisie pulmonaire (1), non-seule-

____

(1) Voyez précédemment les articles où l'on traite de chacune d'elles, et où tantôt les exutoires sont recommandés, et tantôt proscrits; car s'ils sont utiles en divers cas, ils sont infiniment nuisibles en d'autres.

ment ne sont plus d'aucune utilité, lorsque cette maladie a fait des progrès bien avancés; mais même ils leur sont contraires : le malade étant réduit au marasme, faut-il l'épuiser davantage par des exutoires, qui ne pourront plus tarir l'ulcère du poumon ?

Ils font un effet d'autant plus heureux, qu'on y a recours promptement ; mais malheureusement, soit par la faute des médecins, qui ne voient le mal que lorsqu'il a fait de trop grands progrès pour être guéri, soit par celle des malades, qui ordinairement ne veulent pas se soumettre à l'usage de ces remèdes, on y a recours trop tard ; il en résulte qu'on les tourmente inutilement, et qu'on ajoute à leurs maux ceux d'un art mal entendu ; ne voit-on pas que la fièvre les consume assez, sans les épuiser davantage, et qu'au lieu de retarder les progrès de la phthisie, on ne fait que les hâter et les précipiter.

Combien de malheureux expirans dans le marasme, et dans les ardeurs d'une fièvre continue, avec des redoublemens affreux, n'avons nous pas vu qu'on tourmentoit par l'application successive de vésicatoires sur diverses parties du corps, par le moxa qu'on faisoit brûler sur plusieurs endroits de la poitrine, qui ne pouvoient même avoir aucun rapport avec le poumon , vrai siége de la maladie. Il faut assurément avoir une confiance bien grande en ces remèdes pour oser y recourir , lorsque tout annonce que les poumons sont rongés et détruits par divers foyers purulens ; laissons alors ces malheureuses victimes périr de leur mort , pour ainsi dire , naturelle , qui est inévitable , et tâchons au moins , puisque nous ne pouvons mieux faire , de diminuer leurs souffrances.

Ce ne sont plus que des remèdes adoucissans , légèrement rafraîchissans , et un peu calmans qui puissent leur convenir ; et qu'on ne croye pas que ce soit les abandonner que de se borner à ce traitement ; car en agissant ainsi , non - seulement on les soulage , mais encore on ralentit la force et la vitesse de la circulation du sang , qui seule accélère la suppuration des poumons.

On en a la preuve dans l'histoire de cette maladie ; ses progrès sont d'autant plus rapides , que les sujets qu'elle attaque sont jeunes , et si les appéritifs et les fondans peuvent être efficaces dans les premiers tems de la phthisie , pour faciliter la résolution de la matière compacte , dont les poumons sont alors fréquemment engoués ; ils ne sont plus propres, administrés dans les derniers tems, lorsque la fièvre est trop vive, qu'à accélérer la suppuration et ses funestes suites.

Lorsque le malade est tourmenté par de vives quintes de toux, les loocks les plus doux conviennent ordinairement, tels que le loock blanc, le loock jaune ; s'il faut les rendre incisifs pour faciliter l'expectoration, que ce soit le plus doucement possible, avec l'oximel simple, ou avec très-peu d'oximel scillitique. On fait boire au malade les infusions théiformes d'hysope, de lierre-terrestre, de bourrache, de camphrée de Montpellier, avec une bonne cuillerée à café, de sirop d'érysimum sur chaque tasse, etc. etc.

Les malades aiment quelquefois à prendre leurs boissons légèrement acidulées, avec du sirop d'épine-vinette, de limons, de groseilles ; non-seulement on ne doit pas s'y opposer, mais même on peut les leur conseiller, surtout dans les intervalles de la toux.

Cependant, en général, les adoucissans seuls leur conviennent davantage, sur-tout quand il y a de violentes quintes de toux, et alors, ce sont les infusions théiformes de fleurs de bouillon blanc, de mauve, de guimauve, de violette, de pied de chat; l'eau d'orge, de dattes, de jujubes, de raisins de Corinthe, de navets etc.; en un mot, toutes les boissons qui peuvent adoucir et raffraîchir. Ces malheureux malades sont alors, ou brûlés par une chaleur âcre, ou inondés de sueur; il faut leur laisser prendre les boissons froides, ou seulement dégourdies, et non aussi chaudes qu'on les leur donne communément, mais avec aussi peu de sirop qu'on le pourra, le plus adoucissant et le plus récent, et non avec les vieux sirops conservés dans les boutiques, ni avec ceux que les bonnes femmes recommandent comme autant d'antidotes précieux; mais qui sont plus propres à aigrir qu'à adoucir le mal.

Les infusions de coquelicot et autres qui sont *sudorifiques* de leur nature, ne leur conviennent nullement; et malheureusement, si on ne le voyoit tous les jours, on ne pourroit le croire, on ne cesse de faire prendre à ces malades qui sont dans un feu qui les consume, et lorsqu'ils sont sur les bords de leur fosse, des remèdes irritans qui les y précipitent plutôt.

Quel abus ne fait on pas aussi de ces remèdes *incrassans*, gluans, compactes, qu'on conseille aux phthisiques, et que les personnes les plus robustes ne sauroient supporter, tels que les marmelades, les bouillons de mou de veau, d'escargots, réduits à consistance de la colle, le riz le plus épais, les bouillies indigestes, le macaroni, le vermichel, les purées considérablement réduites, les laitages, et jusqu'aux gelées et aux coulis des viandes; et quand est-ce qu'on laisse prendre de tels alimens? c'est lorsque ces malheureux phthisiques ont les organes de la digestion dans un extrême dérangement; souvent, lorsqu'ils ont le dévoiement. Peut-on concevoir une pratique aussi dangereuse, aussi absurde? C'est alors qu'il faut conseiller les alimens les plus légers; plusieurs de ces alimens quelquefois, mais donnés sous une autre forme et plus digestibles.

Les substances animales sont alors celles qui réussissent le moins, et ce n'est que lorsqu'on ne peut faire prendre d'autre aliment au malade qu'il faut les lui permettre. Il est vrai qu'en ces derniers momens, on est encore heureux qu'il veuille prendre quelque nourriture; mais de quelle manière ne faut-il pas la varier? Son dégoût est tel, qu'il est souvent insurmontable; les œufs frais et à la coque réussissent quelquefois mieux aux phthisiques que toute autre espéce d'aliment; il est vrai que leur dégoût leur suggère l'idée des nourritures les plus diverses, et qui ne leur sont pas essentiellement favorables.

Les alimens froids leur plaisent et leur réussissent quelquefois ; les fruits les plus mûrs, les boissons légèrement acidulées ont souvent diminué le dévoiement, sans augmenter la toux ; au moins les malades les prennent-ils avec plaisir : ce dévoiement étant l'effet d'une irritation extrême, occasionnée par une bile très-âcre et dont l'excrétion est très-irrégulière ; les végétaux, bien loin de lui nuire, sont plus capables de le modérer, que tout autre espèce d'aliment; j'en ai vu qui mangeoient avec plaisir des fraises, des cerises, des raisins, suivant la saison, avec moins d'inconvénient que toute autre espèce d'aliment. Rien n'est donc plus embarrassant que de donner une bonne nourriture à ces malheureux malades; j'en ai soutenu plusieurs jours avec la seule décoction blanche de Sydenham, dont on diminuoit, ou supprimoit quelquefois l'eau de fleurs d'orange, et à la place de laquelle on ajoutoit quelque peu de sirop d'épine-vinette, de groseilles ou de limons, pour l'aciduler légèrement ; les ma-

lades en prennent jusqu'à une pinte par jour
et avec plaisir.

Nous avons quelquefois nourri, ou plutôt
soutenu des phthisiques au dernier degré avec
des purées de légumes, de crème de riz, de vermichel, de gruau, de sagou, de salep et autres,
qu'on faisoit prendre, avec la corne de cerf, en
forme de gelée ; ces alimens, donnés froids, ont
sur-tout paru convenir, lorsque le dévoiement
étoit considérable. Les praticiens nous pardon-
neront d'entrer dans tous ces détails ; ils savent,
par leur propre expérience, combien on est embarrassé pour trouver quelque espèce de nourriture aux malheureux phthisiques, et c'est
cependant le seul secours qu'on puisse alors
leur donner.

OBSERVATIONS

OBSERVATIONS

Sur quelques voies de communication du poumon avec les bras et avec les parties extérieures de la poitrine (1).

S'il est vrai que toutes les parties de notre corps correspondent et communiquent ensemble par les vaisseaux, par les nerfs et par le tissu cellulaire, il ne l'est pas moins, que certaines parties ont, avec d'autres, des correspondances plus faciles et plus courtes.

Celles du poumon avec les extrémités supérieures nous ont paru d'autant plus remarquables, qu'une fois bien connues des médecins, ils pourront administrer, contre les maladies de ce viscère, des secours extérieurs avec plus d'ordre et de sûreté qu'ils ne l'ont fait jusqu'ici.

La nature montre elle-même cette communication dans certains malades ; rien n'est plus fréquent que de voir, dans les fluxions de

---

(1) J'ai lu ce mémoire à l'académie des sciences l'année dernière 1791 ; et comme l'objet que j'y ai traité a du rapport à cet ouvrage, j'ai cru pouvoir l'y joindre.

poitrine, des engorgemens survenir aux glandes axillaires, et bien souvent encore, de voir les extrémités supérieures se gonfler avec ou sans douleur, soit d'un seul côté, soit de tous les deux.

La pratique de la médecine m'en a fourni quelques exemples ; je n'en citerai que deux ou trois, pour être plus court.

M. de la Herreria, ambassadeur d'Espagne en Hollande, que je traitois en mil sept cent soixante-douze, à l'hôtel de Dannemarck, rue Jacob, avoit une fluxion de poitrine des plus violentes ; plusieurs saignées avoient été faites ; il y avoit une certaine rémission dans les symptômes, lorsqu'il lui survint un gonflement considérable dans l'aisselle droite, un cataplasme émollient en aida le ramollissement ; Il se forma un abcès ; le malade ne toussa plus, sa respiration devint libre, la maladie finit ; l'abcès fut ouvert par M. Marchand, alors mon prévôt, et depuis chirurgien célèbre, en Lorraine. Le malade a ensuite joui de la meilleure santé.

Le fils du sieur Lafage, marchand bijoutier, place Dauphine, eut, vers cette époque, une fluxion de poitrine, qui avoit paru céder au traitement ; on se rassuroit sur son état, lorsque sa respiration devint plus laborieuse ;

la fièvre, qui avoit paru éteinte, se rallnma ;
les crachats devinrent puriformes ; tout annonçoit une phthisie secondaire, en pareil cas
si commune, lorsque plusieurs cloux survinrent à l'extrémité supérieure, firent cesser
tous les symptômes fâcheux. Le malade guérit
radicalement.

Je craignois beaucoup pour la vie de madame Dubourg, logée au couvent de Port Royal,
en 1774 : elle avoit une difficulté de respirer
extrême, de la toux, avec des vomissemens
fréquens, une fièvre continue, qui redoubloit
tous les soirs, des crachats sanguinolens et
puriformes ; plusieurs médecins avoient cru
cette maladie incurable ; j'en avois porté le
même jugement. Un abscès qui lui survint sous
l'aisselle, la guérit parfaitement (1).

D'autres exemples, que j'ai recueillis, m'ont
fourni des résultats aussi heureux, soit dans
les fluxions de poitrine, soit dans la phthisie
pulmonaire, dont le degré paroissoit assez
avancé.

J'ai fait quelques recherches dans les ouvrages des médecins, pour savoir s'ils n'auroient pas observé, ou du moins cité des

____

(1) Voyez l'observation rapportée, article de la phthisie scrophuleuse, obs. 4, pag. 79.

faits semblables ; j'en ai trouvé quelques-uns
du même genre, qui m'ont paru très-inté-
ressans ; le célèbre *de Haen*, entr'autres, parle
d'un jeune homme qu'on croyoit atteint d'une
phthisie mortelle, et qui fut guéri par un
abcès qui se forma aux aisselles. On trouve
aussi, dans le traité des maladies des armées
de Monro, l'histoire d'un phthisique qu'on
croyoit dans un état désespéré, et qui fut
guéri d'une manière semblable.

Mais soit que la nature n'ait pas toujours
assez de force pour expulser entièrement en
dehors le foyer de la maladie, sa cause étant
plus forte, le siège en étant plus étendu,
plus profond, soit enfin que la maladie soit
d'une nature plus grave ou plus avancée, il
arrive souvent que ces sortes de gonflemens
surviennent sans que le malade guérisse, et
alors la crise est imparfaite, comme les médecins le disent.

Il est inutile de rapporter des observations
de ce genre, la pratique de la médecine en
offre tous les jours de semblables à ceux qui
s'y livrent ; ils peuvent aussi avoir remarqué
que plusieurs maladies ont été occasionnées par
un reflux de matières morbifiques des extrémités supérieures dans le poumon, car il y

a une correspondance réciproque entre ces parties.

Combien de dépôts sous les aisselles, mal traités, qui ont terminé par la phthisie pulmonaire (1); combien d'affections rhumatismales, qu'on croyoit heureusement guéries et qui ont aussi été suivies d'une phthisie incurable. J'ai vu aussi deux personnes périr de cette maladie, à la suite de légères éruptions sur les bras, qui étoient rentrées : je l'ai vue encore arriver après des dépôts laiteux sur ces parties, qui n'avoient pas été soigneusement traités.

Une jeune dame, madame Macarthi, avoit été, pour ainsi dire, retirée des portes de la mort, par une enflure œdemateuse survenue au bras droit, à la suite d'une couche. Les symptômes les plus graves de la phthisie pulmonaire dont on la croyoit atteinte, furent calmés : plus de toux, plus de crachement de sang; sa respiration étoit devenue libre; elle voulut sortir et avec un tems pluvieux; l'enflure du bras disparoît, tous les accidens de

---

(1) Hildan rapporte l'histoire d'une jeune fille, qui périt bientôt de suffocation après le desséchement d'un abcès à l'aisselle; on trouva entre la plaie extérieure et et la plèvre un grand abcès. Cette observation a été rapportée par M. Lieutaud, hist. anat.

la maladie de poitrine reviennent avec plus de
férocité ; cette jeune dame meurt en peu de
jours.

Que de personnes ont péri de la même maladie, pour avoir trop-tôt supprimé des cautères ou des vésicatoires aux bras ; on pourroit
en citer un grand nombre, si tous les médecins n'en avoient vu de tristes exemples.

On n'en doit point être surpris, si l'on considère que les bras ont, avec les poumons,
la communication la plus libre. Des grandes
productions du tissu cellulaire sortent de la
sommité des poumons, se plongent sous les
clavicules et accompagnent les vaisseaux et
les nerfs axillaires ; là, le tissu cellulaire est
très-spongieux, il pénètre les glandes axillaires
en se plongeant dans l'extrémité supérieure de
la manière que les anatomistes l'ont décrit.

Une autre grande production du tissu cellulaire, fournie par la masse axillaire, remplit le grand espace que laissent l'omo-
plate et les côtes, ainsi que celui qui sépare
le grand dorsal et le grand pectoral, s'insinue sous eux, et recouvrant la portion subjacente du muscle grand dentelé, parvient
aux muscles de la poitrine et à quelques-uns
du dos.

Ce sont-là les deux grandes voies de com

munication du poumon avec les bras , et avec
les parties extérieures de la poitrine ; c'est
par elles que se font les transports ou métastase de la matière morbifique du dedans au
dehors de la poitrine , dont nous venons de
rapporter des exemples.

Les anatomistes peuvent, en quelque manière , imiter la nature , en injectant dans le
tissu cellulaire une certaine quantité d'eau par
le moyen d'un tube. L'eau transude facilement
de cellule en cellule , et bientôt gagne le dehors de la poitrine par dessous les aisselles ,
pour se répandre dans les bras et dans la partie latérale de la poitrine , en suivant les mas-
ses de tissu cellulaire dont nous avons parlé.

Nous avons quelquefois fait ces injections
d'eau , ou même de simples insufflations en
sens contraire , du dehors au dedans ; et nous
avons toujours vu qu'il y avoit entre ces parties externes et le poumon, la communication
la plus libre , la plus facile.

Les anatomistes savent depuis long - tems
que les parties de notre corps communiquent
ensemble , moyennant le tissu cellulaire ; mais
ils ne savent pas assez qu'il y a des voies de
communication infiniment plus courtes et plus
libres que d'autres ; ce n'est cependant que
d'après cette connoissance qu'on pourra par-

venir à des données plus sûres, pour obtenir
un résultat plus heureux et plus prompt dans
l'administration de divers procédés curatifs
externes qu'on emploie tous les jours, mais
sans ordre, sans méthode, et enfin d'une manière purement empirique.

Feu M. Bordeu, célèbre médecin de Paris,
qui s'étoit occupé de cet objet, a publié un
ouvrage fort intéressant sur le tissu cellulaire,
qu'il a appelé le tissu muqueux. J'ai aussi lu
un mémoire à l'Académie des Sciences en
1774 sur le même sujet, mais dont les médecins n'ont encore fait aucun usage dans leur
pratique.

Nous ne craignons cependant pas de dire
que ces connaissances anatomiques nous ont
été plusieurs fois très-utiles; et pour nous
borner à ce qui concerne le rapport du poulmon avec les extrémités supérieures et avec
les parties externes de la poitrine, nous dirons
que dans diverses circonstances de la phthisie
pulmonaire, de la fluxion de poitrine, et de
quelques autres maladies du poumon, nous
avons fait faire des frictions sèches ou avec
la teinture des cantharides sur les extrémités
supérieures, et sous les aisselles, sur les parties latérales de la poitrine, avec un tel avantage, que plusieurs fois nous avons vu les

symptômes de la maladie diminuer, et se dissiper à proportion que ces parties s'enfloient; les vésicatoires, les cautères, le moxa dans les circonstances urgentes, les ventouses, en pareil cas, bien placées, ont fait des effets étonnans, sur-tout avec des scarifications.

J'ai quelquefois fait recouvrir les extrémités supérieures d'un topique composé de savon, de moutarde, bien malaxés ensemble.

Une autrefois j'ai employé à cet effet une grande quantité d'ail qu'on avoit fait légèrement échauffer sur la cendre chaude; après l'avoir bien écrasé j'en fis couvrir les extrémités supérieures de Mademoiselle de Boursac; elle étoit sur le point de suffoquer, à la suite d'une petite vérole rentrée; son pouls s'étoit, pour ainsi dire, éclipsé; comme elle avoit de vives douleurs, et presque habituelles, dans les voies urinaires, je craignis l'application des vésicatoires; je préférai de faire recouvrir d'ail les extrémités supérieures, quelqu'odeur qu'exhalât ce topique, laquelle d'ailleurs ne pouvoit être désagréable que pour les assistans, la malade n'étant plus en état de le sentir.

L'effet de ce remède externe fut tel, que les parties sur lesquelles il étoit appliqué s'échauf-

fèrent, le pouls se releva, les extrémités supérieures se gonflèrent, la respiration devint
libre ; enfin la malade revint pour ainsi dire
de la mort à la vie.

M. Piccamilh, médecin de l'Isle-de-Rhé,
nous a autrefois raconté, qu'étant à la Mar-
tinique, il avoit vu plusieurs nègres guéris des
fluxions de poitrine, par des frictions aux
extrémités supérieures avec un drap ou une
brosse bien rude, jusqu'à ce qu'elles fussent
bien enflées.

Il a mis cette pratique en usage à l'Isle-de-
Rhé plusieurs fois, et avec un tel succès, qu'il
a cru devoir en rendre compte dans le journal
de médecine.

On dira peut-être qu'on peut opérer des
effets aussi salutaires avec les vésicatoires et
quelquefois avec les ventouses ; nous n'en dou-
tons pas, nous croyons même qu'on doit leur
donner la préférence, mais il faut bien les placer et non, pour ainsi dire, indistinctement,
comme on le fait sur toutes les parties, sur les
os, sur les tendons, ou au milieu des muscles
les plus épais ; car on ne peut disconvenir qu'il
n'y a aucune règle à cet égard, et que chacun
fait ce que son opinion, souvent peu motivée,
leur dicte.

On a seulement égard quelquefois au siége

de la douleur ; et à l'imitation des égyptiens,
dont les anglois, et notamment M. Pringle,
ont réhabilité la doctrine, laquelle est aujour-
d'hui très - suivie en France, on fait mettre
par-dessus le point douloureux les vésicatoires ou les ventouses ; mais cette méthode,
souvent très-salutaire dans les squinancies,
dans les rhumatismes et dans d'autres maladies, n'est pas également applicable à celles
qui ont leur siége dans le poumon : dans les
premiers cas on met, pour ainsi dire, le reméde
sur le mal ; mais il n'en est pas de même dans
celui-ci : les poumons sont comme suspen-
dus, ou du moins isolés, dans la poitrine ; ils
sont seulement contigus, dans l'état naturel,
à la paroi interne des parties contenantes de
cette cavité ; séparés de la peau, non - seulement par les muscles intercosteaux, et autres
muscles de la poitrine, mais encore par les
deux portions membraneuses de la plèvre,
celle qui revêt le poulmon et celle qui tapisse
la cavité de la poitrine.

On ne peut donc concevoir comment, pour
appeler au-dehors la matiére morbifique qui
a son siége dans les poumons, on préfère
d'appliquer les vésicatoires sur de telles parties, quelque douleur que le malade y ressente
d'ailleurs ; et que sera-ce encore, si cette dou-

leur n'annonce en aucune manière que le foyer de la maladie soit immédiatement par dessous, comme les ouvertures des corps l'ont bien prouvé ; il ne faut donc pas s'en rapporter à ce signe pour le choix du lieu où il convient de mettre l'exutoire.

C'est au-dessous des aisselles , sur la partie latérale de la poitrine ; c'est le long de la partie interne du bras , où le tissu cellulaire est très-abondant, qu'il convient de le placer ; l'anatomie le prescrit , et la nature malade l'indique.

Ne sera ce donc qu'en médecine que l'empirisme trouvera des partisans ? Plus l'exercice de cet art salutaire est difficile , plus les erreurs y sont faciles et graves ; il faut s'occuper à lui donner des principes , à lui prescrire des règles : pour quelques succès , dont le hasard peut être suivi, l'empirisme produit mille maux.

F I N.

TABLE

DES PRINCIPAUX ARTICLES.

Observations sur la nature et sur le traite-
ment de la phthisie pulmonaire.

Introduction, Page 1

PREMIERE PARTIE.

Diverses espèces de phthisie pulmonaire, pag. 13

Article premier.

De la phthisie de naissance et de la phthisie scro-
phuleuse. Ouvertures des corps, *ibid.*
Observations Ire, *ibid.* II, p. 15; III, p. 16; IV,
p. 22; V, p. 24; VI, p. 26; VII, p. 27; VIII,
p. 30; IX, p. 31; X, p. 32.
Quelques remarques sur la phthisie de naissance,
p. 34; la phthisie originaire est-elle contagieuse?
p. 38.
Traitemens heureux, p. 47.
Observations A, p. 47; B, p. 51; C, p. 57; D, p. 59.
De la phthisie scrophuleuse, p. 63.
Ouvertures des corps, p. 65.
Observations Ire, p. 65; II, p. 67; III, p. 71;
IV, p. 75; V, p. 76; VI, p. 77; VII, p. 78;
Évènemens et traitemens heureux, p. 79.
Observations A, *ibid.* B, p. 83; C, p. 89; D,
92; E, p. 95.

(658)

ARTICLE II.

Phthisie pléthorique, p. 99.

Quelques ouvertures de personnes mortes d'une phthisie, qu'on croit avoir commencé par la pléthore, *ibid.*

OBSERVATIONS Ire, *ibid.* II, p. 101; III, p. 102; IV, p. 104; V, p. 105.

Traitemens heureux, p. 110.

OBSERVATIONS A, p. 111; B, p. 116; C, p. 119; D, p. 124.

Quelques remarques sur les observations précédentes, p. 127.

ARTICLE III.

De la phthisie qui succède aux fièvres exanthématiques à d'autres éruptions cutanées, et de celles qui surviennent à des métastases, p. 153.

Ouvertures, p. *ibid.*

OBSERVATIONS Ire, *ibid.* II, p. 155; III, p. 156;

Traitemens heureux, p. 158.

OBSERVATIONS A, *ibid.* B, p. 162.

Remarques, p. 165.

ARTICLE IV.

De la phthisie catarrhale, p. 189.

Ouvertures des corps, *ibid.*

OBSERVATIONS Ire, *ibid.* II, p. 191; III, p. 192;

Traitemens heureux, p. 193.

OBSERVATIONS A, *ibid.* B, p. 198; C, p. 200; D, p. 202; E, p. 207.

Remarques sur la phthisie catarrhale, page 209.

(639)

Article V.

De la phthisie qui survient après des maladies inflammatoires du poumon, p. 224.
Ouvertures des corps, *ibid.*
Observations Iere, *ibid.* II, p. 226; III, p. 227; IV, p. 228.
Traitemens heureux, p. 230.
Observations A, *ibid.* B, p. 231; C, 233.
Remarques sur la phthisie qui succède à l'inflammation du poumon. *ibid.*

Article VI.

De la phthisie qui succède à l'asthme, p. 238.
Ouvertures des corps, *ibid.*
Observations Iere, *ibid.* II, 239, III, *ibid.*
Remarques, p. 240.

Article VII.

De la phthisie arthritique et de la phthisie rhumatismale, p. 251.
Ouvertures des corps, *ibid.*
Observations Iere, *ibid.* II, p. 254; III, p. 255; IV, p. 256; V, p. 259; VI, 262; VII, p. 266.
Remarques, p. 271.

Article VIII.

Sur des concrétions de diverse nature trouvées dans les voies aériennes, et sur la phthisie calculeuse, p. 285.

(640)

Ouvertures des corps , *ibid.*

OBSERVATIONS Iere , *ibid.* II , p. 286.

Remarques , 287.

ARTICLE IX.

De la phthisie scorbutique , p. 303.

Ouvertures des corps , *ibid.*

OBSERVATION Iere , *ibid.*

Traitemens heureux , p. 305.

OBSERVATIONS A , *ibid.* B , p. 308.

Remarque sur la phthisie scorbutique , p. 309.

ARTICLE X.

De la phthisie vénérienne , p. 318.

Ouvertures des corps *ibid.*

OBSERVATIONS Iere , *ibid.* II , p. 319 ; III , p. 321.

Quelques traitemens heureux , et remarques sur la
phthisie vénérienne , p. 322.

ARTICLE XI.

De la phthisie pulmonaire qui succède aux fièvres ,
p. 341.

Ouvertures des corps , *ibid.*

OBSERVATIONS Iere , *ibid.* II , p. 342 ; III , p. 343 ;
IV , p. 344 ; V , p. 345 ; VI , p. *ibid.* VII . p 546.

Remarques et traitemens heureux , p. 348.

ARTICLE XII.

De la phthisie nerveuse hipocondriaque , histérique
et de consomption , p. 361.

ARTICLE XIII.

(641)

ARTICLE XIII.

De la phthisie à la suite des couches , p. 378.
Ouvertures des corps , *ibid.*
OBSERVATIONS Iere , *ibid.* II , *ibid.* III , *ibid.* IV ,
   p. 382 ; V , 383.
Traitemens heureux , p. 384.
OBSERVATIONS A , *ibid.* B , p. 386.
Remarques , p. 387.

ARTICLE XIV.

Quelques observations sur la phthisie qui succède
   à des contusions et à des blessures de la poitrine ,
   397.
Ouvertures des corps , *ibid.*
OBSERVATIONS Iere , *ibid.* II , p. 398 ; III , *ibid.*

SECONDE PARTIE.

Observations générales sur la phthisie pulmonaire ,
   p. 401.

ARTICLE PREMIER.

Des symptômes de la phthisie en général , et de
   ceux qui peuvent faire reconnoître ses espèces ,
   p. 403 ; maigreur , p. 408 ; la toux , p. 410 ; la
   rougeur aux pommetes , celle des lèvres , du
   voile du palais , difficulté d'avaler , p. 414 ; douleur de la poitrine , p. 418 ; du crachement de
   sang , p. 423 ; des matières noirâtres , p. 43 ;
   expectoration de pus , et d'autres matières

p. 433 ; affection de la voix et de la déglutition,
p. 472 ; de la difficulté de respirer, p. 478 ; de la
phthisie qui se joint aux maladies du foie, p. 478 ;
de la bouffisure du visage et de l'enflure des extrémités, p. 496.

ARTICLE II.

Observations sur la durée de la phthisie pulmonaire, p. 504.

ARTICLE III.

Observations sur le sang des phthisiques, p. 525.

ARTICLE IV.

Résultat des ouvertures des corps des personnes
qui ont péri de la phthisie pulmonaire, p. 539 ;
indurations du poumon, p. 543 ; concrétions
lymphatiques des poumons, p. 550 ; concrétions
du poumon à la suite des maladies inflammatoires, *ibid.* ; concrétions polypeuses et gangré-
neuses, p. 559 ; adhérences du poumon à la plèvre, *ibid.* ; autres indurations, p. 577 ; concrétions pierreuses, p. 579 ; épaississement de
l'humeur bronchique, p. 580 ; ossifications,
p. 582 ; augmentation de volume des poumons, p. 585 ; le cœur lui-même se dilate, et
souvent même se ramollit, p. 588 ; épanchemens
dans la poitrine, p. 590 ; diminution du volume des poumons, p. 592 ; dilatation du cœur,
p. 598.

(649)

A R T I C L E V.

Quelques observations sur le traitement des phthisies pulmonaires au dernier degré , p. 663.

Observations sur quelques rapports de la poitrine avec les extrémités supérieures , p. 525.

Fin de la Table des principaux articles.

Extrait des registres de l'Académie des Sciences.

MM. Sabatier et Fourcroy , qui avoient été chargés par l'Académie d'examiner le Traité de M. PORTAL, *sur la Nature et le Traitement de la Phthisie pulmonaire ;* l'Académie a jugé que cet ouvrage , qui contient le résultat des ouvertures des corps , faites dans les différentes sortes de phthisies , et un tableau précis et exact de toutes les altérations qu'elles produisent , sera utile aux Médecins pour les diriger dans le traitement particulier qui convient aux différens cas de cette maladie. En foi de quoi j'ai signé le présent certificat A Paris , le 17 décembre 1792.

LALANDE, *vice-secrétaire*
de l'Académie des Sciences.

(644)

E R R A T A.

Page 27 , *ligne* 17 , au lieu de dorles , *lisez* dorsales.

Pag. 29 , *lig.* dernière de la note , au lieu de Neld ,
lis. Reid.

Pag. 32 , *lig.* 22 , au lieu de détermine , *lis.* termine.

Pag. 66 , *lig.* 14 et 17 , au lieu de *Manro* , lis. *Monro.*

Pag. 138 , dernière *lig.* de la note , au lieu de
sepulchrotium , *lis.* sepulchretum.

Pag. 149 , *lig.* première , au lieu de bonnet , *lis.*
Bennet.

Pag. 175 , *lig.* 6 , au moins en 1782 , *lis.* en 1789.

Pag. 289 , article III , *lis.* IV.